検証・コロナワクチン

実際の効果、副反応、そして超過死亡

小島勢二
Seiji Kojima

花伝社

はじめに

筆者の肩書は名古屋小児がん基金の理事長であるが、肩書が物語るように血液疾患やがん患者の治療を専門とする小児科医である。「なぜ、先生は専門でもないのにコロナのことに口を挟むの」とよく訊ねられる。本書の読者にはまず、そのあたりの事情について説明しておきたい。

筆者は、大学卒業後45年間小児科医として、主に、小児の血液疾患やがん患者の治療に従事してきた。そのうち15年間は、大学に在籍する研究者として、次世代シークエンサーによる新規原因遺伝子の発見や急性白血病に対するキメラ抗原受容体（CAR）T細胞療法の開発などの先端研究において成果を上げることができた。

45年間にわたる医師生活の中でも、今回のパンデミックは未曾有の事態である。専門にかかわらず、全ての医療関係者が新型コロナの治療に関心を持たざるを得ない状況であった。パンデミックの初期には、筆者にとって、コロナに合併する呼吸窮迫症候群（ARDS）の効果的治療の開発が最大の関心事であった。水に溺れたようになって息ができなくなってしまうという訴えの重症化したコロナを治療する道を探っていたわけだ。重症のウイルス性肺炎やARDSは稀な病態であり、感染症の専門医といえども、経験する症例は多いわけではない。わが国では、感染症専門医は院内感染コントロールが主たる業務で、実際にウイルス肺炎やＡＲＤＳ患者の治療にあたるのは感染症専門医以外の医師である場合が多い。

重症なウイルス性肺炎やＡＲＤＳは、造血幹細胞移植後の免疫が低下した患者によく見られる。筆者は、１９８０年代の黎明期から移植医療に従事し、重症のウイルス性肺炎やＡＲＤＳを合併した移植患者の治療に難渋してきた。とりわけ、移植患者に合併したＡＲＤＳは、ほぼ全例が死に至る重篤な疾患であった。肺胞間質に浸潤したリンパ球やマクロファージから産生された炎症性サイトカインが局所的に高濃度となり、肺毛細血管の内皮細胞が傷害されて血管透過性が亢進して肺胞内に滲出液が漏出することがＡＲＤＳの原因と考えられていた。移植に合併したＡＲＤＳの治療法を探していたことがきっかけで、オーストリアのベンチャー企業が、血管内皮細胞の機能不全を改善し毛細血管漏出を阻害する作用があるＦＸ06という治療薬を開発中であることを知った。実際、エボラ出血熱で人工呼吸管理を必要とした患者が本剤の投与により、救命できたことが報告されている。コロナによる肺炎の治療にＦＸ06が使えないかと考え、オーストリアのベンチャー企業と交渉したところ、日本における本剤の開発を任せられた。日本でＦＸ06の開発を行う製薬会社を探したが、本剤の開発に興味を示す企業は見つからなかった。「治療薬の開発でコロナを死なない病気に」という論考を続けて発表したのがこの頃である。

ゲームチェンジャーへの期待が、治療薬からワクチンに替わったのもこの頃で、私の関心もワクチンに向かった。mRNAワクチンの登場に期待と共に不安を綴った論考が、第1章である。ワクチンを遺伝子治療の一種としてそのリスクについても言及している。第7章で触れたように、現在、ワクチンがヒトの遺伝子に組み込まれる可能性が議論されているが、当時の懸念が外れることを願っている。

第2章は、日本でワクチン接種が開始されて半年たった頃に発表した論考である。情報公開の透明性を担保することの重要性を主張している。しかし現実は、当時、想像もしなかったことが起きている。

第3章で詳しく経緯を述べているが、厚労省はワクチンの効果をよく見せるためにデータの改竄まで行ったことが筆者の指摘で発覚した。さらに、改竄が指摘された後は、ワクチンの効果についての公表は中止となった。わが国では、これまでに3億8千万回のコロナワクチンが接種されているにもかかわらず、方法論に問題のある小規模な研究が報告されているのみで、海外のようにリアルワールドのデータに基づいた大規模なワクチンの効果に関する研究報告は皆無である。

第6章では、ワクチン接種と死亡との因果関係の判定における問題点を取り上げた。これまでに、ワクチン接種後死亡事例の報告が2000件を超えているにもかかわらず、ワクチンと死亡との因果関係が否定できないとα判定されたのは1件のみである。99%以上は、情報不足により因果関係は評価できないとしてγ判定となっている。このうち、50件を超えるケースは解剖を担当した病理医が死因とワクチン接種とに因果関係が考えられると報告しているにもかかわらず、γ判定である。このように不透明な情報公開により、今後、政府のみならず、日本の医療そのものに対して国民の不信感が募ることを危惧している。

筆者は、2021年末までは、コロナに関する情報発信の場としてユーチューブによる動画を用いてきたが、2022年に入ると、筆者が登場する動画はことごとく削除されるようになってしまった。それゆえ、情報発信の場はもっぱら、アゴラという言論プラットフォームを用いている。本書は主に、筆者がこれまでアゴラに寄稿した論考を用いて、コロナに関する疑問点について答えることを目的とした。

コロナに関しては様々な情報が飛び交っており、情報源としては査読済みの医学論文が重要なことは十分承知している。SNS上には、筆者が一般を対象にしたサイトに情報発信することに対して、研究者なら査読のある医学専門誌に投稿すべきであると非難する意見もある。誤解がないように断っておくが、現役を退いて6年たった現在、これまで培った知識や経験を生かして、正確なコロナ情報を一般人に伝えるのが、筆者の役目と思っている。最近では、政治家までが〝査読済みの論文〟という言葉を使うが、査読済みの論文を情報源とするのには大きな欠点がある。実際、投稿してから査読者とのやりとりを経て論文が掲載されるまでには早くても数ヶ月かかり、コロナのように変化が激しい対象では、せっかくの研究成果も雑誌に掲載される頃には旬を逃してしまう。また、ワクチンの効果や副反応は、人種や医療制度の違いが反映されるので、日本のデータが重要であるが、日本からのコロナワクチンの効果や副反応に関する論文は数少ない。

これまでも、コロナワクチンに関する書籍は多数発刊されているが、本書のようにわが国の公開データをもとに、読者の疑問に答えることを目的とした書籍は初めてと思われる。

わが国では、ワクチンによって被害を受けても、承諾書にサインして自らが納得してワクチン接種を受けたのだからそれは自己責任だと主張する論調が見られる。果たして、そうだろうか。肝心のワクチンの効果や副反応の頻度でさえ、正確な情報が公開されていない現状でこのような主張がまかり通るとは思わない。本書が、読者にとって正確なワクチン情報を得る一助となれば、筆者にとって願ってもないことである。

検証・コロナワクチン――実際の効果、副反応、そして超過死亡◆目次

第3章 コロナ禍がわが国にもたらした財政負担 34

第4章 コロナワクチンの効果 47

第5章 子どもへのワクチン接種

第8章　超過死亡　195

第1章　私がコロナワクチンの接種に慎重な理由

全世界が待ち望んでいる新型コロナウイルスに対するワクチンの開発が加速している。先頭集団は、近々第Ⅲ相試験も終了し、年内にも薬事承認される可能性が出てきた。通常は10年かかると言われているワクチンの開発が、1年で完了したことになる。前例のないそのスピードには驚くばかりであるが、ワクチンの効果を期待すると同時に、安全性に不安を抱く声が聞こえる。

ワクチン開発の歴史を振り返ると、市販後に有害事象が判明し、ワクチンの販売が取り消された例も散見する。実際、米国における最近の世論調査では、米国人の35％はたとえ無料でもコロナワクチンを接種しないと答えている。また、ワクチンを接種すると答えた71％も、ワクチン接種が開始されてから9ヶ月間は様子を見て、安全性が確認されてから接種したいと回答している。

ワクチンを接種する目的は二つある。一つは、個人を感染症から守る目的、他の一つは、社会を感染症の流行から守る目的である。政府がワクチンの早期接種に前のめりなのも、経済の活動再開とオリンピック開催を睨んでのことであろう。後者の目的を達成するには全人口の8割がワクチンを接種することが必要と言われている。感染しても致死率がほぼ0％である50歳以下の年齢層にワクチン接種を勧めるには、余程、ワクチンの安全性を担保しなければならない。

1　日本への供給が予定されている3種のコロナワクチン

日本政府からは、アストラゼネカ社、ファイザー社とコロナワクチンの供給について基本合意書を締結し、さらにモデルナ社とも交渉を進めており、全国民に接種できる数量が確保できる見込みと発表されている。アストラゼネカ社のワクチン、ＡＺＤ１２２２はアデノウイルスベクター、ファイザー社とモデルナ社のワクチンはメッセンジャーＲＮＡ（ｍＲＮＡ）と、バイオテクノロジーを駆使して製造された遺伝子ワクチンである。ちなみに、遺伝子ワクチンで、これまで薬事承認された例はない。

新型コロナウイルスは、表面に発現しているスパイク蛋白がヒト細胞上の受容体に結合することで、細胞内に侵入すると考えられている。アストラゼネカ社のＡＺＤ１２２２では、スパイク蛋白の遺伝情報を組み込んだウイルスベクターをヒトの細胞に感染させ、ヒトの体内でコロナウイルスのスパイク蛋白を産生する。ヒトはコロナウイルス由来のスパイク蛋白を異物とみなして抗体を作ると同時に、細胞性免疫も惹起すると考えられている。

作られる蛋白がウイルス由来という違いはあるものの、遺伝子ワクチンを作る手法は遺伝性疾患に対する遺伝子治療と変わらない。遺伝子治療では、病気の原因遺伝子が働かないために作られない蛋

表1-1　日本への供給が予定されている３種類のコロナワクチン

名称	開発企業	製法	供給量
AZD1222	アストラゼネカ	ウイルスベクター	6,000万人分
BNT162	ファイザー	mRNA	6,000万人分
mRNA-1273	モデルナ	mRNA	3,000万人分

白を、正常な遺伝子を組み込んだウイルスベクターを使ってヒトの細胞内に侵入し、細胞内に運ばれた遺伝子が患者体内で必要とする蛋白を作る。現在、治験が行われている血友病に対する遺伝子治療では、凝固因子をコードする遺伝子を組み込んだウイルスベクターを患者体内に投与して凝固因子を産生することで、不足している凝固因子を補充する。ファイザー社とモデルナ社のｍＲＮＡワクチンは、コロナウイルスのスパイク蛋白に翻訳されるｍＲＮＡを脂質ナノ粒子に包んでヒト細胞内に運び、ヒトの体内でコロナウイルスのスパイク蛋白を産生する。

３社のワクチンは第Ⅰ／Ⅱ相試験では、実際にコロナウイルスに感染した患者の回復期と同レベルの中和抗体が作られるのが確認されている。発熱や注射部位の腫脹など通常のワクチン接種でみられる有害事象は観察されたが、重篤な副作用は見られていない。現在、試験対象を数万人レベルに拡大した第Ⅲ相試験が行われている。第Ⅲ相試験では、新型コロナの流行地域において、ワクチン接種群と非接種群との間で、感染頻度の比較が行われている。ワクチンを有効と判定するには、接種群は非接種群と比較して50％以上の感染頻度の減少がみられなければならない。すなわち、非接種群で50％の感染率であったとすれば、接種群では感染率が25％以下でなければ有効と見做されない。有効と判定されたワクチンでも、全ての接種者で感染が予防できるわけではない。

2　コロナワクチンの効果に関する懸念

　先に述べたように、第Ⅰ／Ⅱ相試験で中和抗体の出現は確認されたものの、ワクチンの感染予防効果を確認するには、あくまでも、第Ⅲ相の比較試験の結果を待たなければならない。第Ⅰ／Ⅱ相試験で得られた中和抗体の抗体価からは、3種のワクチンとも予防効果が予想されるが、それでもいくつかの懸念が残る。その一つは、今回のワクチンはスパイク蛋白のみを標的とした遺伝子ワクチンであることである。従来の不活化あるいは生ワクチンは、病原体を原材料としているので、ヒトに接種すると多種類の抗体がヒト体内に産生される。遺伝子ワクチンでは、限られた抗体しか産生されない。

　私の専門とする再生不良性貧血の治療では、ヒト胸腺細胞を抗原とした抗胸腺細胞グロブリン（ATG）が著効する。ATGは多種類の抗体を含むポリクローナル抗体である。30年も前のことであるが、モノクローナル抗体を組み合わせてATGの代替品の開発が試みられたが成功しなかった。産生される抗体の種類が限られた遺伝子ワクチンが、ポリクローナルな抗体を産生する従来型ワクチンと同等の感染予防効果があるかは未知数である。

　ワクチンには、麻疹ワクチンのように終生免疫が得られるものと、インフルエンザワクチンのように、毎年流行株が異なるので、流行株を想定して、毎年の接種が必要なワクチンとがある。新型コロナウイルスにおいては、2週毎に塩基変異が起こる。国立感染研のゲノム疫学解析によると、わが国ではこの半年間に、3回流行株が変わったようである。海外からは、異なる流行株で短期間に2回新型コロナに感染した症例も報告されている。新型コロナウイルスの変異スピードに、ワクチンの対応が追いついていけるのかも心配な点である。

3　アストラゼネカ社のコロナワクチン治験中断の裏事情

つい最近、コロナワクチン開発の先頭を走っていたアストラゼネカ社の治験がストップしたというニュースが流れた。しかし、有害事象の報告を受けた英国の効果安全評価委員会と規制当局が1週間後には治験の再開を承認している。一体何が起きたのだろう?

報道によると被験者の1人が横断性脊髄炎を発症したようだ。AZD1222の治験では、このほかに多発性硬化症を発症した被験者がいることも明らかになった。多発性硬化症、横断性脊髄炎はともに脱髄性神経疾患で自己免疫疾患の一種である。遺伝的素因のある個人にウイルス感染やワクチン接種が引き金となって発症すると考えられている。横断性脊髄炎は多発性硬化症の初期症状として発症することもあり、2人の被験者に見られた有害事象を別物と見做すことには無理がある。もちろん、ワクチンの接種歴がなくても発症することがあることから、コロナワクチンの接種がこれらの脱髄性神経疾患を発症する危険性があるかについては、ワクチン接種群と非接種群との間で、横断性脊髄炎や多発性硬化症の発症頻度を比較すること以外に因果関係を明らかにすることはできない。

ここで、ワクチン開発の歴史の中で起きた有名な事件について触れておきたい。米国において、インフルエンザワクチンの接種後にギランバレー症候群が多発した事件である。ギランバレー症候群は、横断性脊髄炎や多発性硬化症と同じく末梢神経の脱髄性疾患で、自己免疫が原因と考えられている。やはり、感染症やワクチン接種が引き金となる。

1976年2月に、ニュージャージー州の陸軍基地で2人の兵士がインフルエンザに罹患した。2人からは豚インフルエンザウイルスが検出されたが、分離株は1918年にパンデミックを起こしたスペイン風邪の原因ウイルスに極めて類縁していた。この報告を受けて、スペイン風邪の再来を恐れた米国政府は、全国民にワクチンを緊急接種することを計画し、ワクチン接種を推奨するキャンペーンを始めた。さらに、マスメディアもそれを後押しした。製薬企業も短期間での大量のワクチンの製造に協力するが、見返りに、ワクチン接種者に有害事象が起きても、その賠償は政府が肩代わりするという条件を取り付けた。

8ヶ月間に、全国民に接種できるだけのワクチンが確保され、10月1日からワクチン接種が開始された。しかし、早くもワクチン接種の2週間後に、接種者からギランバレー症候群が発生したことが報告された。ワクチンの接種が中止されるまでの10週間に、ワクチン接種者の500人以上がギランバレー症候群を発症し、そのうち25人が死亡している。この間に4000万人以上にワクチンが接種されたことから、ワクチン接種者がギランバレー症候群を発症する割合は10万人に1人で、ワクチン接種を受けなかった人に比べて、10倍の発症リスクがあった。

皮肉なことに、米国では１９７６年から１９７７年にかけては、例年と比較してもインフルエンザの発生が少ない年であった。米国疾病予防管理センター（ＣＤＣ）の長官であったデヴィッド・スペンサー博士は当時を振り返り、ワクチン接種の推進キャンペーンが科学者の総意に基づいたものでなく、政治家の意向が優先されて進められたと述べている。実際、フォード大統領自らがワクチンを接種する場面が、キャンペーンのためにテレビ放映されている。

10万人に１人発生するという有害事象に気づくのは数万人規模の第Ⅲ相試験では困難で、市販後のサーベランスで初めて気づかれたのも無理はない。その意味で、市販後に行われる有害事象のサーベランスは極めて重要である。ＡＺＤ１２２２の治験再開を英国の規制当局が早々と承認したのに対して、米国の食品医薬品局（ＦＤＡ）が再開に慎重なのも、１９７６年の事件がトラウマになっているのかもしれない。

４　抗体依存性感染増強（ＡＤＥ）とは？

蚊によって媒介されるデングウイルスが原因のデング熱は熱帯地方特有の病気であるが、数年前に東京でも発生して話題となったことは記憶に新しい。患者の多くは良好な経過を辿るが、デングウイルスに再感染した患者の一部は重症化し死亡することがある。このデング熱の重症化の機序としてＡＤＥの関与が考えられている。

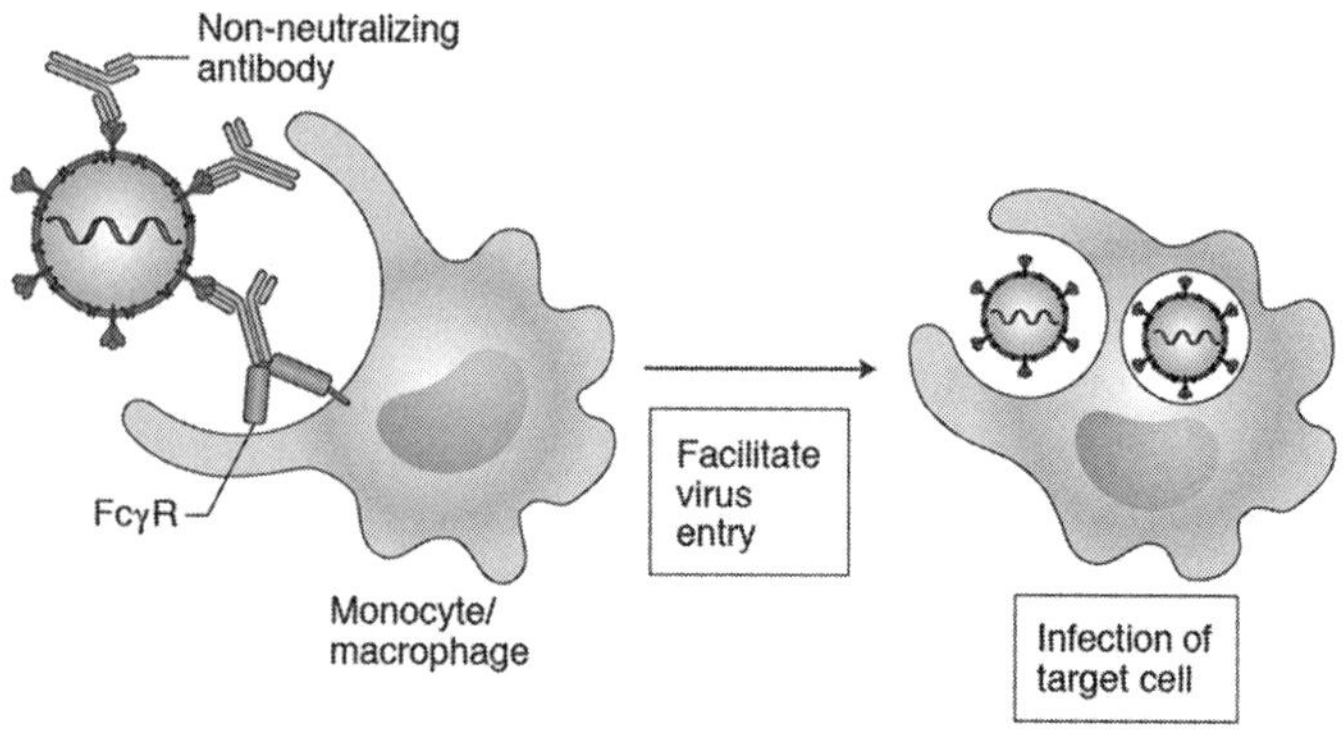

図1-1　ADEの発症メカニズム

Iwasaki A& Yang Y. Nat. Rev. Immunol. 20, 339, 2020

デング熱には4つの血清型があり、一度感染すると同じ血清型のデングウイルスが再感染しても、初感染で獲得された抗体が働いて重症化することはない。ところが、別の血清型のデングウイルスが感染すると、初感染で獲得された抗体はデングウイルスと結合することはできるが、ウイルスを殺すまでの力はない。抗体が結合したデングウイルスは、Fcレセプターを持つマクロファージなどに効率よく吸着され細胞内に侵入する。その結果、ウイルスが活発に増殖するだけでなく、感染したマクロファージからの炎症性サイトカインの産生も増えてサイトカインストームを招く。

フィリピンでは、2016年4月から、公立学校に通う73万人の小児を対象にデング熱ワクチンの接種が政府主導で始まったが、ワクチン接種者から62人の死亡例が出たことから、ワクチン接種は早期に中止された。臨床試験のデータ解析から、過去にデング熱に罹患した既往のない患者が、ワクチンを接種した後にデング熱に感染すると症状が悪化することが分かった。すなわち、ワクチン接種で産生された抗体によるＡＤＥが重症化の原因と考えられた。

この結果を受けて、世界保健機関（ＷＨＯ）からは、デング熱に感染した既往のない個人へはデング熱ワクチンは接種すべきではないと勧告が出された。デング熱と同様に新型コロナウイルス感染の重症化にＡＤＥが関与している可能性が論じられている。両ウイルスともＲＮＡウイルスに属するが、感染しても多くは軽症で済む。しかし、一部の患者が重症化し、とりわけ高齢者で死亡率が高いなどの共通点がある。

重症急性呼吸器症候群（ＳＡＲＳ）ウイルスは新型コロナウイルスと同じコロナウイルスに属し、両ウイルス間の塩基配列は80％一致している。ＳＡＲＳウイルスも表面に発現しているスパイク蛋白がヒト細胞上の受容体に結合することで細胞内に侵入する。受容体に結合するスパイク蛋白部位の構造も両ウイルスは極めて類似している。ＳＡＲＳ患者においては、ウイルス抗体価と病気の重症度とに相関が見られ、一部の患者の重症化にＡＤＥが関与すると考えられている。さらに、ネズミやアカゲザルをＳＡＲＳのスパイク蛋白で免疫した後に、ＳＡＲＳウイルスを感染させるとＡＤＥが惹起される。新型コロナウイルスワクチンの被接種者が、ＡＤＥを起こして重症化するかについては、デング熱ワクチンのように市販後のサーベランスで初めて明らかになると思われる。脱髄性神経疾患と同様にＡＤＥを含めた市販後の有害事象のサーベランスの重要性を再度指摘しておく。

5　ウイルスベクターへの懸念

来年、わが国での供給が予定されているワクチンは、バイオテクノロジーを利用した遺伝子ワクチンで、遺伝子治療に他ならない。とりわけ、アストラゼネカ社のＡＺＤ１２２２は、スパイク蛋白の産生にチンパンジー由来のアデノウイルスベクターを用いている。遺伝子治療は30年の歴史があるが、この間ウイルスベクターの改良に力点がおかれてきた。ここ数年、ウイルスベクターの遺伝子導入効率と安全性が向上し、本格的に臨床応用が始まった。コロナ禍に隠れて大きな話題にならなかったが、今年の5月に、乳幼児の脊髄性筋萎縮症に対する遺伝子治療薬であるゾルゲンスマが、１億６０００万円という高額な薬価で承認された。ゾルゲンスマは、正常人のＳＭＮ１遺伝子を組み込んだアデノ随伴ウイルスベクターで、静脈内に投与されたベクターが標的細胞に侵入し、患者に必要なＳＭＮ蛋白質を産生する。

遺伝子治療の歴史の中で有名な事件に、１９９９年に発生したアデノウイルスベクターによる死亡事故がある。先天性代謝疾患に対してアデノウイルスベクターによる遺伝子治療を受けた患者が、急性の多臓器不全が原因で死亡し、このため、遺伝子治療の臨床研究はより安全なアデノ随伴ベクターが開発されるまで停滞した。アデノ随伴ベクターは安全性が高いと考えられ、現在では最も広く用いられているウイルスベクターである。ところが、今年になって、アステラス製薬が米国のベンチャー企業を買収して進めている先天性筋疾患に対する遺伝子治療の治験で重篤な有害事象が発生した。遺伝子を組み込んだアデノ随伴ベクターが投与された17例のうち3例に死亡例が発生して、治験は中止された。詳細は不明であるが、死亡例には重篤な肝機能障害が見られたようである。

ＡＺＤ１２２２に用いるのはチンパンジーアデノウイルスベクターで、先に述べた遺伝子治療に用いたウイルスベクターとは種類が異なるが、最も安全とされているアデノ随伴ベクターで死亡事故がおこっただけに、遺伝子治療に用いられるウイルスベクターの安全性に懸念が残る。これまでの一つの遺伝子治療の対象となる患者数はせいぜい数十人規模であるが、コロナワクチンの被験者はわが国だけでも数千万人規模に達する。どのような基礎疾患を持つ個人にワクチンが接種されるかについては予想がつかない。コロナワクチンに用いられるウイルスベクターの安全性については、注意しすぎることはないであろう。

6　おわりに

私は現在、小児科クリニックのワクチン外来を担当しており、毎週、乳幼児を対象にワクチン接種を行っている。40年に及ぶ小児科診療の中で最も大きな変化は、ウイルス感染症が激減したことである。かつては、普通に見られた麻疹や風疹もこの20年間は経験したことはない。遅れて予防接種が始まった水痘やおたふく風邪も最近はみることがない。医師の中でワクチンの恩恵を最も実感しているのは小児科医である。

コロナワクチンの開発も人一倍期待しているが、現時点では、その安全性に関して、上述したように多くの懸念がある。現在、わが国を含め、各国政府は国民へのコロナワクチンの接種に前のめりであるが、ワクチン開発の負の歴史を振り返ることも必要である。CDCの前長官であったデヴィッド・スペンサー博士の手による1976年に起きた豚インフルエンザワクチン事件の回顧録を、コロナ対策に携わる政治家やメディア関係者は目を通すべきである。今後コロナワクチンを接種するかどうかは、国民一人ひとりの判断によることから、全国民にワクチン接種の功罪に関する正確な情報を提供することは、ワクチン接種を開始する前に必須の事項であると思われる。

〈コメント〉

本章は、コロナワクチンの接種を目前に控えた2021年2月に、『月刊保団連』という医師や歯科医師を対象にした医療系雑誌に掲載された論考である。この原稿を執筆した時点では、第Ⅰ／Ⅱ相試験で中和抗体の出現は確認されたものの第Ⅲ相試験の結果は発表されておらず、実際の感染予防効果については第Ⅲ相試験の結果を待っている状況であった。

文中では、①変異株の出現、②安全面の点からワクチン接種に慎重な理由を述べている。変異株の出現に関しては、最初に出現した武漢株が、アルファ株、デルタ株、オミクロン株に変異し、流行の原因となったことは予想通りの展開であった。安全面については、1976年に米国でインフルエンザワクチンの接種後に自己免疫疾患の一種であるギランバレー症候群が多発したことを例に挙げ、市販後の有害事象のサーベランスの重要性を強調している。実際、コロナワクチン接種が始まった1年4カ月後の2022年6月に、厚労省は心筋炎・心膜炎とともにギランバレー症候群の発生について注意喚起を行っている。

1976年当時、米国政府は全国民にインフルエンザワクチンの緊急接種を計画し、メディアもそれを後押しした。製薬企業は、大量のワクチンの製造に協力するが、ワクチン接種者に有害事象が起きても、その賠償は政府が肩代わりするという条件を取り付けた。まさに、1976年に起きたことが、今回の流行でもそっくり繰り返された。

最近になってコロナワクチンは、遺伝子治療の一種であると見做す論調が現れてきたが、本文では、「コロナワクチンは遺伝子治療に他ならない」と喝破している。筆者自身が遺伝子治療の開発に取り組んできた経験から発した言葉である。現在、ワクチンの遺伝子情報がヒトの遺伝子に組み込まれる可能性を示唆する研究結果が報告されているだけに、一部の研究者は、当時から、遺伝子ワクチンの危険性について警告していたことを伝えたい。

最後に「今後コロナワクチンを接種するかどうかは、国民一人ひとりの判断によることから、全国民にワクチン接種の功罪に関する正確な情報を提供することは、ワクチン接種を開始する前に必須の事項である」と締め括っている。振り返ってみれば、わが国のワクチン接種をめぐる政策は、この提言とは真逆であったと言わざるを得ない。

第2章　コロナワクチンにおける情報公開

コロナウイルスによる第5波の対応策として、ワクチン接種の普及が現政権にとって政権浮上の頼みの綱となっている。大手メディアを総動員したワクチンキャンペーンにより、一日のワクチン接種回数は100万回を超えたものの、今度はワクチン供給量の不足が足枷となっている。

ワクチン接種が進んでいる海外においては、60％を超えるとワクチンの接種率は頭打ちになる傾向があり、これは、SNSやユーチューブのデマ情報に惑わされた若者にワクチン忌避者が多いことによると考えられている。昨日のテレビ番組に出演した河野ワクチン接種推進担当大臣も、大手メディアは節度を持った報道を行っているが、SNSやユーチューブがワクチンについてデマ情報を流しているので、専門家を動員してデマ情報の取締りが必要であると述べていた。

1　コロナワクチンの情報公開の是非に関する研究結果

実際、若者を中心にコロナワクチンに対する忌避者の増加は社会にとって重要な問題で、医学研究の対象となっている。最近、米国科学アカデミー紀要に興味ある研究結果が報告された。まだ、コロナワクチンの接種が開始される前の2020年10月に、3436人の米国市民と3427人のデンマーク市民を対象に以下のような研究が行われた。COVACIDという架空のコロナワクチンを想定して、Aグループには情報公開として具体的に季節性インフルエンザとほぼ同等な予防効果、副作用の頻度を伝え、Bグループには、季節性インフルエンザと比較して予防効果が劣り、副作用も多くかつ開発までにかかった期間が短いことを伝えた。一方、情報公開が不十分なCグループには、ワクチンは十分な予防効果があり、副作用も許容範囲内で、開発にかかった期間も十分であるという表現で具体的な数字は伝えずに情報を公開した。

この結果、Aグループでは、Cグループと比較してワクチン接種を希望する割合が有意に増加した。一方、Bグループでは、ワクチン接種の希望者は減ったものの、保健当局に対する信頼はかえって増加した。Cグループでは、保健当局に対する信頼が低下し、陰謀論を信じる割合が増加した。いったん陰謀論を信じた対象は、その後新たな情報提供を行っても信頼を取り戻すのは困難で、ワクチンの接種希望を増加させることはできなかった。なお、米国でもデンマークも同じ結果であった。

著者は、「政治家は近視眼的に、目先のワクチン接種率を上げるために、曖昧な情報公開をしがちであるが、その結果、保健当局への信頼感が低下し、ワクチン懐疑論者が増える傾向にある。副作用を含めワクチンに対する情報公開に透明性を担保することが、今後必要となるワクチンの再接種や次のパンデミックに備えるためにも必要である。」と結論付けている。

２　コロナワクチン接種後の死亡報告

ところで、現在のわが国におけるコロナワクチンに関する情報公開はどのように評価されるであろうか。コロナワクチンの接種開始後、わが国ではワクチン接種後の死亡報告が厚労省のホームページに順次掲載されている。最新では、7月7日に更新されたが、すでに554人の死亡報告が掲載されている。SNSやユーチューブさらに一部の週刊誌には、この件が報道されているが、大手メディアの取り扱いは総じて小さい。読売新聞は、ワクチン接種後554人の死亡報告があり、うち血小板減少で死亡した80代の女性は、ワクチン接種との因果関係は否定できないと報じている。中日新聞は、80代女性の死亡例は報告されているが、総数については触れていない。産経、朝日、毎日新聞では、この件に関する記事を見つけることはできなかった。

4400万回接種あたりの死亡報告が554人、すなわち、100万回接種あたり12・6人という数字は、インフルエンザワクチンと比較すると、その数がいかに桁違いであるかを理解しやすい。インフルエンザワクチンは、わが国では毎年5000万回ほど接種されているが、死亡報告は一桁なので、100万回あたりに換算すると、0・1〜0・2人である。コロナワクチンの死亡報告はインフルエンザと比較してざっと100倍である。

コロナワクチンは高齢者の接種が多く、インフルエンザワクチンでは小児も含まれるので、違いは

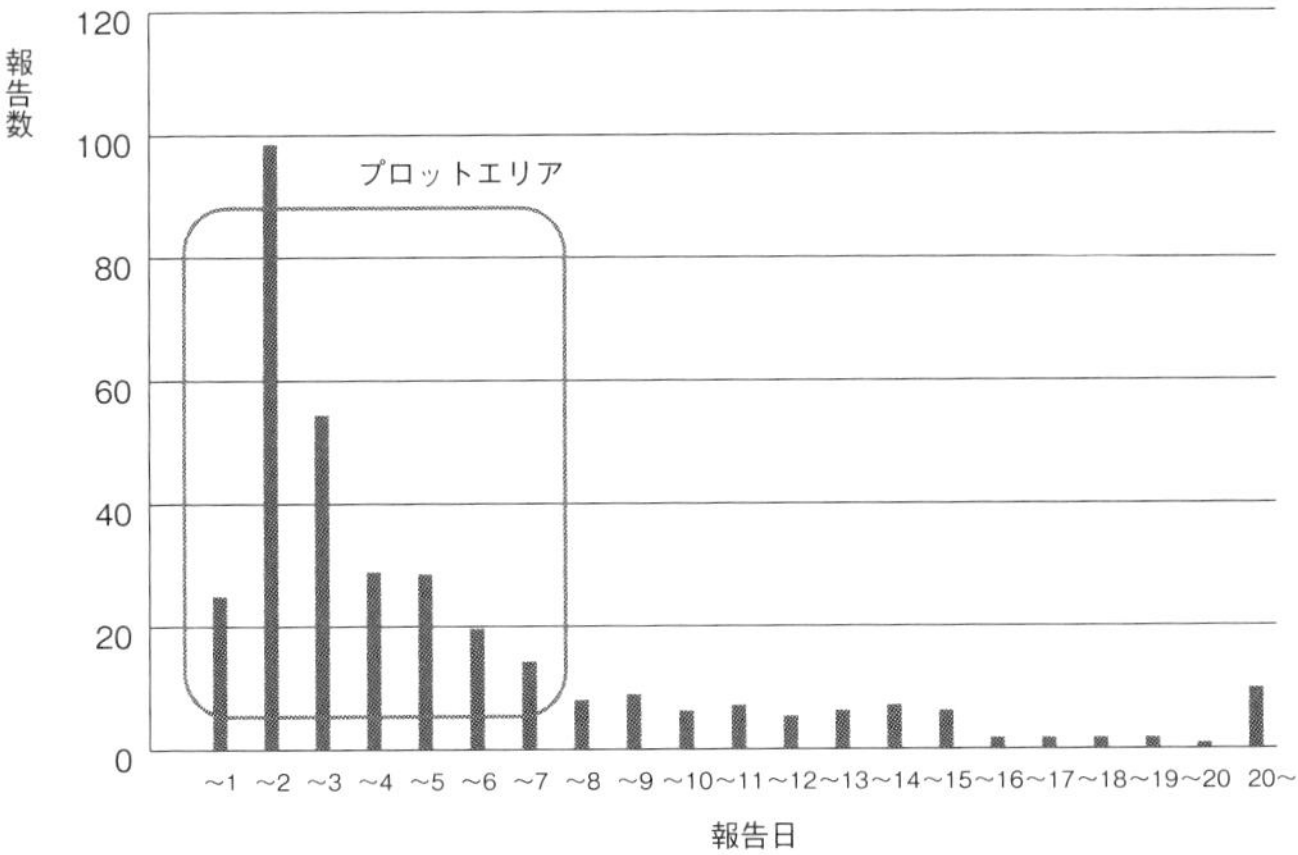

図2-1　コロナワクチン接種後の死亡報告

2021年6月23日開催第62回厚生科学審議会予防接種・ワクチン分科会資料、小島作成

接種する対象の年齢層が異なることによるのかもしれない。そこで、20歳から70歳までの健康人が接種対象であった医療従事者の死亡の頻度を調べてみたが、やはり６・２人とインフルエンザと比較して高頻度であった。

一方で、研究者のなかには「日本じゃ、毎日５０００人くらい死んでいる。ワクチン接種が高齢者ばかりであることを考えれば、偶然死んでいる人も相当いるはず。むしろ４０００万人が接種済みでこの程度なら少しも多い数ではない」といった意見も多い。確かに、高齢者への接種が多い現状では、死亡報告のなかに偶然亡くなった方も含まれていると思われる。ただ、ワクチン接種が死亡に影響しなければ、ワクチン接種後の死亡報告はほぼ毎日一定と思われる。そこで、ワクチン接種後３週間の毎日の死亡報告数をグラフにしてみた。すると接種当日の死亡が25人、翌日が98人、翌々日が54人と接種後１週間に明らかな集積がみられ、7日以降はほぼ一桁となっている。10人までの死亡はベースラインに含まれると思われるが、接種1週間以内の10人を超える死亡は、なんらかワクチン接種に関連すると考えるのが自然である。図2―1の枠で囲った部分が、ワクチン接種による超過死亡と思われる数で、200人に達する。

今回の死亡報告の年齢分布を検討すると、確かに60歳以上の高齢者が90％を占めるが20〜50歳代までの働き盛りも8％含まれている。この期間は、医療従事者と高齢者が接種対象であったことから、この8％は健康な医療従事者と思われる。そこで、医療従事者の死因を調べてみると、ほとんどが血管の破綻による出血や、血管が詰まることによる塞栓や梗塞であった。

研究結果によれば、コロナワクチンを接種した医療従事者とワクチンを接種していない一般人における出血性脳卒中による死亡リスクを比較すると、そのオッズ比は9・58でワクチン接種者は非接種者と比較して死亡リスクは、9・5倍であった。出血性脳卒中の増加を説明するには、ワクチン接種で急激に血圧が上昇したことが引き金になったことが最も考えやすいが、これまでの医学研究から、ワクチン接種によって高血圧が惹起される可能性はあるだろうか。

3　コロナワクチン接種後に見られる高血圧症の発症メカニズム

新型コロナウイルスはスパイク蛋白を使って、細胞表面にあるアンギオテンシン変換酵素（ACE

２）に結合し細胞内に侵入する。ＡＣＥ２にはアンギオテンシン２を分解する働きがあり、コロナウイルスが侵入すると細胞表面にあるＡＣＥ２の発現が低下し、その結果、アンギオテンシン２の分解が抑えられてアンギオテンシン２の血中濃度が上昇する。アンギオテンシン２は血管平滑筋の収縮作用があるほか、副腎皮質からのアルドステロンの分泌を促進し、尿細管からのナトリウムの再吸収を促進することで循環血液量を増加させる。その結果、血圧が上昇する。

これまで、ワクチン接種後に体内で産生されるスパイク蛋白は、ヒトにとって異物と見做され、抗体や細胞性免疫を誘導するワクチンとしての効果のみに目が向けられていた。しかし、最新の研究では、コロナウイルスに感染しなくても、スパイク蛋白が血管内皮細胞上のＡＣＥ２の発現を低下させることでアンギオテンシン２の分解を抑制した結果、アンギオテンシン２の血中濃度が上昇する可能性が報告されている。

さらに、スパイク蛋白とＡＣＥ２が結合することで細胞増殖シグナルが伝達されて血管中膜の細胞が増殖し、その結果、血管内腔が狭くなる可能性も指摘されている。これが事実であれば、ワクチンを接種すると将来、高血圧、梗塞などが増える危険がある。以上は、実験結果に基づく仮説であるが、この仮説はワクチン接種前後１週間にわたって血圧の変動を測定することで、すぐにも証明できるであろう。

4　ワクチン接種と死亡との因果関係

　厚生科学審議会予防接種・ワクチン部会での死因検討では、455人のうち451人が情報不足でワクチン接種との因果関係が評価できていない。担当医から死亡原因として血小板減少とクモ膜下出血が報告された1例のみが、ワクチン接種との因果関係が否定できないとされている。それも、血小板減少とワクチン接種との因果関係は否定できないが、血小板減少とくも膜下出血との因果関係は不明と判定されている。

　5月までは、厚労省のホームページには詳細な死亡例やアナフィラキシーをおこした症例の経過を記載した資料が公開されていたので、専門部会の委員でなくても死因の検討が可能であったが、6月に入ってからは詳細な資料が公開されていない。その理由として、厚労省からは、部会の専門家から、「情報量が多すぎて整理して欲しい」という要望があったことや「部会の役割は何か異常なシグナルがないかを捉えて全体の動向をみることが重要との指摘があった」ので、資料を簡素化したと説明されている。死亡例のほとんどは情報不足でワクチン接種との因果関係が評価できないとしておきながら、情報の簡素化を図るのは矛盾しているように思えるが。

　日本の現状は、先の米国アカデミー紀要に報告された研究に従えば、決して透明性のある情報公開とは思えない。実際、わが国においては、コロナワクチンに対する陰謀論や懐疑論が渦巻いている。

コロナワクチンの情報公開の在り方について再考する余地があると思うが、これだけワクチン接種が問題化している現在、メディアを含め国民の間での議論が必要であろう。

〈コメント〉

この論考は2021年10月の『月刊保団連』に掲載された。ワクチン接種推進担当の河野大臣の豪腕で2回目ワクチン接種率が70％に達した時期である。当時から河野大臣は、ワクチンを接種しない人達を〝反ワク集団〟と呼び、反ワク集団が放つインターネット上でのデマ情報を正す必要性を訴えていた。また、一貫してワクチンの安全性を強調し、ワクチン接種後の死亡報告を荒唐無稽と決めつけている。つい最近の公式サイトでも、米国では、2022年12月14日までの2年間に6億6000万回のコロナワクチンが接種されたがファイザーやモデルナワクチンによって死亡した例はないと述べている。

また、ワクチン接種後の後遺症が問題化していることに対して、ツイッターで、「反ワクグループが、私があたかも後遺症について責任を取るなどと発言したかのようなデマを流している。運び屋の自分が後遺症について責任を取るなどと発言したことはない」と主張し、ひんしゅくを買った。河野大臣のツイッターには267万人のフォロワーがいて、他の政治家を圧倒している。今回、問題となったツイッターは588万回の閲覧があったが、〝いいね〟を押したのはわずか1万人（0・17％）に過ぎない。日頃、河野大臣を支持する層でも、今回の発言を支持するのはごくわずかで、河野大臣もこの数字の持つ意味をよく考える必要がある。

文中には、「政治家は近視眼的に、目先のワクチン接種率を上げるために、曖昧な情報公開をしがちであるが、その結果、保健当局への信頼感が低下し、ワクチン懐疑論者が増える傾向にある。」という記載がある。厚労省が情報公開を渋ることに対して苦言を呈する意味であったが、厚労省がワクチンの効果をよく見せるために、データの改竄まで行っているとは思いもよらなかった。

厚生科学審議会で公表されるワクチン接種後死亡例について、ワクチン接種日から死亡するまでの日数について分析した図を示したのは、わが国ではこの論考が初めてであったと思われる。

死亡例はワクチン接種からの３日間に集中しており、死亡が偶発的とは思えない。しかし、ワクチンの接種直後は死亡例が報告されるが、日数が経つと報告されなくなるという報告バイアスによってこのようなパターンを示すのだと主張する研究者も多い。各自治体が保有する死亡診断書に記載された死亡日とワクチン接種日を紐付ければこの問題は解決できると思うのだが、実行した自治体はこれまでのところみられない。この論考が執筆された時点でも、ワクチン接種と死亡との因果関係を判定された４５５人のうち、実に４５１人（99％）については情報不足で評価できないとしてγ判定がつけられている。血小板減少とくも膜下出血で死亡した症例のみが、ワクチン接種と死亡との因果関係があるとしてα判定とされたが、不思議なことに、後にこの症例はγ判定に変更されている。

ワクチン接種後の死亡は、２０２３年１月22日までに２０６２例に達したが、この段階でもα判定とされたのは１例のみである。筆者は、２０２２年５月13日に開催された第79回厚生科学審議会に提出された資料に基づいて、担当医や病理医の診断と厚労省による因果関係の判定との齟齬を調査したことがある。１６９０件の死亡報告のうち、担当医がワクチン接種と死亡との因果関係があると報告した件数は１１２件あった。また、病理解剖された件数は１１５件で、そのうち、病理医が因果関係を認めた件数は28件であった。しかし、報告書では全て、情報不足で因果関係は評価できないとしてγ判定とされている。解剖を担当した病理医の診断以上の情報を要求する厚労省の姿勢には疑問を持たざるを得ない。この件に関して、２０２３年３月13日に開催された参議院予算委員会で、柳ヶ瀬裕文参議院議員が質問したが、病理医が因果関係ありと報告した件数は52件に増えている。

ワクチン接種後死亡例の因果判定の判定には、別の章でも触れるが不明なことが多すぎる。筆者も出席した２０２３年３月15日に開催された新型コロナワクチンを議論する議員・有志の会が主催する公開討論会で、専門家が因果関係を判定する基準についての「判定を依頼する外部の専門家の間で判定基準が共有されているか」という質問に対して明確な回答はなかった。そもそも、因果関係を判定する専門家の構成も明らかにされていない。

残された遺族にとって、誰がどのような理由で因果関係なしと判定したかを知りたいのは当然である。２０２２年11月25日に開催された子どもへのワクチン接種と後遺症を考える超党派議員連盟の会で、遺族が厚労省の担当官に、「自分の夫の死亡とワクチン接種との因果関係を、紙切れ１枚でγ判定と済まされるのには納得がいかない。判定した理由について、もっと詳しく知りたいと」詰め寄った姿を、忘れることはできない。

第3章　コロナ禍がわが国にもたらした財政負担

コロナの流行が始まって2年半が経過した現在も、終息の目処が見えてこない。2022年5月1日現在、わが国の感染者の総数は800万人、死亡者数も3万人に迫っている。人的資源の損失もさることながら、破局の一歩手前にあるわが国の財政に対し、最期の一押しにもなりかねない。本稿では、コロナ禍に対する政府の財政支出の健全性について言及する。

1　日本政府のコロナ対策予算

日本政府は、コロナ感染対策を目的に、2020年度は9・65兆円、2021年、2022年度も5兆円と巨額の予備費を計上している。予算の使途については、予め国会での審議が必要であるが、予備費は内閣の判断で閣議決定のみで執行可能である。予備費はGoToトラベルや雇用安定助成金等にも使われているが、①ワクチン確保に2・4兆円、②ワクチン接種に2・3兆円、③コロナ治療薬に1・3兆円、さらに④ワクチンや治療薬の開発・生産支援に1・3兆円が計上されている。今回

表3-1　新型コロナウイルスワクチンの購入費

	令和 2.9.8 予備費等	令和 3.5.14 予備費	令和 3.8.27 予備費等	令和 4.3.25 予備費	合計
ファイザー	1 億 4,4000 万回	5,000 万回	1 億 2,000 万回	8,500 万回	3 億 9,900 万回
モデルナ	5,000 万回	7,500 万回		8,800 万回	2 億 1,300 万回
アストラゼネカ	1 億 2,000 万回				1 億 2,000 万回
ノババックス		1 億 5,000 万回			1 億 5,000 万回
合計	3 億 1,400 万回	2 億 7,500 万回	1 億 2,000 万回	1 億 7,300 万回	8 億 8,200 万回
予算措置額	7,270 億円	5,120 億円	4,977 億円	6,670 億円	2.4 兆円

財務省財政制度等審議会財政制度分科会令和 4 年 4 月 13 日配布資料を一部改変

は、ワクチンと治療薬の購入に支出された3・7兆円の行方を追うこととする。

2　コロナワクチンの購入に要した費用

これまでに、ファイザー、モデルナ、アストラゼネカ、ノババックス社からの合計8億8200万回分のワクチン購入に2・4兆円の予備費が支出されている。一方、2022年4月1日の時点での接種実績は、2億5300万回なので、6億2900万回分が残っている。とりわけ、アストラゼネカワクチンは1億2000万回分購入されたが、安全面の点から敬遠され、国内での使用実績は11万回分に過ぎない。4000万回分はキャンセル、4400万回分は台湾、ベトナム、インドネシアなどに供与されたが、残りは有効期限が迫っており廃棄せざるを得ない状況である。3億9900万回分が購入されたファイザーワクチンも、もともと有効期限は6ヶ月であったのが、厚労省の指示で9ヶ月さらに12ヶ月と延長されたが、このままでは大量の廃棄は免れない状況である。

ファイザーと一部の国との契約内容が漏洩されており、それによると購入したワクチンの他国への販売や寄付が禁じられている。日本政府との契約内容はベールに包まれているが、他国と同様の契約内容なら海外への供与など国際貢献の道は閉ざされている。

２０２２年4月に、4種類目のワクチンとしてノババックスワクチンが承認された。ノババックスワクチンは２０２１年度の予備費で1億５０００万回分の予算を計上しているが、全人口の８割がワクチン接種歴のある現在では、主たる用途は追加接種に限られる。4回目の追加接種が高齢者や基礎疾患を有する場合と限定されたことから、多くの需要が見込めるとは思えない。

現在のワクチンを大量に破棄せざるを得ない状況に対して、全世界を巻き込んだワクチン獲得競争の中で、必要以上のワクチンを購入したことはやむを得ないとする意見もあるが、今後のことを考えると、今回のワクチン購入量の審議過程や製薬企業との契約内容については厳しいチェックが必要である。既に、２０２１年10月の時点で、海外ではワクチンの余剰が問題視されており、日本でも在庫分の期限切れに直面していた。それにもかかわらず、年度末の２０２２年3月16日にファイザーワクチンの７５００万回分、モデルナワクチンの７０００万回分を６６７０億円の予備費で購入したことは納得し難い。予備費の執行ということで、財政規律の緩みを指摘されても仕方がないであろう。

3　コロナワクチンの費用対効果

実際、コロナ禍への対策としてワクチンはどれほど貢献したのであろうか。ここにきて、ワクチンの費用対効果を考えるべきであるという意見が登場してきた。

これまで、わが国でコロナワクチンの費用対効果を検討した報告は少数に過ぎない。九州大の馬場教授は人口1万人にワクチンを接種して1人の発症を予防するためにかかる費用として、ファイザーワクチンは143万円、モデルナワクチンでは203万円と報告している。しかし、この算出にあたっては、ワクチンの発症予防効果を、ファイザーは95%、モデルナは94・5%と最初に報告された治験の結果を用いており、その後の変異株の出現で予防効果は大きく減弱していることを考慮すると、この値が正しいとも思えない。以前、筆者も第5波におけるワクチンの費用対効果を試算したことがあるが、1人の感染を予防するためにかかる費用は、65歳以上の高齢者では197万円であった。

費用対効果の試算にはワクチンの有効率が必須であるが、厚労省の発表するワクチンの有効率はかさあげされている可能性があり、費用対効果の試算に用いることができない。厚労省、感染研と浜松市のデータに基づいて算出したオミクロン株に対するワクチンの感染予防効果を比較したところ、接種歴不明者が見られない浜松市と接種歴不明者を接種歴ありとして計算した感染研の感染予防効果は海外からの報告と近似していたが、接種歴不明者を削除した厚労省の発表は他の報告と比較して大きく隔たっていた。

4　製薬会社との契約に透明性の確保を

開発競争に勝利したファイザーやモデルナなどの製薬会社は、莫大な利益とともに絶対的な権力を手に入れた。各国の首脳が、ワクチンを求めて競ってファイザーのCEOへの面会を求めた。わが国からも、河野太郎ワクチン接種推進担当大臣が直接ファイザーとの交渉を名乗りでたが、ファイザーが交渉相手として菅前首相を指名したのは有名な話だ。各国とファイザーとの契約は非公開とされているが、それでも、いくつかの国との契約内容が漏出している。ブラジル政府との契約には、ワクチンによる有害事象が発生しても、ファイザーは無期限に民事責任を免れることができると記載されている。

ワクチンの価格は、最重要の秘密事項である。価格設定を秘密にし、他の国の価格を知らさないことで、ファイザーは各国との価格交渉を有利に進めている。ベルギーの当局者が誤って価格表を公表したので、米国では一回分19・5ドルであるのが、ヨーロッパでは14・7ドルであることが明らかとなった。ちなみに、モデルナは18ドル、アストラゼネカは1・7ドルである。正確な日本における ファイザーワクチンの価格は明らかでないが、4社から8億8200万回分の購入に2・4兆円の予算を計上していることから、一回分の平均価格は20・8ドルとなる。ファイザーの占める割合が全体

表3-2　新型コロナウイルス治療薬の購入費

	予算額	薬剤名
令和２年度第１次補正予算	139 億円	アビガン
令和２年度第３次補正予算	229 億円	レムデシビル
令和３年度予備費（8 月）	2,352 億円	ロナプリーブ、レムデシビル
令和３年度補正予算	6,019 億円	ロナプリーブ、ゼビュディ
令和３年度予備費（3 月）	4,247 億円	モルヌピラビル、ゼビュディ
予算の流用	1,681 億円	レムデシビル、モルヌピラビル
合計	1.5 兆円	

財務省財政制度等審議会財政制度分科会 2022 年 4 月 13 日配布資料を一部改変

の45％であることを考慮すると、米国と並ぶ高価格で契約したと推定される。

ガーディアン紙の伝えるところによると、ファイザーワクチンの原価はおよそ1ドルとのことである。ファイザーの２０２１年のワクチン売上高は３６８億ドルであった。ワクチンの販売が大きく寄与して、ファイザーの総売上は、前年比95％増の８１３億ドル、純利益は２・４倍の２２０億ドルに達した。利益率が高いのはモデルナも同じで、１１２億ドルの売上に対して粗利益は78億ドルで、粗利率は70％と他業種と比較して際立っている。いくつかの国では、私企業に巨額な税金が流れていることに対し、その契約内容の開示を求める動きが市民団体や議員から起きているが、日本でのこのような動きは聞こえてこない。

5　コロナウイルス治療薬の購入費

ワクチンの確保のみならず、コロナウイルス治療薬の購入にも総額１・５兆円の予備費や補正予算が使われている。安倍元首相が２０２０年５月にコロナ感染症への適応拡大を目指すと表明し、アビガンの備蓄分購入費として１３９億円が計上されている。備蓄分は観察研究として、２０２１年７月１日までに1万５千人の患者に無償で提供された。この膨大なデータも、アビガンの科学的な有効性の判定や薬事承認には役立っていない。英国では、リカバリー試験と銘打って数々の無作為割付試験を行い、デキサメタゾンをはじめコロナウイルスに有効な数々な治療薬を選定してきたのと対照的である。２０２２年５月の時点においても、これまで行った国内での企業治験や海外での治験でも、統計学的に有意な有効性は得られておらず、アビガンの薬事承認の目処は立っていない。なお、国内での企業治験に、国は14億円補助している。

レムデシビルは、企業治験で、主要評価項目に設定された臨床的改善が５日間短縮されたことから、米国において２０２０年５月１日に緊急使用許可が得られた。日本でも１週間後の５月７日に、コロナ関連としては最初に特例承認が与えられ、酸素投与や人工呼吸管理を必要とする重症患者を対象に使用可能となった。政府はレムデシビルの購入に１０００億円以上の補正予算や予備費を充てている。

これまでレムデシビルに関しては４つの無作為割付試験が報告されているが、わが国で適応とされた高容量の酸素投与や人工呼吸管理が必要な重症患者では、有意差はないものの、いずれの報告でもレムデシビル投与群はコントロール群と比較して、かえって死亡率が増加していた。35カ国、８２７５人が参加してＷＨＯが実施したソリダリティ試験においても、中等症をも含む全体を対象としたレムデシビル投与群の死亡率（14・５％）はコントロール群の死亡率（15・６％）と比較して差はなかった。この結果から、ＷＨＯはコロナの治療薬としてレムデシビルの投与を推奨していない。なお、日本において、成人1コースの治療にかかる薬価は38万～69万円である。

抗体治療薬であるロナプリーブは、2021年7月19日に特例承認され、続いてゼビュディも、9月27日に特例承認された。ロナプリーブに関しては、製薬会社の発表をもとに、メディアは「入院や死亡のリスクを7割減らす効果がある」との報道を繰り返したが、メディアが紹介しているのは、海外で実施された外来患者を対象にした治験結果である。主要評価項目である入院あるいは死亡した患者の割合は、ロナプリーブ群では7／736（1％）とプラセボ群の24／748（3・2％）と比較して、相対リスクは70％の減少が見られた。

わが国では、最初にロナプリーブが導入された時点では、適応は入院患者に限られていたが、死亡患者のみに限ると、抗体カクテル群では1／736（0・1％）、プラセボ群では1／748（0・1％）と両群間に差は見られなかった。また、人工呼吸管理を必要とする重症患者への移行率も、ロナプリーブ群では1／736（0・1％）、プラセボ群では2／748（0・3％）と両群間に有意な差は見られていない。海外で行われた入院患者を対象にしたロナプリーブ群（4839人）とコントロール群（4946人）との比較試験では、1ヶ月後の死亡率（20％対21％）や人工呼吸管理を必要とした割合（24％対25％）でも差が見られていない。製薬会社は、薬剤の効果として相対リスクの減少を強調しがちであるが、絶対リスクの減少率は2・2％に過ぎない。すなわち、ロナプリーブが投与されたことで利益があったのは、45人のうち1人に過ぎない。

ゼビュディについては、主要評価項目である無作為割付後1ヶ月間における入院あるいは死亡率の比較では、ゼビュディ群では3／291（1％）とプラセボ群の21／292（7％）と比較して85％の減少がみられた。集中治療を必要とした5人や1人の死亡例も全てプラセボ群であった。菅前首相はインターネット番組で、ロナプリーブを中外製薬から1回分31万円で50万回分調達したことを明らかにした。この結果、2021年度の中外製薬の売上収益予想は、従来の予想から2000億円増の1兆円に達して過去最高となる見込みである。

ところで、ネット情報によると米国ではリジェネロン社のロナプリーブは1バイアルを9・5ドル（1100円）で入手可能のようである。その真偽を米国の知人に調べてもらったところ、抗体カクテルを輸注できる病院は限られているが、薬剤にかかる費用はおよそ10ドルとの返事であった。

政府は2つの抗体薬の購入に8000億円以上の補正予算や予備費を計上しているが、その内訳は公開されていない。現在、オミクロン株は、ロナプリーブに対して耐性となり効果が見られないので、その使用は推奨されていない。ゼビュディもオミクロン株への効果は残っているとされていたが、オミクロン株の派生型であるBA.2株へは耐性となり、米国では緊急使用許可が取り消された。わが国でもBA.2株への移行が進んでおり、ゼビュディの効果は低下していると思われる。購入した抗体製剤のわが国における在庫量は明らかでないが、廃棄ともなれば、国にとって甚大な損害となるであろう。

新型コロナ感染症への切り札として経口薬であるモルヌピラビルとパクスロビドも、昨年末に特例承認された。モルヌピラビルはRNAポリメラーゼ阻害薬でウイルスRNAの配列に変異を導入してウイルスの増殖を阻害する。主要評価項目である無作為化29日後までの入院あるいは死亡した患者の割合は、モルヌピラビル群では48／709（6・8％）で、プラセボ群の68／699（9・7％）と比較して相対リスクは30％の減少となった。一方、絶対リスクの減少は2・9％であることから、本剤の投与による恩恵があったのは、34人のうち1人にすぎない。パクスロビドはウイルスの増殖に必要な3CLプロテアーゼの阻害薬である。入院あるいは死亡した患者の割合は、パクスロビド群では6／607（1・0％）でプラセボ群の51／612（8・3％）と比較して相対リスクは89％の減少が得られた。

政府はモルヌピラビルの160万人分を12億ドル（1350億円）で購入契約を結んでおり、1人あたりの治療単価は8・4万円である。ベトナムではジェネリック製品の入手が可能で、1人あたりの治療単価は1160〜1770円に過ぎない。パクスロビドの日本での購入単価は明らかでないが、米国での1人当たりの治療単価は5・7万円とされている。ファイザーとは200万人分の購入契約を結んだことから、日本でも同じ価格とすると1140億円が購入費として使われたと推定される。

モルヌピラビルもパクスロビドも、薬事承認される1月以上も前にすでに購入契約を結んでおり、薬剤の承認に影響があったことは否めない。薬事承認する前に購入契約を結ぶことが、健全であるとは思えない。日本政府は、大きな需要を見込んでファイザーとパクスロビドの購入契約を結び大量購入したが、承認から2ヶ月経った4月12日の時点でも、投与された患者数は4000人に過ぎない。この間の国内の感染者数は325万人なので、パクスロビドが投与されたのは患者全体の0・12％に過ぎない。モルヌピラビルも承認後4ヶ月になるが、投与人数は14万7千人である。経口薬を大量購入した世界各国も同じような状況である。経口薬の有効期限は1年間とされており、このままではワクチンと同様に大量の余剰が出るかもしれない。

6　おわりに

2022年度の診療報酬改定は、薬価についてはマイナス1・35%となり1553億円の国費の節約が見込まれている。この金額と比較して、ワクチンや治療薬の購入に支出された3・7兆円にのぼる巨額な予備費は驚くばかりである。

予備費は、国会での審議を受けることなく、閣議決定のみで執行が可能である。この巨額な支出は、製薬会社に空前の利益をもたらしている。現在、使用期限が迫るワクチンを大量に抱えていることは流布されており、政府の度を過ぎた追加接種の推奨を在庫処理と揶揄する向きさえある。さらに、抗体薬や経口薬などの治療薬についても、大量に在庫を抱える可能性もある。

ワクチンや治療薬の購入は政治判断のもとに行われたと思われるが、変異株の出現による需要の激変など、高度の医学的知識を必要とする案件である。誰が購入を決める議論に参加したかを含め、その審議過程を明らかにすべきである。同時に、巨額な税金が使われただけに、製薬会社との契約内容も公開されるべきであろう。

〈コメント〉

この論考は２０２２年7月に『月刊保団連』に掲載されている。

会計検査院は、内閣や国会から独立して、国・政府関係機関の決算や地方公共団体の会計などの検査を行い、決算検査報告書を作成する機関である。２０２３年３月29日に、国が主導したコロナワクチン接種事業に関する検査結果を公表した。厚労省は製薬企業と８億８２００万回分の供給契約を締結したが、その確保量の算定根拠が十分に確認できないことが判明した。また、厚労省がワクチンの在庫数量を記録していなかったことから、「適時適切な在庫の把握は管理の基本」としてその不備を指摘した。この指摘に対し松野官房長官は、「世界各国でワクチン争奪戦があるなかで、接種回数を含めて様々な可能性を視野に入れて、必要とする国民全員分の確保に取り組んだ結果である。」と弁明した。契約を結んだ当初は、ワクチンを２回接種すれば集団免疫がついてコロナの流行は終息すると言っていただけに、８億回分を購入した根拠が不明である。

実際、ワクチン確保に2兆４０３６億円が支出されている。８億８２００万回分のうち、２０２３年1月末までに接種されたのは、３億７９２７万回分で半分に満たない。期限切れの廃棄は７７４０万回であるが、今後、更に増加することが予想される。とりわけノババックスについては、多くの需要が見込めないと予想されたが、実際、1億５０００万回分の供給契約を結びながら接種されたのはわずか29万回分に過ぎず、1億４１７６万回分がキャンセルされている。アストラゼネカも６２２５万回分がキャンセルされ、一定額が返金されることになったが、会計検査院から厚労省はその金額が妥当であるかどうかを確認していないことが指摘されている。

今回の会計検査院の公表に対して、世界的なワクチン獲得競争の中で十分量のワクチンを確保した菅首相をはじめとする日本政府を評価する意見も多い。しかし、2021年10月の時点で、海外ではワクチンの余剰が問題視されており、日本でも在庫分の期限切れに直面していた。それにもかかわらず、2022年3月に、ファイザーとモデルナワクチンを合わせて1億4500万回分を購入したことを指摘しておく。

ヨーロッパでも、コロナワクチンの余剰が大きな問題となっている。EU諸国は、共同でワクチンを調達する契約をファイザーと締結し、27の加盟国全てが署名した。2023年は、4億5000万回分の購入が予定されている。1回あたりの価格が19・50ユーロであることから88億ユーロ、日本円で1兆2700億円の契約である。しかし現在、ヨーロッパ諸国ではほとんど追加接種が進んでいないので、供給が過剰となっている。2023年3月14日の報道によると、ファイザーは、ワクチンの供給量を40%削減する代わりに、価格を上げることを提案した。さらに、製造しなくても契約済の分には支払いを求めている。この提案には、ブルガリア、ポーランド、ハンガリーなどいくつかの国が反発している。EUのワクチン購入に関する最高責任者であるウルズラ・フォン・デア・ライエンとファイザーの最高責任者であるアルバート・ブーラとが交渉の準備段階で個人的に接触したことも報道されており、交渉の透明性が問われている。わが国でも、ベールに閉ざされているファイザーとの交渉過程や契約内容に関する情報公開が必要である。

第4章　コロナワクチンの効果

1　日本におけるオミクロン株に対するワクチンの効果は？

オミクロン株の流行が止まらない。切り札としてワクチンの追加接種が進められており、接種率の加速を図るために、政府は1日100万回接種の目標を掲げた。3回目の接種率が55％に達するイスラエルの新規感染者数が世界でも最多であるというニュースに接すると、国民が追加接種に二の足を踏むのも頷ける。私の身近でも、ワクチンが2回接種済みなのに、1人を除いて7人家族全員が感染した例や、3回接種済みの医療従事者が感染した例が発生しており、ワクチンの効果に疑念を抱かざるを得ない。

一方では、海外からは、ワクチン接種から半年以上経過するとオミクロン株に対する感染予防効果は消失するものの、追加接種によって感染予防効果が回復するとの報告も見られる。コロナの感染情報については人種間の差が著しいことから、日本人のデータが知りたいところである。今、最も求められているのは、日本人におけるオミクロン株に対するワクチンの効果に関する情報であるが、政府機関やメディアからは、ワクチン接種を勧める広報はあるものの、肝心の効果や副反応ついての情報発信は十分とは言えない。

各自治体のホームページには、コロナ感染者の年齢や性別、重症度などの詳細なデータが公開されているが、ワクチンの接種回数を含めた情報が開示されているのは、静岡県の浜松市のみである。そこで、浜松市の公開情報をもとに、ワクチンのオミクロン株に対する効果の検討を試みた。

浜松市の総人口は79万5千人で、2022年1月1日から27日までのコロナ感染者数は、3675人であった。なお、第6波に突入したこの間におけるコロナ感染は、全てオミクロン株によると見做した。浜松市における各年代の1回目、2回目のワクチン接種率は公開されているが、3回目ワクチンについては記載されていない。そこで、首相官邸ホームページに公開されている2021年12月末の静岡県における3回目ワクチン接種回数に、静岡県の総人口に対する浜松市の人口の占める割合を掛けて、浜松市の3回目ワクチン接種回数を算出し接種者数とした。2022年1月の感染者数を対象にしたことから、1月の追加接種によって抗体価の上昇が期待できる前年の12月末日の接種者数を感染率の算定に用いた。なお、この期間の3回目ワクチン接種者の多くは医療従事者であったことから、比較する未接種、1回、2回のワクチン接種者の年齢は20歳から69歳に限定した。

表4-1のように、未接種、1回、2回、3回の4群に分け、各群における感染率と感染予防効果を算出した。

表4-1　日本のデータに基づくオミクロン株に対するコロナワクチンの感染予防効果

	未接種	1回接種	2回接種	3回接種
感染者数／接種者数	348/65,088	17/3,945	1780/434,848	17/4,352
感染率（%）	0.54	0.43	0.41	0.39
感染予防効果	—	20%	23%	28%

浜松市（人口795,5000人）における2022年1月1日から1月27日のデータに基づく。年齢は20歳～69歳に限定

表4-2　ワクチン接種状況における感染判明時の病気の重症度

	無症状	軽症	中等症	重症	総数
未接種 65,088人	43 （12.0%）	301 （86.9%）	4 （1.1%）	0	348
1回接種 3,945人	1 （5.9%）	16 （94.1%）	0	0	17
2回接種 434,848人	146 （8.2%）	1,631 （91.6%）	2 （0.1%）	1 （0.05%）	1,780
3回接種 4,352人	4 （23.5%）	13 （76.4%）	0	0	17

表4−2には、ワクチン接種状況における感染判明時の病気の重症度を示した。各群とも、大部分が無症状か軽症で、中等症以上は未接種群では4人（1・1%）、2回接種群では3人（0・17%）で、1回および3回接種群では中等症以上の患者はみられなかった。感染判明時の重症度であるので、その後病気の進展が予想されるが、第1波から第5波における愛知県のデータの検討では、診断時に無症状、軽症の患者が、その後中等症や重症に進展することは少数であった。

今回、浜松市の公開情報をもとに、オミクロン株に対するワクチンの予防効果を検討した。3回目の接種者数については、首相官邸ホームページのデータをもとにした推定値なので、正確を期するに

は自治体が保有する実測値を用いるのが望ましいが、今回、実測値は得られなかった。

わが国におけるオミクロン株に対するワクチンの感染および重症化予防効果については、期待を煽る報道はされているものの、わが国のデータに基づいた正確な数値が発表されていない。追加接種を推進するには、ワクチンの副反応とともに効果についても早急な情報公開が必要と思われる。

（2022年2月11日、「アゴラ」に掲載）

2 続・日本におけるオミクロン株に対するワクチンの効果は？

先の論考を読んだ知人から、早速レスポンスがあった。新型コロナウイルス感染症アドバイザリーボードの発表では、ワクチン接種の感染予防効果が十分維持されているというのだ。

発表によると、その多くが2回目ワクチン接種から半年以上が経過したと考えられる。高齢者においても、10万人当たりの新規感染者数は、ワクチン接種者は未接種者と比較して、1／3から1／20に減少している。2回接種の感染予防効果を計算したところ、70歳代で86％、80歳代では95％と高い感染予防効果が示され、浜松市の公開情報から算出した値とはかけ離れていた（表4－3）。

また、感染予防効果の推移を検討したところ、デルタ株による感染が主体である12月末までの感染予防効果と、オミクロン株による感染が主体である1月以降の感染予防効果とで大きな違いは見られず、第6波になっても感染予防効果は低下していない（図4－1）。

表4-3　アドバイザリーボードの公開情報に基づくオミクロン株に対するワクチン２回接種による感染予防効果

	70 歳代		80 歳代	
	未接種	２回接種	未接種	２回接種
感染者数 / 接種者数	4,148/ 938,448	9,752/ 15,244,412	2,677/ 207,412	5,702/ 8,808,931
感染率（%）	0.44	0.06	1.29	0.06
感染予防効果	—	86%	—	95%

第 71 回厚労省アドバイザリーボード（2022 年 2 月 9 日）の資料に基づく。新規感染者数は 1 月 24 日～ 1 月 30 日の合計。2 回ワクチン接種者数は 1 月 30 日の時点による

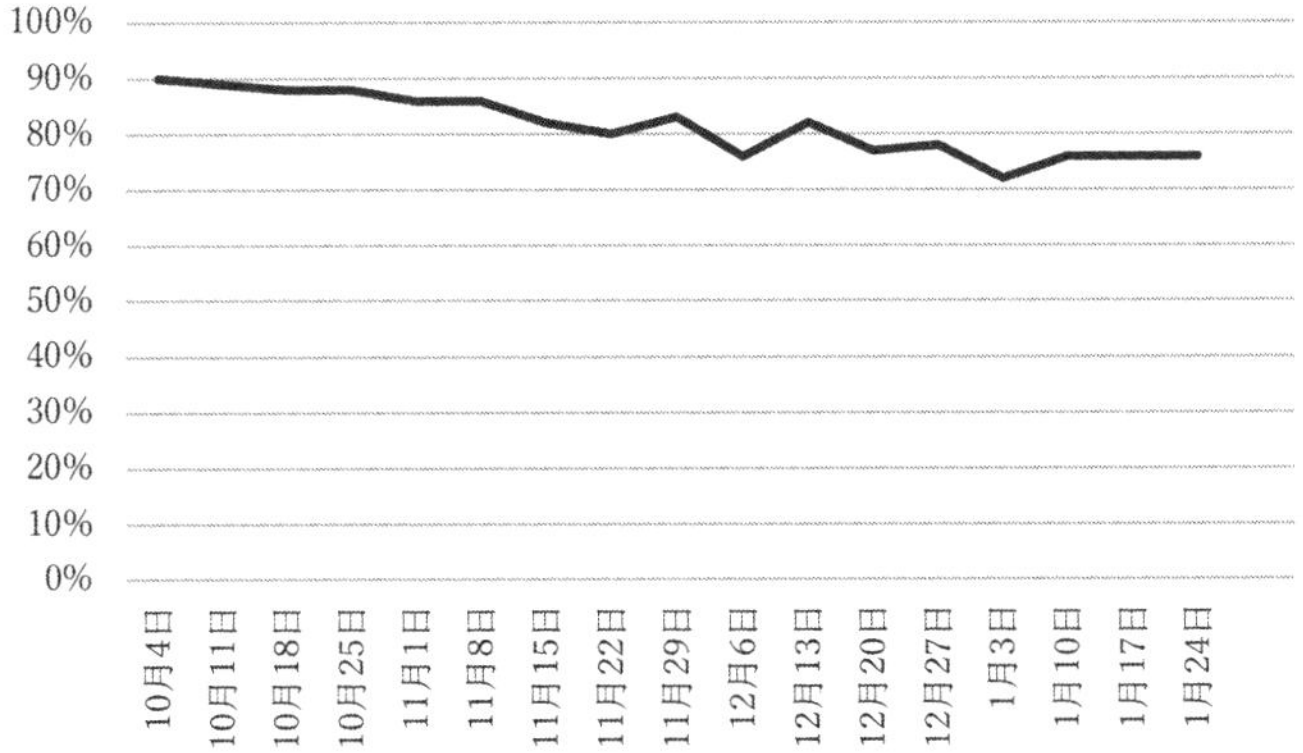

図4-1　アドバイザリーボードの公開情報に基づいて算出したワクチン感染予防効果の推移

コロナワクチン未接種者と 2 回ワクチン接種者における感染率から感染予防効果を算出した。年齢は 20 歳から 69 歳に限定

表4-4　広島県におけるオミクロン株に対するコロナワクチンの感染予防効果

	未接種者	接種者
感染者数／接種者数	1,553/307,020	4,775/1,425,837
感染率（％）	0.51	0.33
感染予防効果	—	35%

広島県における 2022 年 1 月 1 日から 1 月 14 日のデータに基づく。年齢は 10 歳〜 64 歳に限定。ワクチンの接種回数は 1 〜 3 回を含む

海外からのオミクロン株に対する2回接種者の感染予防効果は、接種から半年以上経過すると例外なく20％以下に低下していることから、わが国のみ高い感染予防効果を維持している理由が求められる。そもそも、感染予防効果が維持できているのであれば、わが国でこれほどオミクロン株が流行していることを説明できないし、ブースター接種を急ぐ理由もない。

そこで、浜松市と同様に、オミクロン株に対するワクチンの感染予防効果を公表している自治体を探してみた。浜松市のように、1回、2回、3回接種と分けて感染予防効果を検討できないが、広島県の公開情報で、オミクロン株に対する未接種者と1回以上の接種者とで、感染率の比較が可能であった。1回接種、3回接種者も少数含まれるが、対象となるのは大部分が2回接種者と考えられる。総人口277万3000人の広島県において、2022年1月1日から1月14日までの期間に新型コロナ感染者は6328人であった。広島県は全国に先駆けて第6波が始まったことから、1月以降の感染者は全て、オミクロン株による感染と見做すことができる。10歳未満にはワクチン接種者がいないことや、広島県の提供するワクチン接種者数のデータが64歳までと65歳以上で分けてあったことから、対象者の年齢を10歳から64歳に限定した。

表4−4がその集計だが、この結果は浜松市における未接種者群、2回接種者群の感染率が0・

54％、0・41％、感染予防効果が23％であったことと近似していた。

アドバイザリーボードが公開するＨＥＲ-ＳＹＳ登録データに基づく解析結果は、わが国のコロナ対策を考えるにあたって根幹を成すものである。今回、アドバイザリーボードが公開するデータに基づいて算出したワクチンの感染予防効果は、地方自治体の公開情報に基づき算出した値や海外からの報告と大きな乖離がみられた。乖離の原因を早急に解明する必要がある。

（２０２２年2月16日、アゴラに掲載）

3 続・続日本におけるオミクロン株に対するワクチンの効果は？

オミクロン株の流行に対する切り札として新型コロナウイルスワクチンの3回目接種が進められているが、20歳代と30歳代の接種率は20％台に低迷している。その理由のひとつは、わが国におけるオミクロン株に対するワクチンの効果に関して具体的な数字が伝えられていないこともあると考えられる。

先に、厚労省が発表する2回接種後の感染予防効果は、70歳代で86％、80歳代で95％と高い値を示していることを紹介したが、この年代のほとんどは、ワクチンの2回目接種からすでに半年以上経過している。海外からの報告では接種から半年以上経過すると例外なく感染予防効果は20％以下に低下していることから、わが国が高い感染予防効果を維持している理由が求められる。

表4-5　2022年3月28日～4月3日における新型コロナ感染者数の厚労省と感染研の公表されたデータの比較

	未接種	2回接種	3回接種	不明	総計
65歳未満					
厚労省	67,416	87,233	10,209	32,402	197,260
感染研	73,197	94,188	21,366	95,398	284,149
65歳以上					
厚労省	4,127	2,859	6,221	2,457	15,664
感染研	1,295	3,056	6,714	5,841	16,906

第80回新型コロナウイルス感染症対策アドバイザリーボード（4月13日開催）で発表された集計データにもとづく。ワクチン接種が進んでいない0～11歳は含まない

厚労省の発表する感染予防効果は、新型コロナウイルス感染症等情報把握・管理システム（HER-SYS）のデータにもとづくが、感染研からもHER-SYSで把握されたデータをもとに、新型コロナ感染者のワクチン接種状況が報告されている。厚労省のデータは、4月6日の報告までは、未接種者、2回接種者、接種歴不明者に区分され、3回接種者のデータは2回接種者のデータに含まれていたが、4月13日の報告からは、2回接種者と3回接種者を感染研の報告と同じように区分されるようになった。

表4-5は2022年3月28日から4月3日までにおける新型コロナ感染者数の、厚労省と感染研の公表データの比較を示す。データの出どころは同じHER-SYSでありながら、両者の数字にいくつかの違いがある。とりわけ、65歳未満の感染者の総数において、感染研の28万4149人と厚労省の19万7260人とでは大きな隔たりがあった。また、接種歴不明者が全体に占める割合は、厚労省では65歳未満が16・4%、65歳以上では15・7%で、感染研のそれぞれ33・6%、34・5%と比較して1／2であった。感染研では、未入力のデータがある場合には接種歴不明にカウントしているが、

厚労省では、入力データが不完全な場合は報告していない可能性がある。HER‐SYSのアンケート項目には、接種日の日付も含まれており、接種日の日付を正確に記憶していないために、接種歴が不明とされるか、報告が採用されない場合も多々あることが想像される。それゆえ、接種歴不明者や報告が採用されない場合の多くはワクチン接種済みである可能性が高いと考えられる。また、65歳以上における未接種者における感染者数が、厚労省の発表では4127人と、感染研の1295人と比較して3・2倍あるのも大きな違いである。

厚労省の公表データを使って感染予防効果を計算すると、2回接種者では、65歳未満で61％、65歳以上では49％と以前の報告と比較して低下したが、3回目の接種をすることで、それぞれ、92％、85％に回復した。これまで、厚労省の発表する2回接種者には3回接種者が含まれていたので、3回接種者の感染予防効果が全体の感染予防効果を押し上げていたと考えられる。このことを考慮しても、ほとんどが、2回目接種から半年以上経過したと考えられる65歳以上の感染予防効果が49％というのは、海外からの報告と比較して大変高い値である。

一方、感染研のデータには、感染者数は記載されているが、（未）接種者数は記載されていない。感染予防効果の計算には（未）接種者数が必要であることから、日本の年齢別人口統計と首相官邸ホームページに公表されているワクチン接種率を用いて、ワクチン（未）接種者の人数を推定した。

表4‐7には、感染研のデータにもとづいたオミクロン株に対する感染予防効果を示す。2回接種では、65歳未満で62％、65歳以上では△140％と厚労省のデータを使って計算した値と比較して低

表4-6　厚生労働省の公表データに基づくオミクロン株に対する新型コロナワクチンの感染予防効果

	未接種		2回接種		3回接種	
	65歳未満	65歳以上	65歳未満	65歳以上	65歳未満	65歳以上
感染者数／（未）接種者数	67,416/ 12,346,878	4,127/ 3,021,563	87,233/ 41,761,492	2,849/ 3,975,623	10,209/ 24,175,551	6,221/ 29,663,076
感染率（%）	0.54	0.14	0.21	0.072	0.042	0.021
感染予防効果（%）	—	—	61	49	92	85

表4-7　国立感染症研究所のデータにもとづくオミクロン株に対する新型コロナワクチンの感染予防効果

	未接種		2回接種		3回接種	
	65歳未満	65歳以上	65歳未満	65歳以上	65歳未満	65歳以上
陽性者／接種者	73,197/ 10,100,200	1,295/ 2,610,000	94,188/ 35,016,500	3,056/ 2,537,500	21,366/ 22,264,650	6,714/ 30,993,750
陽性率（%）	0.72	0.050	0.27	0.12	0.096	0.022
感染予防効果（%）	—	—	62	-140	87	56

値であったが、3回目の接種を追加することで、感染予防効果はそれぞれ87%、56%に回復した。念のために、感染研の発表する感染者数と厚労省の発表する（未）接種者数を用いて計算した感染予防効果は、2回接種では、65歳未満で61%、65歳以上では△79%、3回接種では85%、47%であった。65歳以上の高齢者における厚労省の発表データで算出した感染予防効果と感染研の発表データによる感染予防効果の違いは、厚労省と感染研が発表する65歳以上の未接種者の感染者数が大きく違うことによると考えられる。

なお、感染研のデータでは、接種歴不明者が全体の1／3と高い割合を占めていたので、先に述べた理由から、接種歴不明者を2回接種者、3回接種者の割合に応じて振り分け、2回接種者、3回接種者の人数に加えた値で計算した感染予防効果を表4-8に示す。2回接種では、65歳未満で

表4-8　感染症研のデータにもとづくオミクロン株に対する新型コロナワクチンの感染予防効果（接種歴不明者を2回、3回接種者に振り分けた場合）

	未接種		2回接種		3回接種	
	65歳未満	65歳以上	65歳未満	65歳以上	65歳未満	65歳以上
感染者数／(未)接種者数	73,197／10,100,200	1,295／2,610,000	171,937／35,016,500	4,884／2,357,500	39,015／22,264,650	10,727／30,993,750
感染率（%）	0.72	0.500	0.49	0.19	0.18	0.035
感染予防効果（%）	—	—	32	-280	75	30

32%、65歳以上で△280%、3回接種では75%、30%と、接種歴不明者を除外して計算した表4-6と比較して感染予防効果は著しく低下した。

本論考の目的は、厚労省の発表するわが国のオミクロン株に対する感染予防効果が海外からの報告と比較して高い理由を明らかにすることにあるが、同じ期間の感染研のデータと比較することで以下の推論を得ることができた。

①3月21日の週までには、厚労省が発表する2回接種者には3回接種者が含まれており、3回接種者の感染予防効果が全体の感染予防効果を押し上げた可能性がある。

②入力データが不完全な報告を除外することで、実際よりも高い感染予防効果が得られた可能性がある。思いがけないことに、感染研のデータを解析したところ、65歳以上では、2回接種者は未接種者と比較してかえって高い感染率を示し、感染予防効果はマイナスの値を示した。この原因として、65歳以上の未接種者の低い感染率が考えられる。感染研の発表データによる65歳以上の未接種者の感染率は厚労省の発表データで計算した感染率の1／3であった。この結果、65歳以上の2回接種者では、未接種者と比較して感染しやすく、感染予防効果の逆転現象が見られた。65歳以上の未接種者において、厚労省と感染研のどちらのデータが正しいのかを明らかにする必要があ

る。

今回の検討で、ワクチンの3回目接種で感染予防効果が回復するのは明らかであるが、重要なことは、効果の持続期間である。ワクチンの追加接種を進めるにあたっては、わが国で検証した正確なワクチンの効果を国民に伝えることが、国民からの信頼を得るには必須である。同じHER-SYSで収集したデータによるにもかかわらず、厚労省と感染研で公表する感染者数に大きな違いがあることは、国民からの信頼を損なうことにもなりかねない。また、接種歴不明者の占める割合が高いことも、正確な感染予防効果を算出するのに妨げとなっている。わが国における今後のワクチン行政を論じるにあたっては、HER-SYSで集積したデータの科学的な解析を進め、その結果を国民に開示することが先決である。

（2022年4月21日、アゴラに掲載）

4　コロナワクチンは感染を防ぐことはできないが重症化予防に働くというのは本当か?

ワクチンの効果は、感染予防、発症予防、重症化予防に大別される。感染予防の効果判定には無症状者も含まれ、重症化予防効果の検討は、人工呼吸管理などの集中治療が必要な患者に限定される。感染予防効果が強調されていた新型コロナワクチンも、最近では、感染予防効果は見られないが、重症化予防に接種する意義があると言われている。また、オミクロン株による感染が軽症化したのもワクチン接種が普及したことを理由とする向きもある。しかし、オミクロン株が登場して4ヶ月が経過したに過ぎないことから、オミクロン株に対する重症化予防効果に関する報告は海外からも少数であり、日本からの報告は見あたらない。

最近、米国から診断陰性例コントロール試験の手法を用いて、オミクロン株に対するコロナワクチンの入院予防効果が報告された。18歳以上の成人では、2回目の接種後2ヶ月未満では71％、5ヶ月以降でも54％と期待できる入院予防効果が得られた。3回目の追加接種をすることで入院予防効果は88％に上昇した。12歳から18歳においては、2回目の接種後22週以内で43％、23週以降では38％と成人と比較して低値を示した。5歳から11歳では68％と比較的高い入院予防効果が得られたが、2回目接種からの中央値は34日に過ぎない。

浜松市のホームページには、新型コロナ感染者の年齢や重症度のほか、ワクチンの接種回数が公開されている。そこで、浜松市の公開情報をもとに、ワクチンの重症化予防効果の検討を試みた。表4－9に浜松市のデータに基づくオミクロン株に対する新型コロナワクチンの中等症・重症化予防効果を示す。浜松市の総人口は79万5千人で、2022年1月1日から4月14日までのコロナ患者の総数は2万3665人である。しかし、重症者数は7人に過ぎないので、代わりに、中等症の143人を加えて、中等症・重症化予防効果を検討した。わが国では、中等症以上が入院対象となるので、先に紹介した米国における入院予防効果と意味するところは同じと考えられる。

表4-9　浜松市のデータに基づくオミクロン株に対する新型コロナワクチンの中等症・重症化予防効果

	未接種	2回接種	3回接種
中等症・重症者数/（未）接種者数	45/83,632	83/250,593	22/393,713
中等症・重症化率（%）	0.054	0.033	0.006
中等症・重症化予防効果	—	38%	90%

年齢は10歳以上に限定

その結果、未接種、2回接種、3回接種者の中等症・重症化率は、0・054%、0・033%、0・006%、2回、3回接種者の中等症・重症化予防効果は、38%、90%であった。2回接種者の多くは2回目接種から半年以上経過していると思われる。一方、3回目接種が本格化したのは1月以降なので、ほとんどの3回接種者は、3回目ワクチンの接種後3ヶ月以内と考えられた。浜松市における2回接種による中等症・重症化予防効果は、米国における入院予防効果と似通った数値であり、以前に報告した無症状や軽症患者が主体の2回接種者で得られた感染予防効果が23%であったのと比較して、やや優れていた。

前記の米国における研究では、人工呼吸管理やECMOによる治療を必要とした重篤患者の発症予防効果についても触れられているが、その値は79%と、非重篤患者の20%と比較して高値であった。オミクロン株による重症患者は、発症頻度が低いので全国規模のリアルワールドデータを用いなければ、重症化予防効果の算出は困難である。

国立感染症研究所（感染研）の公開情報には重症患者のワクチン接種状況が記載されているので、感染研の公開情報から、わが国における重症化予防効果を検討した。感染研のデータには、（未）接種者数が記載されて

表4-10　感染症研のデータに基づくオミクロン株に対する新型コロナワクチンの重症化予防効果

	未接種		2回接種		3回接種	
	65歳未満	65歳以上	65歳未満	65歳以上	65歳未満	65歳以上
感染者数／（未）接種者	8/10,100,200	9/2,610,000	16/35,016,500	13/2,357,500	2/22,264,650	9/30,993,750
重症化率（%）	0.000079	0.00035	0.000046	0.00051	0.0000090	0.000029
感染予防効果（%）	—	—	42	-46	89	92

いないので、日本の年齢別人口統計と首相官邸ホームページに公表されている接種率を用いて、ワクチン（未）接種者の人数を推定した。2022年3月28日から4月3日までにおける重症患者数は、65歳未満では、未接種、2回接種、3回接種が8人、16人、2人、65歳以上では、9人、13人、9人であった。なお、接種歴不明者が、65歳未満、65歳以上でともに9人見られた。表4-10には、感染研のデータにもとづいたオミクロン株に対する重症化予防効果を示す。2回接種のみでは、65歳未満で42%、65歳以上では△46%であったが、3回目の追加接種をすることで、重症化予防効果は89%、92%に上昇した。

感染研では、未入力のデータがある場合には接種歴不明にカウントしている。感染研データの元となる新型コロナウイルス感染症等情報把握・管理システム（HER-SYS）のアンケート項目には、接種日の日付も含まれており、接種日の日付を正確に記憶していないために、接種歴が不明とされる場合も多々あると想像される。それゆえ、接種歴不明者の多くはワクチン接種済みである可能性が高いと考えられる。上記の理由から、接種歴不明者を2回接種者、3回接種者の割合に応じて振り分けて、2回接種者、3回接種者の人数に加えて計算した重症化予防効果を表4-11に示す。

表4-11　国立感染症研究所のデータに基づくオミクロン株に対する新型コロナワクチンの重症化予防効果（接種歴不明を２回接種、３回接種に振り分け）

	未接種		2回接種		3回接種	
	65歳未満	65歳以上	65歳未満	65歳以上	65歳未満	65歳以上
感染者数／（未）接種者	8/10,100,200	9/2,610,000	22/35,016,500	18/2,357,500	5/22,264,650	13/30,993,750
重症化率（%）	0.000079	0.00035	0.000063	0.00071	0.000023	0.000042
感染予防効果（%）	—	—	20	-103	71	88

2回接種では65歳未満で20％、65歳以上で△103％、3回接種では71％、88％と、接種歴不明者を除外して計算した表4-10と比較して重症化予防効果は低下した。

現在、新型コロナワクチンは、感染を防ぐことはできないが重症化予防に意味があるという理由で、3回目の追加接種が推奨されているが、わが国において、同じ集団で同時期の感染予防と重症化予防効果を比較した研究は見られない。先に発表した論考には、オミクロン株の流行期である3月28日から4月3日までの期間に感染予防効果を検討した結果を掲載している。今回、同じ期間における重症化予防効果を検討することで感染予防効果との比較が可能となった。2回接種後の感染予防効果と重症化予防効果は65歳未満では62％、42％、65歳以上では△140％、△103％と似通った数値であった。一般接種よりも早くワクチン接種が始まった高齢者では、2回目接種からの経過が65歳未満と比較して長いことが予防効果の減弱をもたらした一因と考えられる。オミクロン株に対する感染予防効果がないわけでなく、最終接種から時間が経過すると効果が薄れることから、ワクチンを2回接種したにもかかわらず、感染を防ぐことができなかったと考えられる。重症化予防効果も感染予防効果と同じように、時間の経過とともにその効果は薄れており、効果が持続するわけでもない。それゆえ、感染予防効果はないが、重症化を予防できるという表現は適切でないと思われる。

思いがけないことに、65歳以上では、2回接種者は未接種者と比較してかえって高い感染率を示し、重症化予防効果はマイナスの数値を示した。ワクチンを接種していない高齢者は外出を避けるなど種々の要因も考えられ、この結果の解釈には慎重さを要する。なお、3回目ワクチンの接種は、感染予防と重症化予防にともに高い効果を示した。

わが国で3回目接種が始まってからまだ日も浅く、ほとんどの接種者は3ヶ月以内である。英国からの報告では、3回目接種の発症予防効果はワクチン接種後1ヶ月がピークで、その後減少している。わが国でも、至急に3回目接種の効果の持続期間を検討して公表することが、3回目接種を受けようかどうか迷っている国民にとって最も重要な情報であろう。また、ワクチン接種証明の有効性は、接種回数ではなく、最終接種日からの経過期間に基づき検討する必要があると思われる。

（2022年4月28日、アゴラに掲載）

5　BA.5に4回目ワクチン接種は有効か？

コロナの流行が止まらない。7月23日には、全国の1日当たりの感染者数は20万人を超え過去最多となった。当初、4回目のワクチン接種は、3回目接種から5ヶ月経過した60歳以上の高齢者と18歳から59歳でも基礎疾患があって重症化リスクが高い場合が対象とされた。しかし、感染の急拡大を受けて、全ての医療従事者や高齢者施設の職員が接種対象に加えられた。

２０２１年の後半に出現したオミクロン株は短期間に変異を繰り返し、BA.１からBA.５までのサブタイプを生じた。今回、急速に感染が拡大した理由として、ワクチンの感染予防効果の減衰や、免疫回避力が強い新規サブタイプであるBA.５の出現が挙げられている。前者が理由であれば、４回目接種によるブースター効果が期待できるが、後者であれば４回目接種を行っても感染予防効果の増強は期待し難い。

厚労省が発表するワクチンの効果は、４月後半になって集計方法が変更された。変更後の４月25日から５月１日までのデータを用いて、ワクチンの感染予防効果を算出した結果を表４-12に示す。２回接種のみでは、65歳未満で11%、65歳以上の高齢者では△27%と感染予防効果は消失したが、この時点で３回目接種をすることで、感染予防効果は65歳未満で64%、65歳以上では57%と回復が見られた。しかし、接種歴不明の感染者が感染者全体の23%を占めており、接種歴不明者の多くは、実際にはワクチン接種済みと考えられるので、２回接種、３回接種の感染者の割合に応じて接種済みに振り分けて感染予防効果を検討した。

すると、２回接種済みでは、65歳未満で△50%、65歳以上では△１０４%となり未接種者と比較して感染しやすいことが示された。３回接種しても、感染予防効果は65歳未満で39%、65歳以上では31%であった。２ヶ月経過した７月４日から10日までのデータを用いて算出した表４-13の結果では、

表4-12　厚労省のデータ（4月25日～5月1日）に基づくワクチンの感染予防効果

	未接種		2回接種		3回接種	
	65歳未満	65歳以上	65歳未満	65歳以上	65歳未満	65歳以上
陽性者数／（未）接種者	21,810/12,381,837	970/1,988,489	48,637/30,335,377	1,460/2,350,952	23,342/35,701,041	6,585/31,328,724
陽性率（%）	0.18	0.049	0.16	0.062	0.065	0.021
感染予防効果（%）	—	—	11	-27	64	57

	未接種		2回接種		3回接種	
	65歳未満	65歳以上	65歳未満	65歳以上	65歳未満	65歳以上
陽性者数／（未）接種者	21,810/12,381,837	970/1,988,489	82,823/30,335,377	2,392/2,350,952	39,748/35,701,041	10,791/31,328,724
陽性率（%）	0.18	0.049	0.27	0.10	0.11	0.034
感染予防効果（%）	—	—	-50	-104	39	31

（接種歴不明者を2回、3回接種者に振り分けた場合）

表4-13　厚労省のデータ（7月4日～7月10日）に基づくワクチンの感染予防効果

	未接種		2回接種		3回接種	
	65歳未満	65歳以上	65歳未満	65歳以上	65歳未満	65歳以上
陽性者数／（未）接種者	31,863/12,396,011	1,197/1,757,997	60,750/20,187,572	1,616/1,544,075	77,082/45,894,915	18,130/32,192,623
陽性率（%）	0.26	0.068	0.30	0.11	0.17	0.073
感染予防効果（%）	—	—	-15	-62	35	18

	未接種		2回接種		3回接種	
	65歳未満	65歳以上	65歳未満	65歳以上	65歳未満	65歳以上
陽性者数／（未）接種者	31,863/12,396,011	1,197/1,757,997	80,550/20,187,572	2,095/1,544,075	102,206/45,894,915	23,499/32,192,623
陽性率（%）	0.26	0.068	0.40	0.14	0.22	0.073
感染予防効果（%）	—	—	-54	-106	15	-7

（接種歴不明者を2回、3回接種者に振り分けた場合）

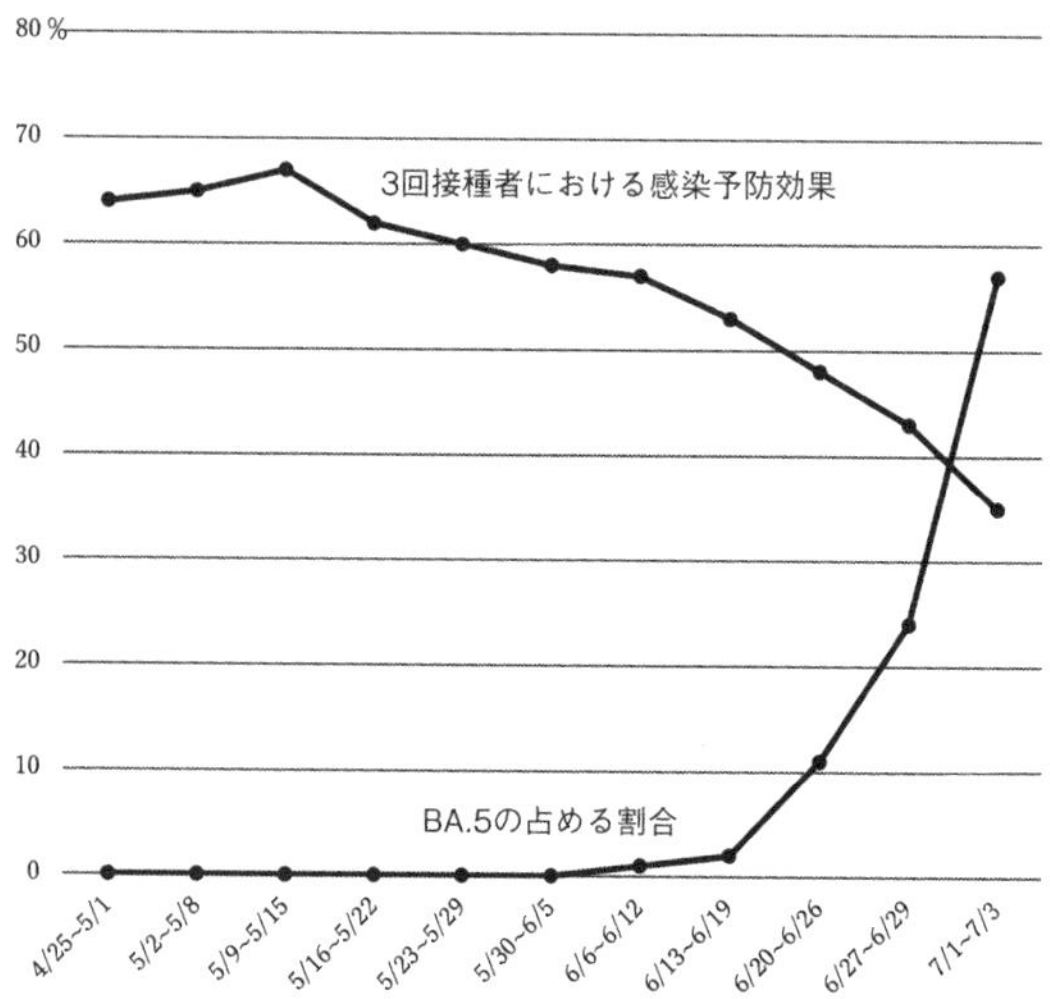

図4-2　3回目ワクチン接種者における感染予防効果とBA.5の占める割合の推移

3回目接種群においても、感染予防効果は65歳未満では35%、65歳以上では18%に低下した。さらに、接種歴不明者を振り分けた補正値では、65歳未満では15%、65歳以上では△7%に減衰した。

図4-2には、この2ヶ月間の3回接種群におけるる感染予防効果（補正なし）と、コロナ感染にBA.5が占める割合の推移を示す。BA.5の占める割合は、6月の第1週では1%に過ぎなかったが、1ヶ月間で50%を超えるまでに急速に拡大した。3回接種者の感染予防効果の減衰する速度は、BA.5の出現に一致して急速に加速している。

政府は、ワクチン効果の減衰を考慮して、3回目接種から5ヶ月以上経過した高齢者を4回接種の対象とした。わが国では6月末において、7825万人が3回目のワクチン接種済みであるが、ワクチン接種から5ヶ月以上経過したのは、3回接種者の6%に過ぎない。それにもかかわらず、

6月に入って、感染予防効果が急速に減弱したのはBA.5の出現によるところが大きいと考えられる。3回接種者における感染予防効果の減少とBA.5の占める割合の増加の相関を検討したところ、相関係数は△0・88と強い負の相関を示した。

米国からの報告では、3回目のファイザーワクチンを接種することで武漢株に対する中和抗体価は5783倍に増加したが、5月までは検出されるオミクロン株のほとんどを占めていたBA.2に対する中和抗体価は829倍に過ぎなかった。さらに、BA.5に対する中和抗体価は275倍に低下した。

一方、イスラエルからは、ファイザーワクチンの4回接種群と3回接種群の感染予防効果を比較した研究結果が報告された。4回目接種から1ヶ月後では64%の感染予防効果が得られたものの、2ヶ月後には29%に低下した。研究期間が2022年1月10日から3月13日でBA.5が出現する以前なので、BA.5が感染のほとんどを占める現在では、感染予防効果はさらに低下していると考えられる。

コロナワクチンを接種する目的は、感染予防ではなく重症化予防にあるので、ワクチン接種の意義については、重症化予防効果の視点に重きを置くべきであるという意見があることも承知している。コロナワクチンの効果を検討した多くの研究では、感染予防効果と比較して、高い重症化予防効果が報告されているが、どうして重症化が予防できるかについては、十分説明されていない。一つの説明として、コロナ感染の重症化に免疫反応が関与していることから、ワクチンに免疫修飾作用があると考えるのも挙げられる。

ところで、本章4節において、感染研のデータを用いて、わが国におけるコロナワクチンの重症化予防効果を検討したが、重症化予防効果も感染予防効果と同様、時間の経過とともにその効果は減衰することが判明した。接種から1年以上経過した2回接種済みの高齢者では、未接種者に比べてかえって重症化のリスクが高い結果が得られた。残念ながら、4月以降は感染研からワクチン効果のデータが公開されなくなったので、その後のフォローができていない。

そこで、新型コロナ感染者の重症度とワクチン接種回数が公開されている浜松市のデータをもとに重症化予防効果の検討を行った。浜松市のデータでは厚労省とは異なり感染者全員のワクチン接種回数が把握されているので、接種歴不明者の扱いを考慮する必要がない。

人口規模が79万5千人の浜松市では、２０２２年1月1日から7月14日までの重症者数は７人に過ぎないので、２１６人の中等症を加えて、中等症・重症化予防効果を検討した。その結果、4月14日までの検討では、２回接種群、３回接種群の中等症・重症化予防効果は38％、90％であったのが、７月14日までに調査期間を延長するとそれぞれ△25％、76％に低下した。

感染研からの報告では、７月の第４週には、BA.５の検出割合は96％に達している。今回の検討や海外からの報告を見る限りでは、BA.５が蔓延した状況では４回目ワクチン接種の感染予防効果は期待できないと言わざるを得ない。さらに、ワクチン接種による副反応も考慮すると、４回目接種については慎重な態度が必要と思われる。

（２０２２年7月27日、アゴラに掲載）

6　オミクロン対応ワクチンの感染予防効果は？

わが国で10月に導入が予定されているオミクロン対応ワクチンが話題を集めている。英国は、モデルナが開発したオミクロン対応ワクチンを8月15日に承認している。オミクロン株の流行が収束する気配の見えない現在、従来型のワクチンを早く接種すべきかあるいはオミクロン対応ワクチンが出回るまで待つべきか悩んでいる人は多いと思われる。

ウイルスの表面にある突起を介して、コロナウイルスはヒトの細胞に侵入する。ｍＲＮＡワクチンは、この突起を構成するスパイク蛋白に対する抗体を産生して、ウイルスのヒトの細胞への侵入を阻止する。現在接種されているワクチンは、最初に出現した武漢株のスパイク蛋白の遺伝情報をもとに作られたものである。コロナウイルスは、これまでスパイク蛋白の変異を繰り返してきた。その結果、変異ウイルスは、従来型ワクチンで産生される中和抗体から逃れることが可能となり、ワクチンの感染予防効果が低下した。とりわけ、第6波、7波の原因であるオミクロン株ではこの傾向が著明である。

モデルナは、オミクロン株のなかでも第6波の主流であったBA.1の遺伝情報をもとに新たに改良型ワクチンを開発した。ｍＲＮＡワクチンが登場した時に、利点として変異株が出現しても、その遺伝情報をもとに2週間で改良型ワクチンを作ることができるとワクチンメーカーは豪語したが、これまで変異株に対する改良型ワクチンの作成に成功していない。その意味でも、オミクロン対応ワクチンに対する期待は大きい。

ところで、抗原原罪という免疫現象が存在する。以前に感染したウイルス（A）と一部同様の抗原決定基を持つウイルス（B）に感染すると、A、B共通の抗原決定基に対する抗体は迅速に産生されるが、Bには存在するがAには存在しない抗原決定基に対する抗体は産生されにくいという現象である。この現象はワクチンについても働く可能性があり、この場合、オミクロン対応ワクチンを接種しても、すでに接種済みの従来型ワクチンに由来する中和抗体は増加するが、目的とする中和抗体は十分産生されない可能性がある。

コロナワクチンでも抗原原罪はみられるのだろうか。この問いに対する答えとして、アカゲザルを用いて従来型ワクチン（mRNA-1273）とオミクロン対応ワクチンを比較した研究が報告されている（Cell.2022;185:1556）。従来型ワクチンを0、6週に接種、41週に従来型ワクチンまたはオミクロン対応ワクチンによるブースター接種を行った。ブースター接種2週間後に、武漢株、オミクロン株に対する中和抗体価を測定したところ、2つのワクチンで得られる抗体価の違いはなかった。従来型ワクチンによるブースター接種後に得られたメモリーB細胞のうち、24％は武漢株に特異的メモリーB細胞、71％は武漢株とオミクロン株の両者に反応する特異的メモリーB細胞であった。オミクロン対応ワクチン接種後に得られたメモリーB細胞についても、武漢株に特異的メモリーB細胞は12％で、武漢株とオミクロン株の両方に反応する特異的メモリーB細胞の割合は81％と、従来型ワクチンによるブースター接種後と大差なかった。

さらに、ブースター接種後にオミクロンの亜種であるBA.1を鼻腔あるいは気管内に感染させ、鼻粘膜、気管支洗浄液中のウイルス量を測定したところ、従来型ワクチンとオミクロン対応ワクチンの間で差はなかった。この研究結果から、コロナワクチンでも抗原原罪が働くことが確認された。

モデルナは武漢株の遺伝子情報に基づく従来型ワクチン（mRNA-1273）25μgとオミクロン対応ワクチン25μgを組み合わせた2価ワクチン（mRNA-1273.214）を開発、20歳以上の成人を対象に第Ⅱ／Ⅲ相試験を行い、査読前論文として、その結果が報告されている。治験に参加したのは、mRNA-1273群が377人、mRNA-1273.214群が437人で、mRNA-1273群の27％、mRNA-1273.214の22％にコロナへの感染歴があった。コロナへの感染歴がない場合、mRNA-1273、mRNA-1273.214接種後の武漢株に対する中和抗体価の平均値は5649、5977で差は見られなかった。

一方、BA.1に対する平均中和抗体価は1473、2372と、mRNA-1273.214ではmRNA-1273と比較して1・6倍に増加した。mRNA-1273.214接種後の武漢株、BA.1、BA.4／BA.5に対する平均中和抗体価は5977、2372、727で、オミクロン株に対しては期待する中和抗体価は得られなかった（図4-3）。この結果は抗原原罪の存在を示唆していると思われる。

さらに、コロナへの感染歴がないmRNA-1273.214、mRNA-1273を投与された341人と275人について、感染者数と発症者数が比較された（表4-14）。mRNA-1273.214投与群の感染者数と発症者数は11人（3・2％）、5人（1・5％）で、mRNA-1273投与群の5人（1・8％）、1人（0・4％）

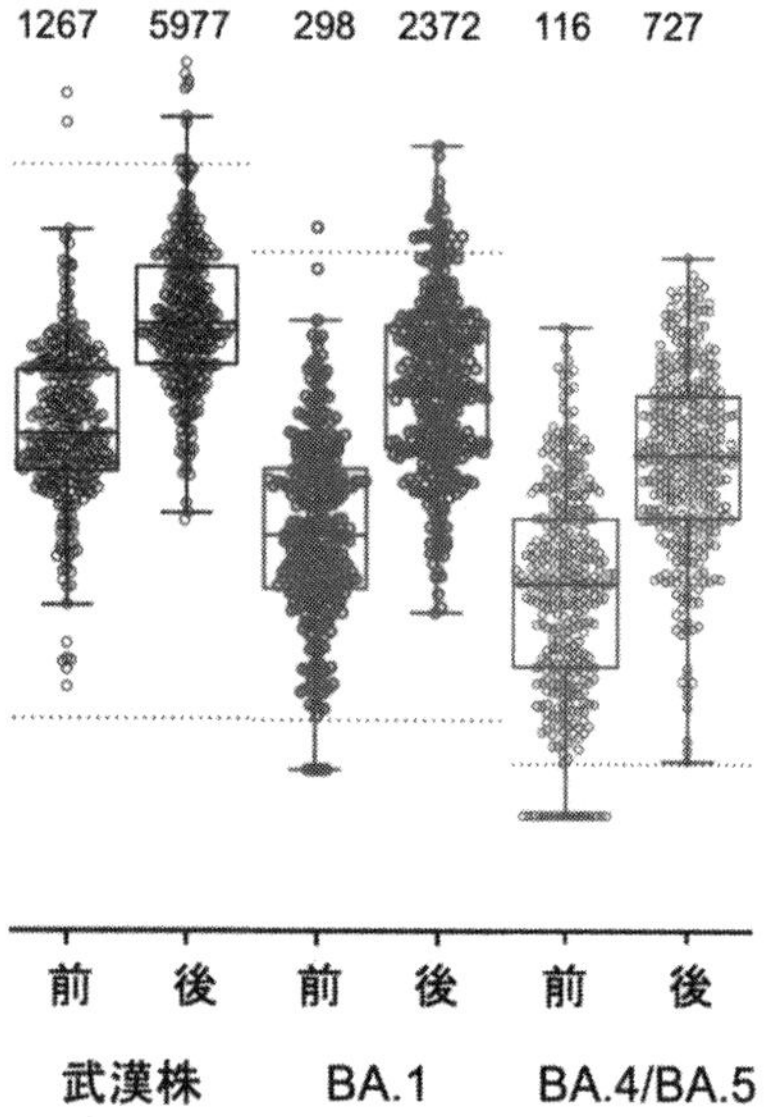

図4-3　オミクロン対応ワクチンの接種前、29日後における武漢株、BA.1、BA.4/BA.5に対する中和抗体価（コロナへの感染歴がない場合）

表4-14　オミクロン対応ワクチンと従来型ワクチンの感染および発症予防効果の比較

	治験参加者	感染者（%）	発症者（%）
オミクロン対応ワクチン	341 人	11 人（3.2%）	5 人（1.5%）
従来型ワクチン	275 人	5 人（1.8%）	1 人（0.4%）

と比較してかえって増加していた。

オミクロン対応ワクチンへの期待は大きいが、発表された第Ⅱ／Ⅲ相試験の結果は期待外れであった。オミクロン対応ワクチンの接種が始まる今秋には、さらに別の変異株が流行する可能性も高く、難しい判断に迫られている。なお、ファイザーもオミクロン対応2価ワクチンの薬事承認を目指しているが、第Ⅲ相試験の結果は発表されていないので、今回の論考では触れないことにした。

（2022年8月24日、アゴラに掲載）

7　BA.5に対するコロナワクチンの感染予防効果は65%もあるか？

世界からコロナ対策の優等生と称賛された日本も、BA.5による感染拡大によって世界でも最多の感染者数を数えるなど、昨年までとは様変わりの状況である。

武漢株の遺伝情報に基づく従来型ワクチンの効果が薄れたとして、9月中にもオミクロン対応ワクチンが12歳以上を対象に接種されることになった。しかし、8月17日に国立感染研究所（感染研）からは、従来型ワクチンでも3回接種すれば、BA.5に対しても接種から3ヶ月未満では65%、3ヶ月以上たっても54%と比較的高い予防効果が期待できることが発表されている。NHKや大手メディアも一斉にこの発表を報道し、従来型ワクチン接種を推奨する根拠としている。ところで、本章5節で、私はBA.5の出現に伴い日本におけるワクチンの効果が急速に低下したことを報告したが、果たしてどちらの報告を信じたら良いのだろうか。

実は、感染研と私の報告とでは、ワクチンの有効性を算出する

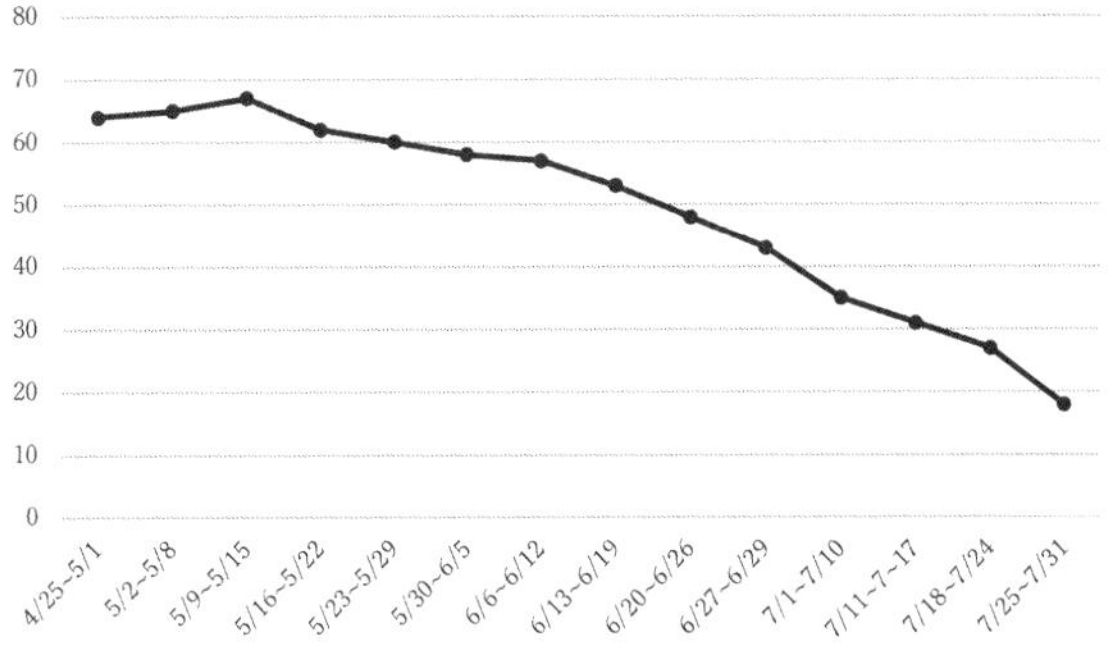

図4-4　日本における3回目コロナワクチン接種の感染予防効果

方法が異なっている。

感染研は、関東地方の7医療機関を受診した16歳以上の1550人を対象に、症例対照研究という手法を用いて発症予防効果を検討している。私は、厚労省が公開している全国の感染者数を用いたコホート研究によって効果を算出した。症例対照研究は、発熱や咳嗽《がいそう》などの症状を訴えて医療機関を受診した患者が対象である。受診した患者に、ウイルス検査を行って検査陽性者と陰性者に分類し、ワクチン接種歴に応じてオッズを算出する。有効率は、（1−ワクチン接種者と未接種者のオッズ比）×100で推定する。症状を訴える患者が対象であるので、有効率は発症予防効果で評価する。コホート研究と比較して、対象症例が少なくて済み費用もかからないのが利点である。

一方、コホート研究は、ワクチンの接種歴で分類した集団における感染率を計算する。有効率は、（1−ワクチン接種者と未接種者の感染率の比）×100で推定する。厚労省が発表する感染者には、無症候キャリアも含まれているので、有効率は感染予防効果である。しかし、感染者のうちで無症候キャリアの占める割合はわずかなので、今回の場合は発症予防効果とほぼ等しい。医療統計学では、症例対照研究とコホート研究の結果は感染率が低ければ一致するが、感染率が高ければ乖離するとされている。

感染研の研究では、7月4日から7月31日までの間の受診者のうち、3回目ワクチン接種後14日から3ヶ月未満の受診者は228人であった。このうち、検査陽性者は121人、陰性者は107人なのでオッズは1・13である。この期間のワクチン未接種者は197人で、陽性者は144人、陰性者

表4-15　症例対照研究

	検査陽性	検査陰性	オッズ
3回接種者	121人	107人	1.13
未接種者	144人	53人	2.72
オッズ比	0.42		
発症予防効果	58%		

表4-16　コホート研究

	感染あり	感染なし	感染率（%）
3回接種者	102,206	45,792,709	0.22
未接種者	31,863	12,364,148	0.26
リスク比	0.85		
感染予防効果	15%		

は53人なのでオッズは2・72である。その結果、オッズ比は0・42となり、発症予防効果は58%である。

コホート研究では、厚労省の公開データから7月4日〜7月10日の12歳から65歳未満のデータを抽出した。ワクチンを3回目接種した4589万4915人のうち、検査陽性者数は10万2206人で、感染率は0・22%となる。未接種者1239万6011人のうち検査陽性者数は3万1863人なので感染率は0・26%である。その結果、感染予防効果は（1-0・22÷0・26）×100で15%と、症例対照研究で得られた結果と乖離が見られる。

感染研が行った研究では、3回接種者、未接種者における検査陽性者の占める割合は、それぞれ53%、73%と高いことが、感染研の発表する発症予防効果と私が発表した感染予防効果に大きな乖離が見られる原因と考えられる。実際、感染研のデータを使用し、コホート研究の手法を用いて発症予防効果を計算すると

表4-17　オミクロン株に対する３回目ワクチン接種の感染／発症予防効果

国名	研究参加者	感染／発症予防効果
カタール	20,368 人	21.9％（3ヶ月以降）
イスラエル	389,265 人	16.5％（14 週以降）
米国	26,654 人	26％（4ヶ月以降）

27％となり、症例対照研究で得られた58％とは大きな乖離が見られた。そこで、３回接種者の２２８人のうち感染者は２人、未接種者１９７人のうち感染者は５人と感染率が低い場合を想定して、症例対照研究とコホート研究の手法を用いて発症予防効果を計算した。すると、症例対照研究では66％、コホート研究では65％と、ほぼ一致する値が得られた。

表４-17には、海外からのオミクロン株に対する３回目ワクチン接種の感染あるいは発症予防効果を、症例対照研究の手法で検討した成績を示す。

３回目のワクチンを接種した３ヶ月以降はいずれの研究も15～25％程度に低下しており、私が発表した数字に近似している。感染研から発表された３回目従来型コロナワクチン接種の有効率は、海外からの研究報告とは大きな乖離が見られる。今後導入されるオミクロン対応ワクチンの有効性を評価するうえでも基本となるデータだけに、海外の研究報告とは大きく乖離する理由が求められる。

（２０２２年９月13日、アゴラに掲載）

8　4回目ワクチンを接種するとかえってコロナの感染は増加するか？

第7波に収束の兆しが見えたのも束の間、国内の新型コロナウイルスの新規感染者数は今週になって増加に転じており、第8波が襲う懸念が高まっている。4回目のワクチン接種、さらにはオミクロン対応ワクチンの接種が始まったのに、ワクチンの効果は目に見えてこない。コロナワクチンには感染予防効果は期待できないが、重症化予防効果があると多くの専門家は接種を勧めるが、国民の多くはワクチンを接種すれば感染が収まり、元の生活に戻れることを期待して接種に協力したのではないだろうか。

コロナワクチンの接種には努力義務が課せられているが、厚労省のホームページには、努力義務の説明としてまん延予防の観点から接種を受けるように努めなければならないと記載されている。この文面からはワクチンの感染予防効果を期待してのことだろう。

ワクチンを打てば打つほど感染しやすくなると警告する専門家もいるが、最近のコロナのまん延状況からは、あながち否定もできない。そこで、4回目接種を行っている国と行っていない国、さらには、都道府県別の4回目ワクチンの接種率と新規感染者数を比較することで、4回目接種で感染の増加が見られるのか否かを検討した。

図4–5には、イスラエルと日本における4回目ワクチン接種以降の新規感染者数の推移を示した。

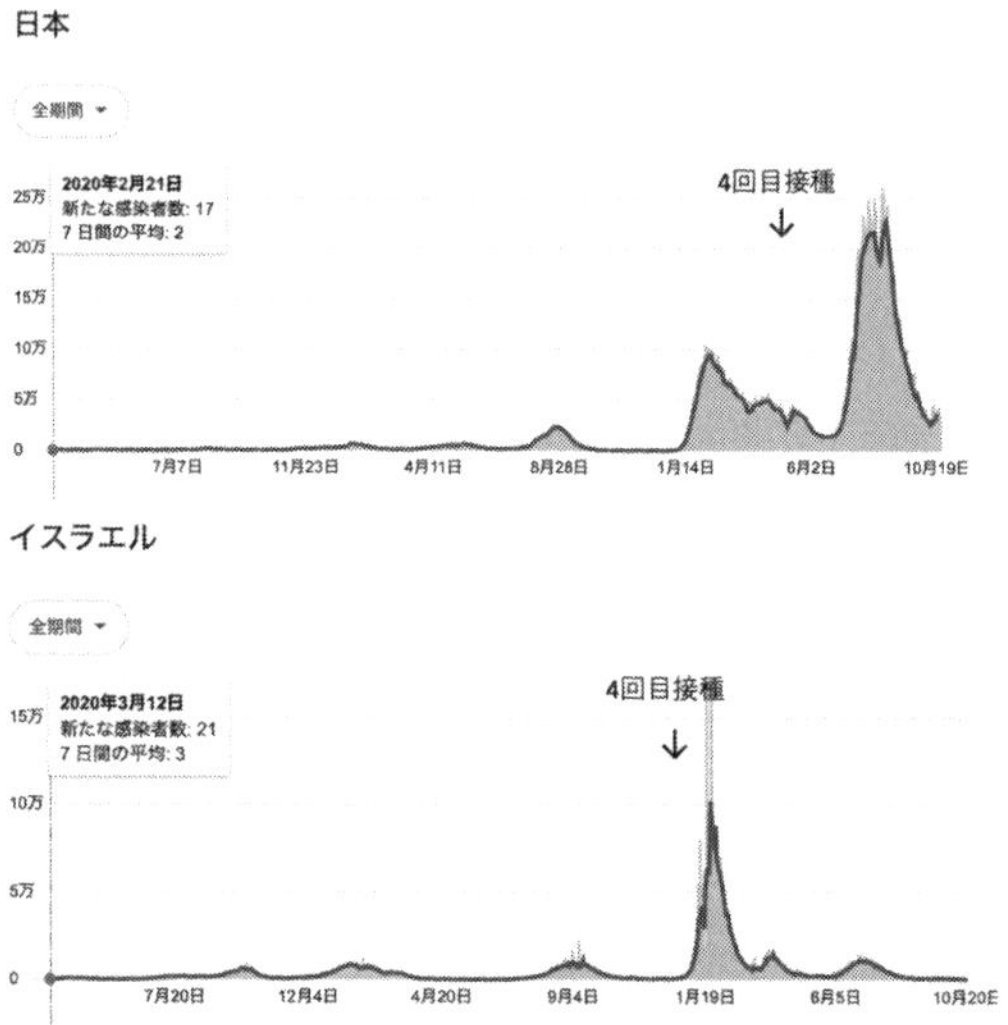

図4‐5　日本とイスラエルにおける４回目ワクチン接種後の新規感染者数

CSSEGISandData/COVID-19

イスラエルは世界で最も早く、２０２１年12月30日から4回目接種を開始した。接種開始がオミクロン株の流行開始と重なり、４回目接種直後から過去最大の流行に見舞われた。日本でも、２０２２年5月25日から4回目接種を開始したにもかかわらず、新規感染者数はその後激増し、7月中旬からは、10週連続で世界最多を記録している。

図４‐６には、アジア諸国の中で4回接種を行っていないインド、インドネシアと、４回接種を行っている台湾、韓国の新規感染者数の推移を示す。

インドは、２０２１年4月からデルタ株による流行が始まり、5月には1日40万人に達する感染者数を記録している。デルタ株による流行は一旦収束したが、２０２２年1月にはBA.1による流行が始まり、1日の感染者数は30万人に達した。BA.1による流行も3月には収束し、7月から8月にかけてBA.5による小規模な流行は見られたものの感染爆発は起こっていない。

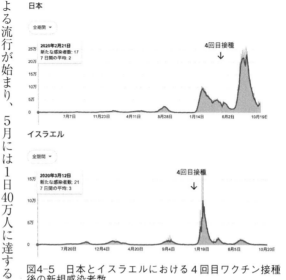

インドネシアもインドとよく似ており、２０２１年の６月から８月にかけてデルタ株による流行があり、１日の感染者数は最大６万人に達した。その後、２０２２年２月をピークに再びBA.１による流行が見られた。４月以降はインドと同じく８月にBA.５による小規模な流行は見られたものの、全体として落ち着いている。

台湾の感染者数は、２０２１年末までは一桁を更新し、世界でもコロナ対策の優等生と目されてい

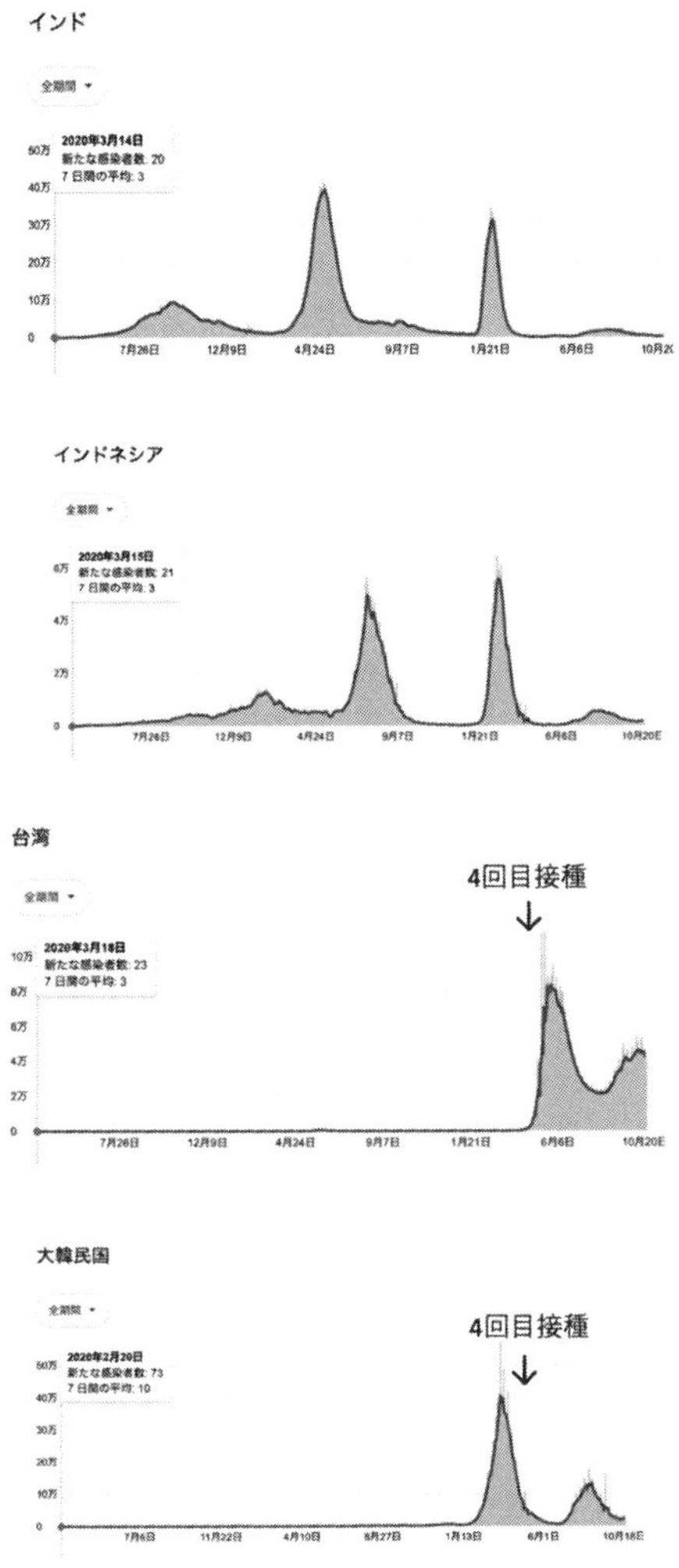

図4-6　４回目ワクチン接種を行った国と行わなかった国における新規感染者数

CSSEGISandData/COVID-19

た。しかし、２０２２年の４月に入るとオミクロン株による流行が始まり、５月には１日の感染者数が９万人を超えた。５月16日から４回目のワクチン接種が開始されたが、その後も流行は続いている。台湾の人口は２３５６万人で、日本の１／５であるが、合計の死亡者数は１万２０００人を超え、人口あたりの死亡者数は日本よりも多い。

韓国も台湾と同じく、２０２１年末まではコロナの感染はコントロールされていたが、２０２２年に入ってオミクロン株による流行が始まり、３月中旬には１日の感染者数は40万人に達したが、その後は、流行は一旦収束する気配を見せた。韓国では４月13日から４回目接種が開始されたが、７月になると患者数は再び増加し、８月中旬には15万人を超えた。

４回接種を行っていないインドやインドネシアは、BA.１による流行も２０２２年の３月に収束し、それ以降は大きな流行は見られない。台湾、韓国は、イスラエルや日本と同じく、４回目ワクチン接種後に感染爆発を経験している。

日本、台湾、韓国では、４回目接種を始めたのにもかかわらず２０２２年の６月以降にBA.５による感染爆発が起こり、現在も収束していない。インドやインドネシアでも、この時期にはBA.５が感染の主流だったのに、大きな流行が見られなかったのはどうしてだろうか。

インド、インドネシアではデルタ株やBA.１による感染爆発を経験したので、全人口における抗体保有者の占める割合が高く、日本、台湾、韓国では、インドやインドネシアほどの流行を経験しなかったので、抗体保有者の占める割合が低かったのだろうか。そこで、各国の６月１日の時点におけ

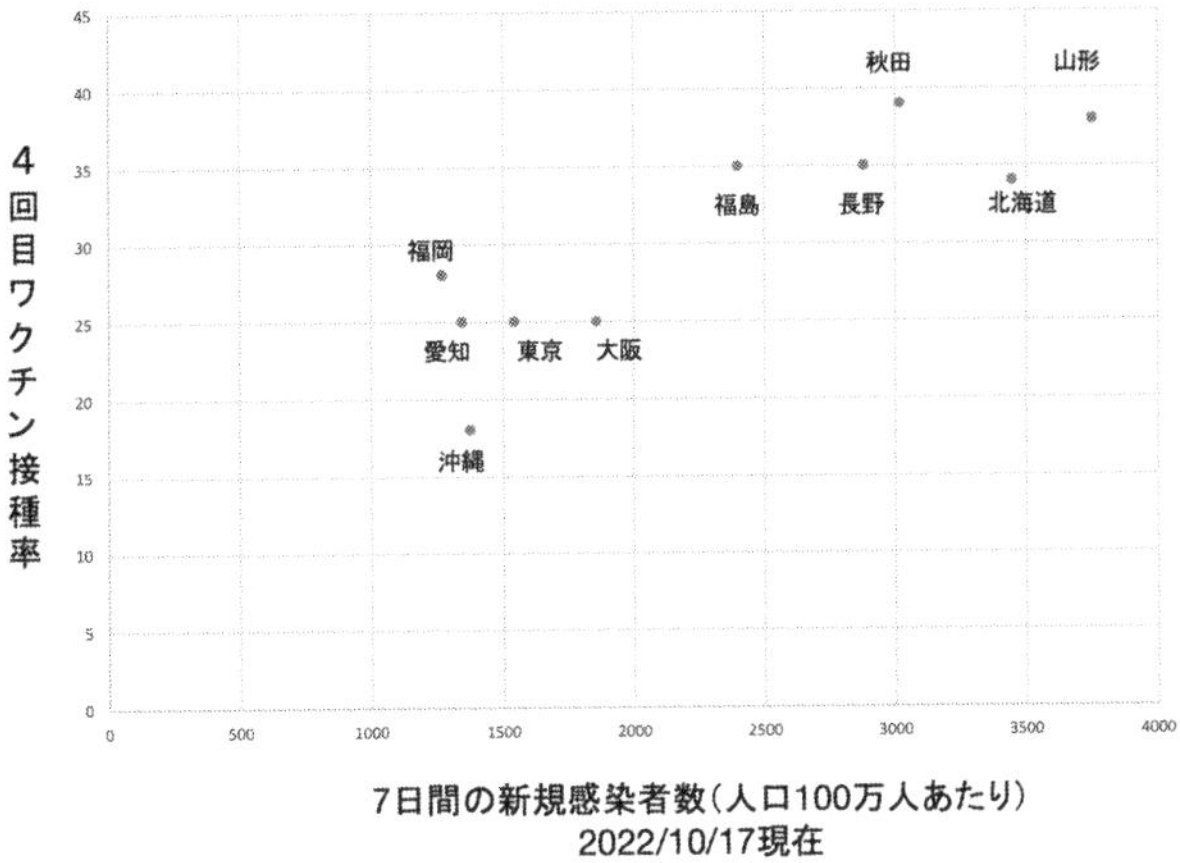

図4−7　4回目ワクチンの接種率と新規感染者数

る、累積感染者数が全人口に占める割合を比較してみた。インドやインドネシアの割合は3％、2％であるのに、日本、台湾、韓国の割合は、7％、9％、35％で、かえってインドやインドネシアよりも高かった。

日本では2022年5月25日から4回目接種が始まったが、都道府県によって接種率に差が見られる。接種率が高いのは東北地方の秋田県や山形県で2022年10月17日現在、それぞれ39％、38％である。最も低いのは沖縄県の18％である。

図4−7は、ワクチンの接種率が上位の5県と下位5県の4回目ワクチンの接種率と、10月11日から17日までの人口100万人あたりの新規感染者数をプロットしたものである。驚いたことにワクチン接種率が全国で最も高い秋田県や山形県の新規感染者数が最も多く、反対にワクチン接種率が最下位の沖縄県が、新規感染者が最も少ないという結果であった。ワクチンの接種率と感染者数が逆相関することを予想したのであるが、10県の分布

を見ると逆に正の相関がみられる。もう一つ気付くことは、感染者数が多いのは長野を含めて全て東北、北海道の寒い地方で、暖かい沖縄は最も感染者数が少ないことである。今後、気温が下がってくると全国的に流行が始まる可能性が高い。

世界各国やわが国の都道府県の感染状況を見ると、4回目接種によって、かえって感染者数が増加することが見て取れる。少なくとも、4回目接種はまん延予防に貢献していない。それでは、ワクチンを打つ目的は、感染予防効果でなく重症化予防効果であるという説明を裏付けるデータは得られるだろうか。10都道府県の4回目ワクチン接種率と人口あたりのコロナ感染による死亡者数の関連を検討してみたが、両者に関連は見られなかった。

4回目接種に使用されたワクチンは、武漢株の遺伝情報に基づく従来型ワクチンである。BA.5に対応したオミクロン対応ワクチンを使用すれば、今回の検討とは異なる結果になったかもしれない。しかし、先の論考でも述べたように、オミクロン対応ワクチンのヒトでの予防効果を示す十分なデータは示されていない。世界に先駆けてBA.5対応ワクチンの接種を開始するわが国には、その効果を検証し、その結果を世界に発信することが期待される。

これほどワクチンの接種が進んでいるのに、これまで、わが国から発信されるワクチンの予防効果については、2、3の小規模な研究結果が論文化されているのみである。大規模なリアルワールドのデータが求められる。厚労省がこれまで発表してきたワクチン接種歴別の新規感染者のデータはHER-SYSに基づくものであるが、9月から全数把握の簡略化によってワクチン接種歴の記入が省略されるようになった。その結果、HER-SYSで集められたデータを用いてワクチンの予防効果の検証ができなくなった。実際、9月14日からは、厚労省からワクチン接種歴別の新規感染者のデータは公表されなくなった。ワクチン接種を推進する以上は、ワクチンの効果を検証できるデータを自国で収集すべきである。

（2022年10月24日、アゴラに掲載）

9　追加接種率が世界でトップの日本が、なぜコロナ感染者数が最多なのか？

世界各国のコロナの感染状況やワクチンの接種率は、Our World in Dataというサイトで最新の情報を得ることができる。図4-8には、今年（2022年）に入ってからのコロナワクチンの追加接種回数とコロナ感染者数を示す。追加接種回数は、100人あたり3回目と4回目のワクチンが接種された合計の累積を、感染者数は週毎の感染者数の推移を示す。日本は7月末から9月にかけて、10週連続世界で最多の感染者数であったが、11月に入って、再び世界最多の感染者数を記録している。昨年までは、コロナ対策の優等生とされていた台湾や韓国も軒並み感染者数が激増している。一方、昨年はコロナが大流行したインドや南アフリカでは、今年に入ってからは流行が見られていない。

最初は出遅れた日本であるが、12月の時点での追加接種回数は120回と世界でもトップである。台湾と韓国の追加接種回数は、それぞれ90回と80回で2位、3位に位置している。一方、インドや南

コロナ感染者数

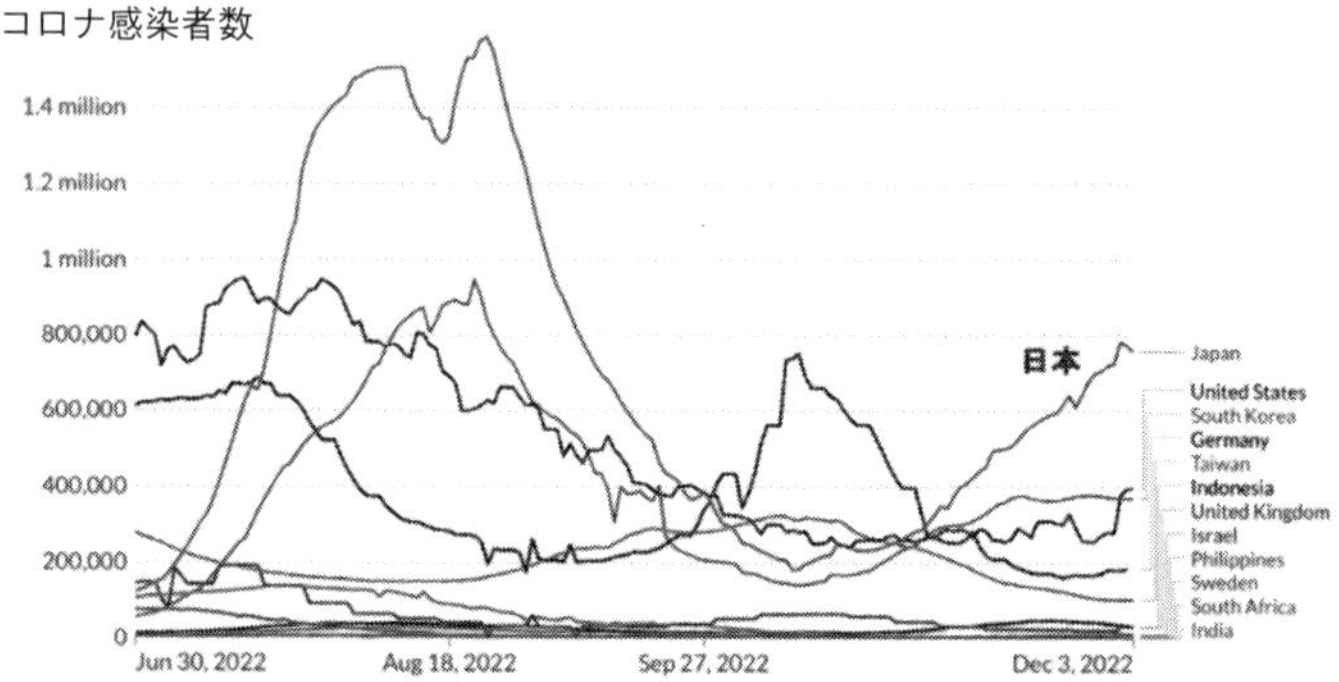

追加接種回数

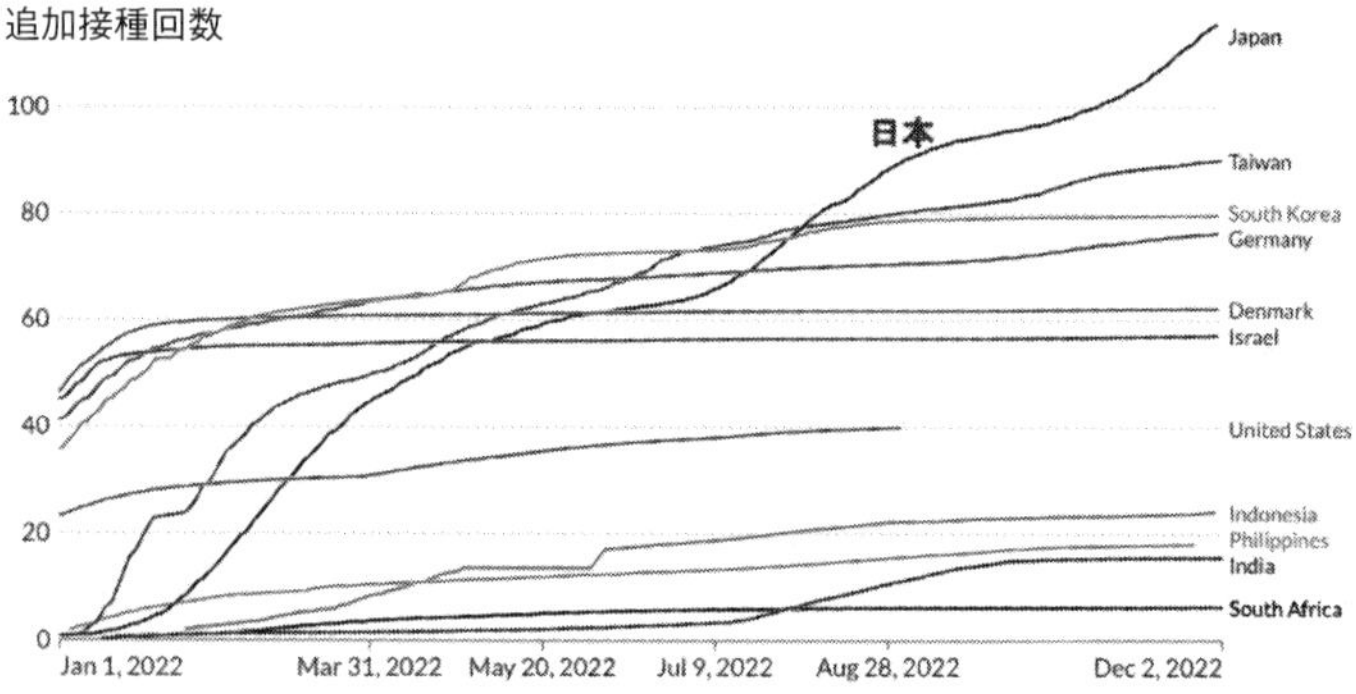

図4-8　世界におけるワクチンの追加接種回数とコロナ感染者数

アフリカでは、追加接種はほとんど行われていない。ワクチン接種の先進国と言われたイスラエルでは、今年の2月に入ってからは追加接種回数はほとんど増えておらず、60回に止まる。米国も追加接種回数の増加は見られず、40回に止まる。現在、追加接種を積極的に進めている日本は、世界でも特異な存在である。ワクチンの追加接種回数もマスクの着用も世界一の日本が、世界最多の感染者数であることには首を傾げるほかはない。

国内でも5歳~11歳のワクチン接種率が全国で最も高い秋田、山形県の10歳未満の新規感染者数が、接種率の最も少ない沖縄県や大阪府よりも多いことが報道されている。筆者も前節でワクチンの接種率が上位5県と下位5県のワクチン接種率と、10月11日から17日までの人口100万人あたりの新規感染者数との相関を検討した。対象は全年齢層である。ワクチン接種率の上位5県は、秋田、山形、福島、長野と北海道で寒冷地方に属した。一方、ワクチン接種率が下位5県は、沖縄を筆頭に東京、大阪、愛知、福岡の大都市圏であった。小児と同様に、ワクチンの接種率と感染者数が逆相関することを予想したのであるが、10県の分布を見ると逆に正の相関がみられた。

観察された結果について、10月27日に開催された参議院厚生労働委員会で川田龍平議員が「ワクチンの接種率と新規感染者数との関係をどう思うか?」と質問したところ、佐原康之厚生労働省健康局長は「各都道府県で年齢構成やこれまでの感染状況が異なるので、ワクチンの接種率のみで、人口あたりの新規感染者数が多いのか少ないのかを判断するのは困難ではないか」と答弁した。この答弁を検証するために、第6波と第7波のワクチン接種率と新規感染者数との相関を検討した。図4-9に示すように、第6波では沖縄、大都市圏の感染者が多く、東北、長野、北海道は少ないと第7波とは全く逆であった。少なくとも、各県の年齢構成の違いでは、今回の現象は説明できない。

第6波での感染者数が多い沖縄や大都市圏が集団免疫を獲得したことにより、第7波の新規感染者数が少ない可能性は考えられる。11月30日に開催されたアドバイザリーボードで各都道府県における

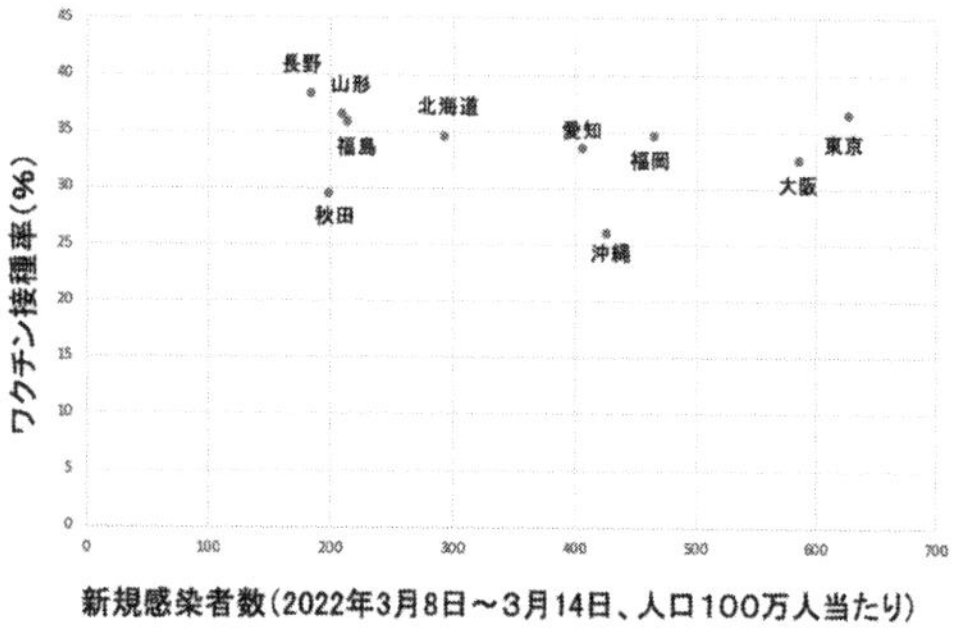

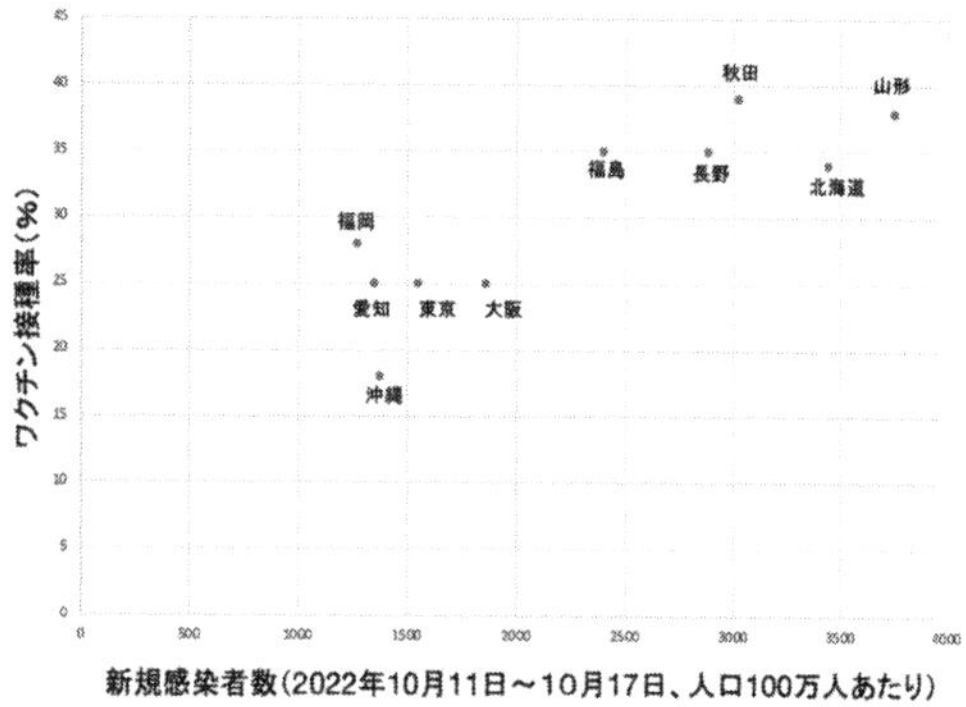

図4-9　第6波、第7波におけるワクチン接種率と新規感染者数

抗N（ヌクレオカプシド）抗体の保有率が発表されたので、集団免疫と新規感染者数との相関も検討可能である。抗S（スパイク）抗体はワクチン接種後の抗体保有状況を示す。一方、抗N抗体はワクチンの接種では獲得されないので、抗N抗体を検出することで過去のコロナ感染歴を調べることができる。実際、人口10万人あたりのコロナの既感染者数と抗N抗体の保有率との間には正の相関が見られた（図4－10）。

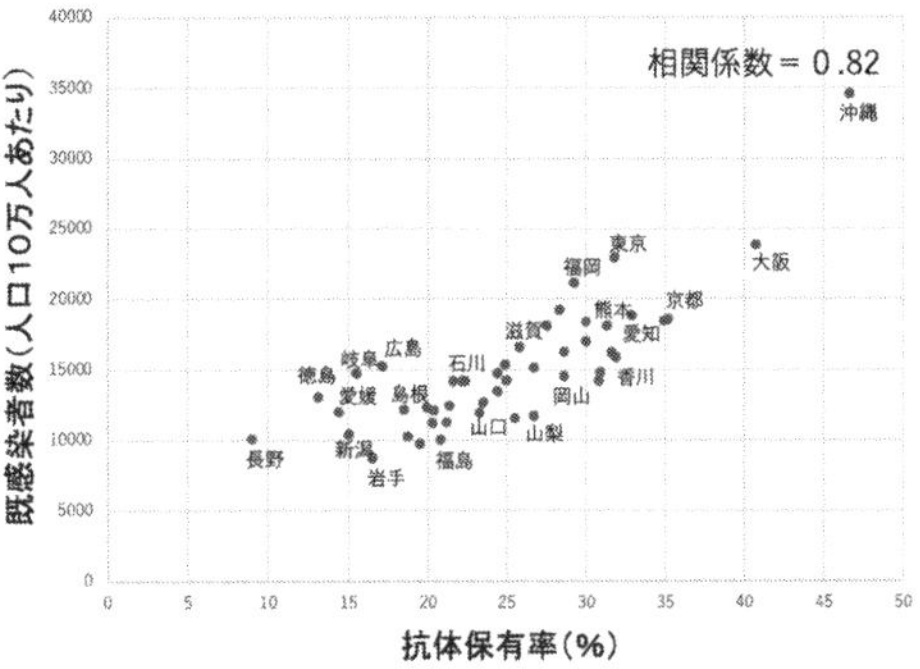

図4-10　抗N抗体保有率と既感染者数

新規感染者数の増減に関わる因子として、①4回目ワクチン接種率、②コロナ感染の既往歴、③PCR検査数、④抗N抗体保有率を選び、新規感染者数との相関を検討した。

図4－11にその結果を示すが、4回目ワクチン接種率、PCR検査数は、相関係数が0・54、0・54と正の相関が見られ、コロナ感染の既往歴と抗N抗体保有率は、相関係数△0・59、△0・61の逆相関が見られた。そこで、新規感染者数の増減と相関が見られた4つの因子について多変量解析を行ったところ、PCR検査数、抗N抗体保有率、4回目ワクチン接種率のP値は、それぞれ、0・0001以下、0・0045、0・03で独立した因子であることが判明した。コロナ感染の既往歴は有意な因子ではなかった。ワクチンを打てば打つほどコロナに感染しやすくなるこ

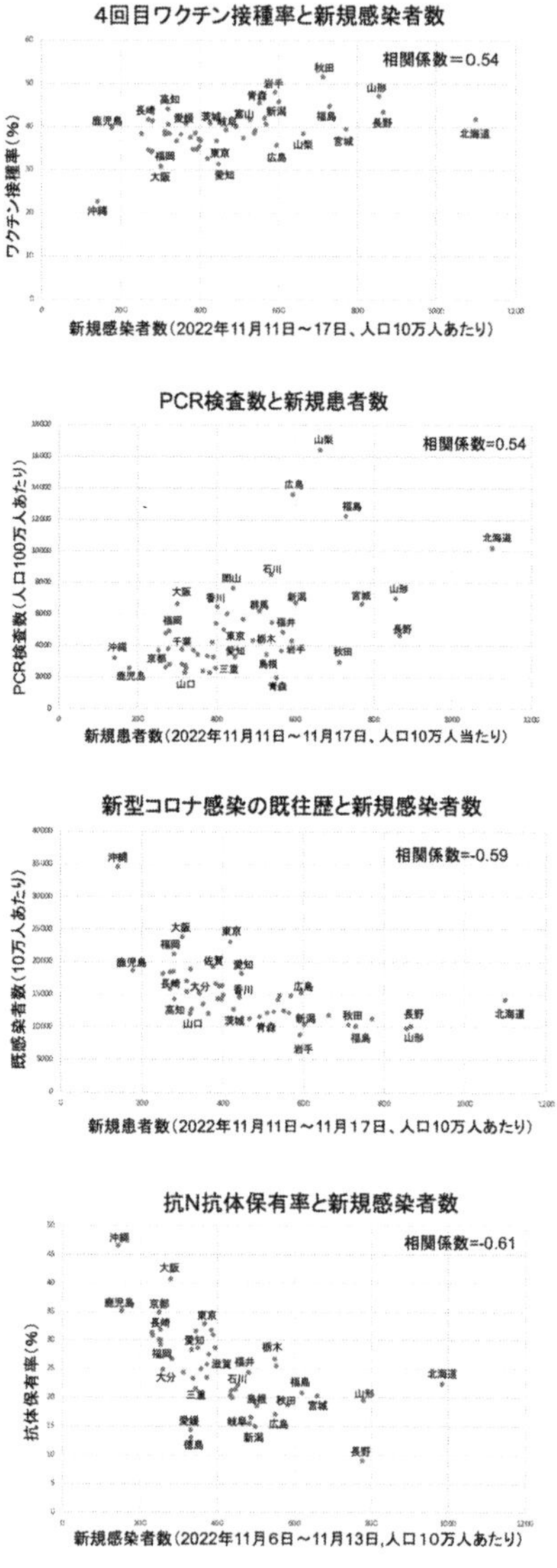

図4-11　新規感染者数の増減に関わる因子

とが、統計学的にも確認されたことになる。

ワクチンを打つほど感染しやすくなることは、医学的に説明可能であろうか。図4-12は、4回目ワクチン接種率と抗N抗体保有率の相関を示す。4回目ワクチン接種率が高い長野、秋田、山形で抗N抗体の保有率が低く、4回目ワクチン接種率の低い沖縄や大都市圏で抗N抗体の保有率が高かった。抗N抗体で代表されるコロナ感染に伴う免疫獲得がワクチンの追加接種によって抑制された可能性があるだろうか。

最近、Science 誌に掲載された研究で、①3回のワクチン接種により武漢株、アルファ株、デルタ株に対する抗体結合反応、中和抗体の産生、メモリーB細胞の頻度、T細胞免疫能の増強が見られたが、オミクロン株に対しては増強の抑制が見られた。②3回目ワクチン接種後にオミクロン株に感染すると、他の変異株に対する免疫能の獲得は見られるも、オミクロン株に対する免疫能の獲得は見られないことが報告された。ワクチンを3回接種するとオミクロン株に対する免疫能が特異的に抑制されるようである。本論考で検討した新規感染はオミクロン株によるものなので、ワクチン接種後に見られる免疫能の抑制は、ワクチンを打つほどコロナに罹りやすくなることをうまく説明できる。3回接種で見られる現象ならば、4回接種後にはより顕著になると思われる。

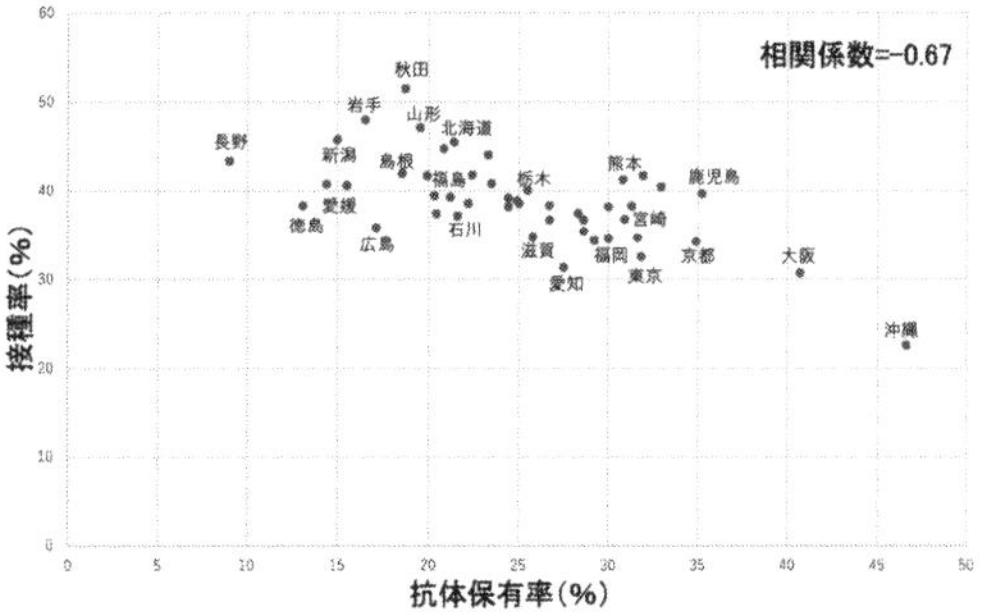

図4-12　4回目ワクチン接種率と抗N抗体保有率

日本では5回目接種が始まっている。周りではワクチンを5回目接種したにもかかわらず、コロナに感染したという話もよく聞く。最もワクチンの効果が期待できる5回目のワクチンを接種してから1ヶ月後に、政府分科会の尾身茂会長がコロナに感染したという報道に接すると、ワクチンの効果に疑問を持たざるを得ない。今回の検討結果は、ワクチンの追加接種を積極的に進めるわが国にとって重要な意味を持つだけに、多方面からの検証を望む次第である。

（2022年12月16日、アゴラに掲載）

10　オミクロン対応2価ワクチンの発症予防効果が71％というのは本当か？

２０２２年12月27日までのわが国におけるオミクロン対応ワクチンの接種人数は、４４１２万人に達する。全年代の接種率は35％であるが、65歳以上の高齢者に限れば58・９％で、Ｇ７諸国の中でも最も高い。発症予防効果も71％と、高い有効性がみられることも報道された。

BA.４／５オミクロン対応２価ワクチンは、マウスにおいて、中和抗体の上昇が確認されたことのみでアメリカ食品医薬品局（ＦＤＡ）から緊急使用許可が得られており、ヒトにおけるリアルワールドのデータが存在しないことから、ヒトにおける予防効果の発表が待たれていた。71％という発症予防効果は、感染研が主導して関東地方の10医療機関が参加した症例対照研究の結果に基づくものである。

ワクチンの予防効果の検討には、コホート研究と症例対照研究とが主に用いられるが、感染率が低ければ両者の結果はよく一致するものの、感染率が高ければ両者は乖離することが知られている。昨年8月、症例対照研究の手法を用いて、従来型ワクチンでもBA.５に対して、接種してから3ヶ月未満では65％、３ヶ月以上たっても54％と比較的高い予防効果が期待できることを感染研が発表した。ＮＨＫや大手メディアも一斉にこの発表を報道し、従来型ワクチン接種を推奨する根拠としている。

しかし、私が厚労省の公開データを用いてコホート研究の手法で計算した予防効果は15％に過ぎなかった（本章7節）。3回目のワクチンを接種した3ヶ月以降の予防効果は、海外からの研究も15〜25％程度に低下しており、私が計算した数字に近似していた。その後の経過を見れば、従来型ワクチンに感染研が示したような高い予防効果があったとは思われない。

今回のオミクロン対応2価ワクチンの検討でも、感染率が50％を超えることから同様の問題が生じると思われる。わが国では、2022年9月以降、オミクロン対応2価ワクチンや小児に対するコロナワクチンの導入が予定されていたことから、国内におけるリアルワールドのワクチン有効率の検討が極めて重要であった。しかし、厚労省が9月以降ワクチンの接種歴別の新規陽性者数を公開しなくなったことから、日本全体を網羅する大規模なデータに基づいて、ワクチンの予防効果を検討する道が閉ざされてしまった。この点について、10月27日の参議院厚生労働委員会で佐原康之健康局長は、「これまで公開していたワクチン接種歴別の新規感染者数のデータは、ワクチン接種時から検査までの期間が考慮されておらず、コロナへの感染歴など比較する各群の背景因子も異なるなど、ワクチンの効果を検討する目的のものではない。ワクチンの有効性については、しっかりとした研究デザインに基づく研究で明らかにする」と答弁している。この〝しっかりとした研究デザインに基づく研究〟とは、今回の感染研の研究を指していると思われる。

しかし、昨年4月に接種歴不明者を未接種者にしていたことが問題となり、データを修正したところ、かえってワクチン接種者が未接種者よりも感染率が高いことが判明する以前には、厚労省は、次のようにワクチン接種歴別の新規感染者数のデータを用いて、ワクチン接種の有効性をアピールしていた事実がある。4月25日には、「厚労省は接種回数による感染者数の違いを調べようと、4月4日から10日の感染者を年代別に分析。20代では10万人当たりの感染者が未接種で766人だったが、2回接種済みでは306人、3回接種済みでは141人まで減っており、オミクロン株にも効果があることが示唆された」と大手メディアが報道している。川田龍平参議院議員が国会で公開データの改竄を指摘したのは、翌日の4月26日のことである。

症例対照研究では受診した患者に、PCRや抗原検査を行って検査陽性者と陰性者に分類し、ワクチン接種歴に応じてオッズを算出する。オッズは、検査陽性者÷検査陰性者で算出する。有効率は、（1-ワクチン接種者と未接種者のオッズ比）×100で推定する。一方、コホート研究は、ワクチンの接種歴で分類した集団における感染率を計算する。感染率が10％以下ならば、オッズは感染率と近似するので、症例対照研究で得られた有効率は、コホート研究で得られた有効率の代替となる。コホート研究の有効率は、（1-ワクチン接種者と未接種者の感染率の比）×100で推定する。

感染研からの報告を含めて、これまでオミクロン対応2価ワクチンの発症予防効果を検討したリアルワールドデータが3報報告されている。2つは米国からの報告で、BA.4／5対応2価ワクチンの効果を検討したものである。3報とも、研究の実施期間は2022年の9月から11月であり、BA.5の流行期に実施された。表4-18は感染研、表4-19はIncreasing Community Access to Testing Program（ICATT program）、表4-20はVISION Networkからの研究結果を示す。

論文では、年齢、性別などを調整変数としてロジスティック回帰モデルを用いて算出した調整オッ

表4-18　オミクロン対応２価ワクチンの発症予防効果（Ⅰ）

	検査陽性	検査陰性	症例対照研究			コホート研究		
			オッズ	オッズ比	有効率	感染率	リスク比	有効率
２価ワクチン	20	23	0.87	—	—	0.47	—	—
従来型ワクチン								
２回接種	402	382	1.05	0.83	17%	0.51	0.92	8%
３回接種	903	871	1.04	0.84	16%	0.51	0.92	8%
４回接種	177	199	0.89	0.98	2%	0.47	1.0	0%
未接種	268	167	1.6	0.54	46%	0.62	0.76	24%

国立感染症研究所

表4-19　オミクロン対応２価ワクチンの発症予防効果（Ⅱ）

	検査陽性	検査陰性	症例対照研究			コホート研究		
			オッズ	オッズ比	有効率	感染率	リスク比	有効率
２価ワクチン	5,800	16,474	0.35	—	—	0.26	—	—
従来型ワクチン								
２回接種	36,429	72,352	0.50	0.70	30%	0.33	0.79	21%
３回接種	41,409	65,122	0.63	0.56	44%	0.38	0.68	32%
４回接種	9,175	12,981	0.70	0.50	50%	0.41	0.63	37%
未接種	28,874	72,010	0.40	0.88	12%	0.29	0.90	10%

Increasing Community Access to Testing Program

表4-20　オミクロン対応２価ワクチンの発症予防効果（Ⅲ）

	検査陽性	検査陰性	症例対照研究			コホート研究		
			オッズ	オッズ比	有効率	感染率	リスク比	有効率
２価ワクチン	247	3,658	0.07	—	—	0.06	—	—
従来型ワクチン								
２回接種	2,158	16,870	0.13	0.54	46%	0.11	0.55	45%
３回接種	2,752	21,969	0.13	0.54	46%	0.11	0.55	45%
４回接種	1,059	9,353	0.11	0.64	36%	0.10	0.60	40%
未接種	3,040	21,102	0.14	0.50	50%	0.13	0.46	54%

The VISION Network

ズを算出しているが、今回は、個々の変数値は得られないので、単に検査陽性者数を検査陰性者数で割ってオッズを算出した。2価ワクチン接種者のオッズと未接種者のオッズとの比で得られたオッズ比から計算された値が絶対発症予防効果である。従来型ワクチン接種者とのオッズ比で得られた値は、従来型ワクチン接種者におけるオミクロン対応2価ワクチンの上乗せ効果を意味しており、相対発症予防効果と呼ばれる。わが国では、オミクロン対応2価ワクチンを接種するには、従来型ワクチンを2回以上接種していることが必須であることから、絶対発症予防効果よりも、相対発症予防効果がより重要である。

表4-18に示す感染研からの報告では、BA.5対応 2価ワクチン接種14日以降の対象者は43人にすぎず、そのオッズは0・87であった。従来型ワクチンの2回、3回、4回接種者のオッズは、1・05、1・04、0・89なので、予防効果は17%、16%、2%であった。

コホート研究の手法を用いた検討では、2価ワクチン接種者の感染率は、0・47、従来型ワクチンの2回、3回、4回接種者の感染率は、0・51、0・51、0・47で、予防効果は8%、8%、0%とさらに低下した。

表4-19に示すICATTの症例対照研究による従来型ワクチンの2回接種、3回接種、4回接種者の相対予防効果は、30%、44%、50%であった。コホート研究ではそれぞれ、21%、32%、37%である。

表4-20にはVISION Networkからの研究結果を示す。症例対照研究では、従来型ワクチンの2回

表4-21　オミクロン対応２価ワクチンの発症予防効果

ワクチンの種類	有効率（95％信頼区間）
オミクロン対応２価ワクチン接種後 14 日以降（亜系統不問）	71（52 ～ 83）
オミクロン対応２価ワクチン接種後 14 日以降（BA.1）	73（49 ～ 85）
オミクロン対応２価ワクチン接種後 14 日以降（BA.5）	69（32 ～ 86）

国立感染症研究所

接種、３回接種、４回接種者の相対予防効果は、46％、46％、36％で、コホート研究では45％、45％、40％であった。本研究の感染率は、２価ワクチン接種者では０・06、従来型ワクチンの２回接種、３回接種、４回接種者でも０・11、０・11、０・10と低いので、症例対照研究の結果とコホート研究の結果はよく一致した。

ワクチンの相対予防効果は、従来型ワクチンの最終接種日からの経過期間で大きく異なる。最終接種日からの経過が長いほど、予防効果は高い。論文に記されたVision Networkからの予防効果は、最終接種日から2～4ヶ月では31％、5～7ヶ月では42％、8～10ヶ月では53％、11ヶ月以上では50％であった。この値は今回、ロジスティック回帰モデルによる調整オッズを用いずに算出した36～46％と大きく違うことはなかった。

感染研の報告では、表4-21に示すように絶対発症予防効果を表にして紹介している。オミクロン対応2価ワクチンの効果を米国のＩＣＡＴからの報告より優れており、高程度と評価している。この発表を受けて、ＮＨＫを始め各メディアは、オミクロン対応2価ワクチンで71％の高い発症予防効果が得られたと報告している。本節で述べたように、わが国ではオミクロン対応2価ワクチンを接種するのに、従来型ワクチンの接種を必須としているので、相対予防効果の方が実情に即している。感染研の発表では、従来型ワクチン接種から3～6ヶ月後の相対発症予防効果は30％に過ぎなかった。

また、感染研の研究は症例対照研究なので、感染率が50％に達する今回の研究では、コホート研究で得られる結果とは大きく乖離していることも指摘しなければならない。コホート研究では、従来型ワクチンの2回、3回、4回接種者の感染率が0・51、0・51、0・47であるのに対して、オミクロン対応2価ワクチン接種者の感染率は0・47で、わずか0～0・04の改善がみられたのみで、発症予防効果も10％に満たなかった。

世界でもトップのワクチンの追加接種率を誇りながら、BA.5による感染が蔓延しているわが国の実情を直視すれば、オミクロン対応2価ワクチンで高い発症予防効果が得られたとする感染研の発表をにわかには信じることはできない。しかし、感染研の発表する数字のほかには、コロナワクチンの有効率を知る術がないのが、わが国の現実である。

（2023年1月11日、アゴラに掲載）

11 ワクチンを打つほどコロナに罹りやすくなるというのは本当か？

2023年になっても、コロナの流行が収束する気配は見えない。図4-13に示すように、わが国における100人あたりのコロナワクチンの追加接種回数は、世界でもダントツである。多くの国では、昨年の初めからワクチンの接種回数は頭打ちであるが、日本のみ増加が著しい。それに見合う効果は得られているだろうか。

図4−14には、最近の新型コロナウイルスの感染者数を示す。日本の感染者数は昨年の11月から、10週連続で世界でも最多である。それも、日本に続く米国や韓国の2倍以上である。

ワクチンを打つのは、感染予防でなく重症化ないし死亡数を減らすことが目的だとよく言われる。ワクチン接種回数が世界一になったことで、新型コロナウイルスによる死亡数は減っただろうか。昨年12月の1ヶ月間で、日本の新型コロナウイルスによる死亡者数は1万人を超えた。2020年2月の流行開始から累積死亡者数が1万人を超えたのが、2021年の4月であることから、14ヶ月間に匹敵する死亡数が、わずか1ヶ月でみられたことになる。

図4−15は、新型コロナウイルスによる死亡者数を示すが、日本は米国についで第2位である。日本の総人口が米国の3分の1であることを考慮すると、日本は米国を凌いで、実質世界一である。ワクチンの追加接種回数もマスクの着用も世界一の日本の感染者数や死亡者数が世界最多であることには、首をかしげるほかはない。

著者は、これまで疫学的検討から、ワクチンを追加接種すると感染が増える可能性を論じてきた。本章8節では、ワクチンの追加接種率が上位5県と下位5県のワクチン接種率と新規感染者数を検討すると正の相関が見られることを報告した。すなわち、ワクチンの接種率が最も高い秋田県や山形県

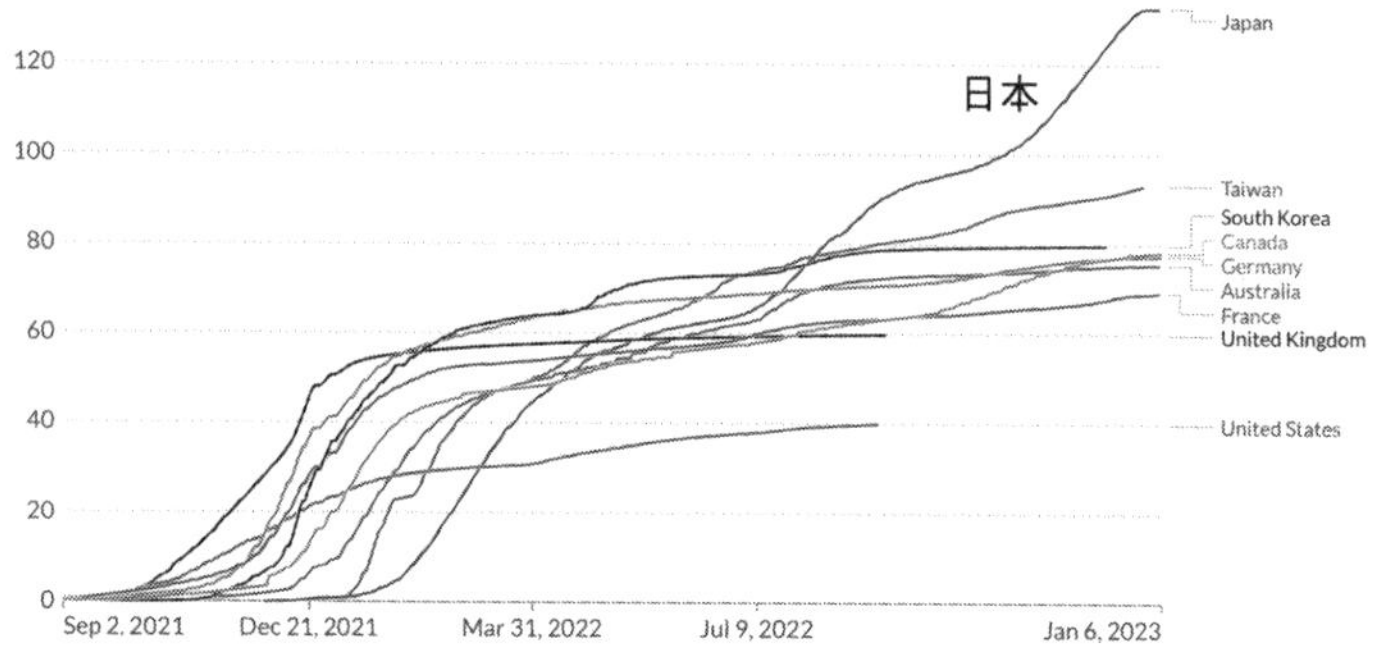

図4-13　コロナワクチンの追加接種回数

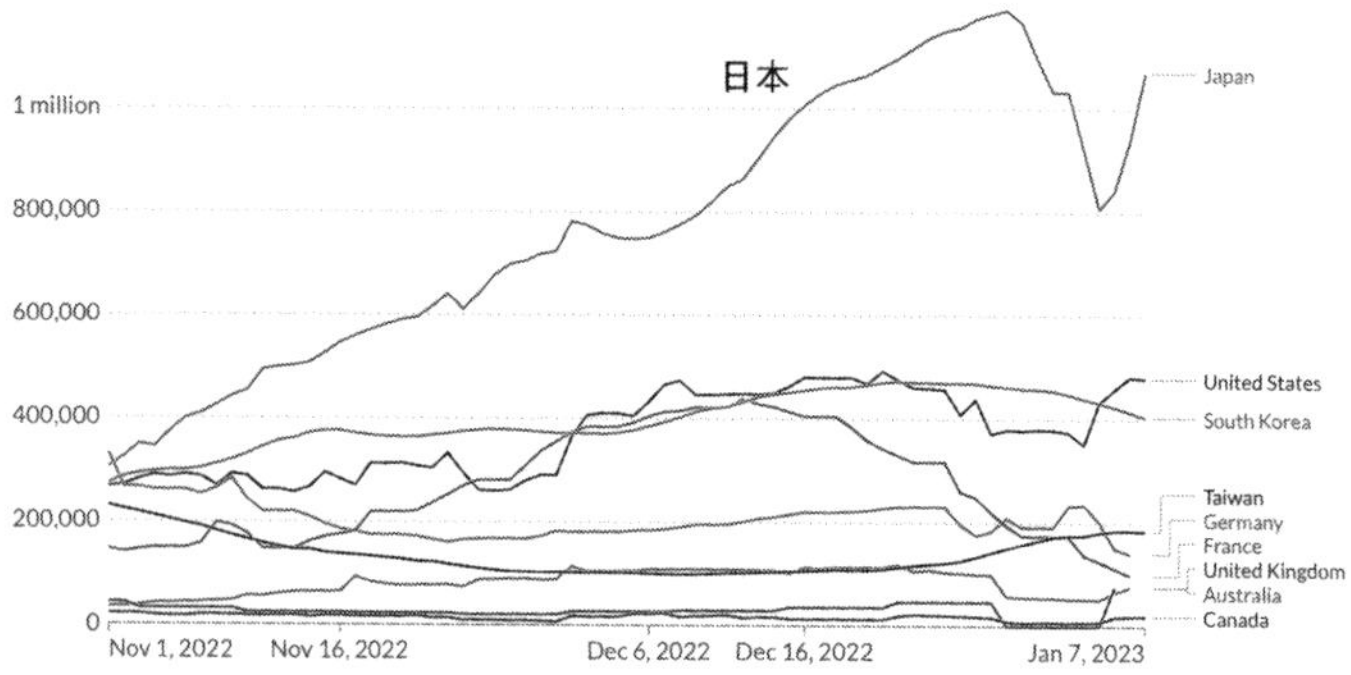

図4-14　新型コロナウイルスの新規感染者数

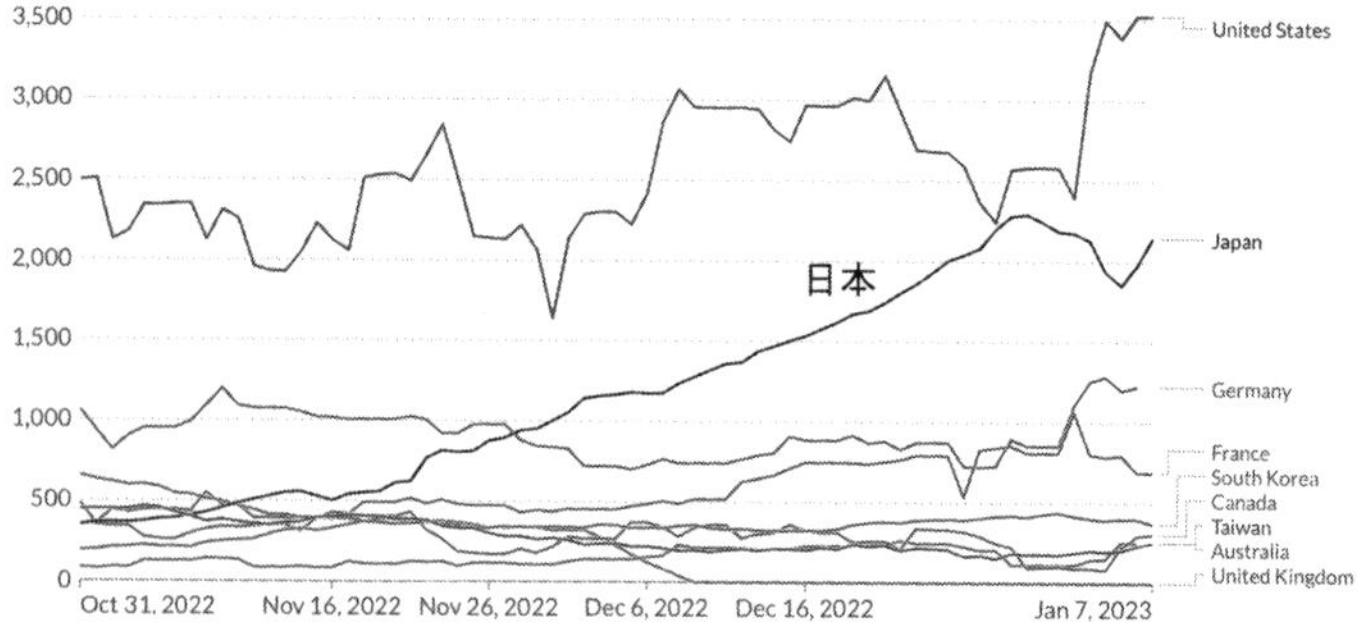

図4-15　新型コロナウイルスによる死亡者数

では、最も低い沖縄県や大阪府と比較して人口あたり2倍以上の新規感染者がみられた。本章9節では、47都道府県の4回目ワクチン接種率と新規感染者数との間にみられる正の相関は、多変量解析でも確認されることを示した。ワクチンの接種回数と感染率との関係を直接示すことができれば、この点はもっとはっきりするであろう。

オミクロン対応2価ワクチンの相対予防効果を検討するには、従来型ワクチン接種者と感染率を比較することが必要である。これまで、オミクロン対応2価ワクチンの予防効果を報じた論文には、ワクチン未接種、2回、3回、4回接種者における感染者数と非感染者数とが記載されている。表4-22には、この数値を用いて算出した各接種回数群における感染率の比較を示す。対象人数が33万人を超えるICATTが行った研究では、未接種、2回、3回、4回接種とワクチンの接種回数が増えると、感染率は29%、33%、38%、41%と増加することが示されている。VISION Network の行った研究でも、未接種者、2回、3回、4回接種者の感染率は13%、11%、11%、10%とほとんど変わらない。3300人を対象とした感染研からの研究では、未接種者の感染率は62%であったが、2回、3回、4回接種者の感染率は、51%、51%、47%とほとんど差がなかった。

表4-22　コロナワクチンの接種回数と感染率

接種回数	ICATT	VISION	感染研
対象患者数	338,352	78,303	3,369
未接種	29%	13%	62%
2回接種	33%	11%	51%
3回接種	38%	11%	51%
4回接種	41%	10%	47%

著者作成

最近、米国のクリーブランドクリニックから、5万人を超える雇用者を

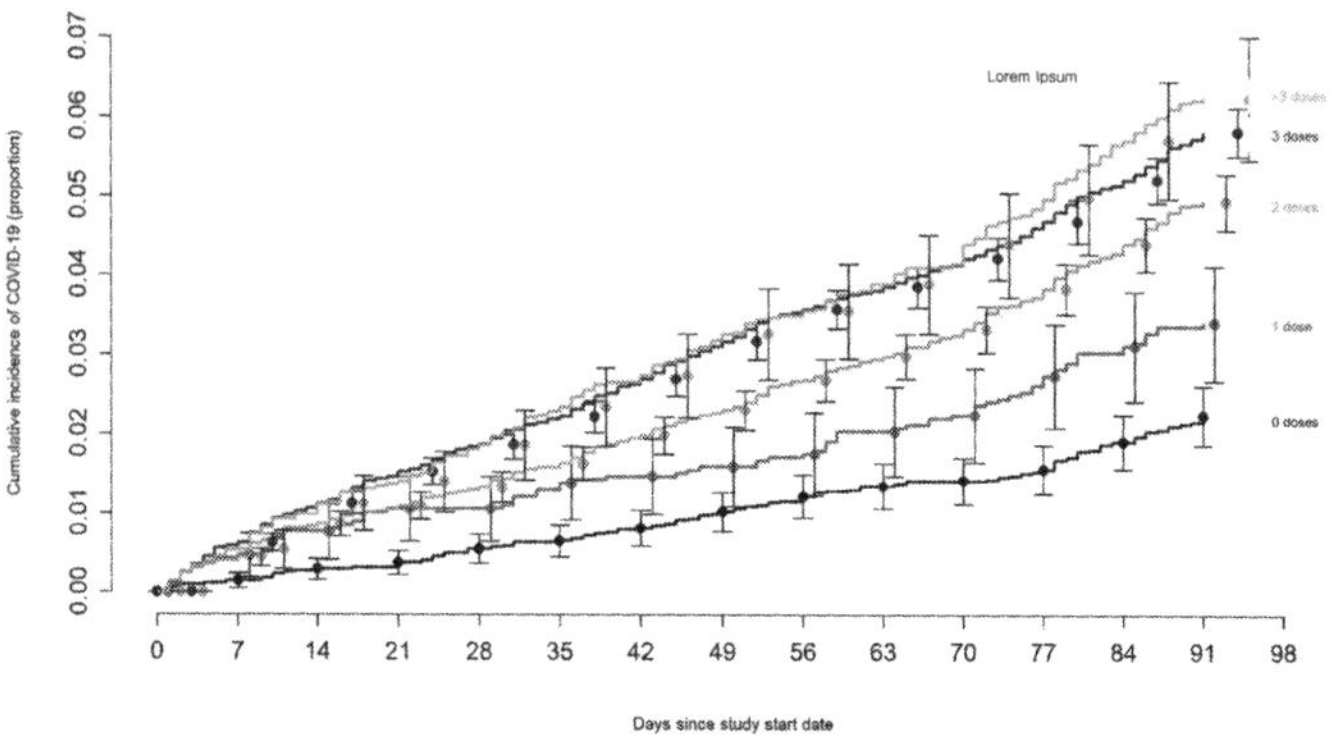

図4–16　コロナワクチンの接種回数と感染率

対象に、ワクチンの接種回数と感染率を検討した結果が報告された。ＩＣＡＴＴからの報告と同様に、未接種者の感染率が最も低く、2回、3回、4回と接種回数が増すと、感染率も増加している。図4–16は、ワクチンを打つほどコロナウイルスに感染しやすいことを明確に示している。

Science誌に掲載された研究では、3回のワクチン接種により、武漢株、アルファ株、デルタ株に対する抗体結合反応、中和抗体の産生、メモリーB細胞の頻度、T細胞免疫能の増強が見られたが、オミクロン株に対しては抑制されることが示された。ワクチンを3回接種するとオミクロン株に対する免疫能が特異的に抑制されるようである。マウスにおける実験でも、組み換えワクチンを追加接種すると、中和抗体のみでなく、オミクロン株に対する細胞性免疫も抑制されることが示された。

最近発表された基礎研究、臨床研究はともに、ワクチンの追加接種のリスクが報じられており、追加接種率が世界でトップの日本が、感染者数や死亡者数で世界でも最多であることを裏付ける結果である。今もってワクチン接種を推奨するわが国のコロナ対策は、再検討が必要ではないだろうか。

（2023年1月12日、アゴラに掲載）

12　日本のコロナ感染者数が世界最多なのは、真面目に検査をするからなのか？

コロナの流行が始まった2020年には、日本の感染者数や死亡者数は、欧米諸国と比較して圧倒的に少なかった。その理由として、〝ファクターX〟の存在や高い日本人の民度のおかげであると説明されていた。しかし、コロナの流行が始まって3年、今や日本の感染者数や死亡者数は、世界でも突出している（図4-14、97頁）。

2023年1月5日に、世界保健機関（WHO）から、日本の感染者数が世界最多であることが公表されると、ネット上には様々な意見が寄せられた。最も多いのは、「真面目に検査して正確な感染者数を報告しているのは日本だけだ。他の国の数字はあてにならない」という意見である。流行初期には「日本はウイルス検査の実施を制限して、感染者数を少なく見積もっている」と批判されていたことを考えると隔世の感がある。本章9節では、47都道府県のデータを分析し、ウイルス検査回数と4回目ワクチンの接種率がコロナの新規感染者数と正の相関があることを示した。すなわち、検査をするほど、ワクチンを追加接種するほど、コロナの感染者数が増えることになる。

Our World in Data には、世界各国における新型コロナウイルスの感染者数、ワクチンの追加接種回数が含まれている。2022年6月23日からは、各国のウイルス検査の実施件数が Our World in Data には公表されなくなったが、ヨーロッパCDCのホームページには、ヨーロッパ各国のウイルス検査の実施件数が掲載されている。ヨーロッパ23カ国のウイルス検査の実施件数はヨーロッパCDCのホームページから、日本のウイルス検査の実施件数はNHKの新型コロナウイルス特設サイトから抽出することができる。これらのデータを分析すれば、日本の感染者数が世界最多である理由が①ウイルス検査の実施率が高いからなのか、②追加接種率が高いからなのかを明らかにすることができると考えた。

2022年12月1日から31日までの人口10万人あたりの新規感染者数と同期間における人口10万人あたりのウイルス検査実施回数、2022年2月1日から10月16日までの100人あたりのワクチン追加接種回数の関係を検討した。以前、都道府県を対象にした検討では、既感染者数と新規感染者数との間には負の相関が見られたので、新規感染者数と2022年1月1日から9月30日までの人口10万人あたりの既感染者数との関係も検討した。

その結果、新規感染者数とワクチン接種回数とには相関係数＝0・65、有意水準＝0・002（図4–17）、ウイルス検査実施回数とにも、相関係数＝0・47、有意水準＝0・04（図4–18）と正の相関が見られた。多変量解析で、ワクチン接種回数、ウイルス検査回数は、それぞれ、P＝0・0008、P＝0・01と独立した有意な変数であることも確認された。既感染者数と新規感染者数とには有意

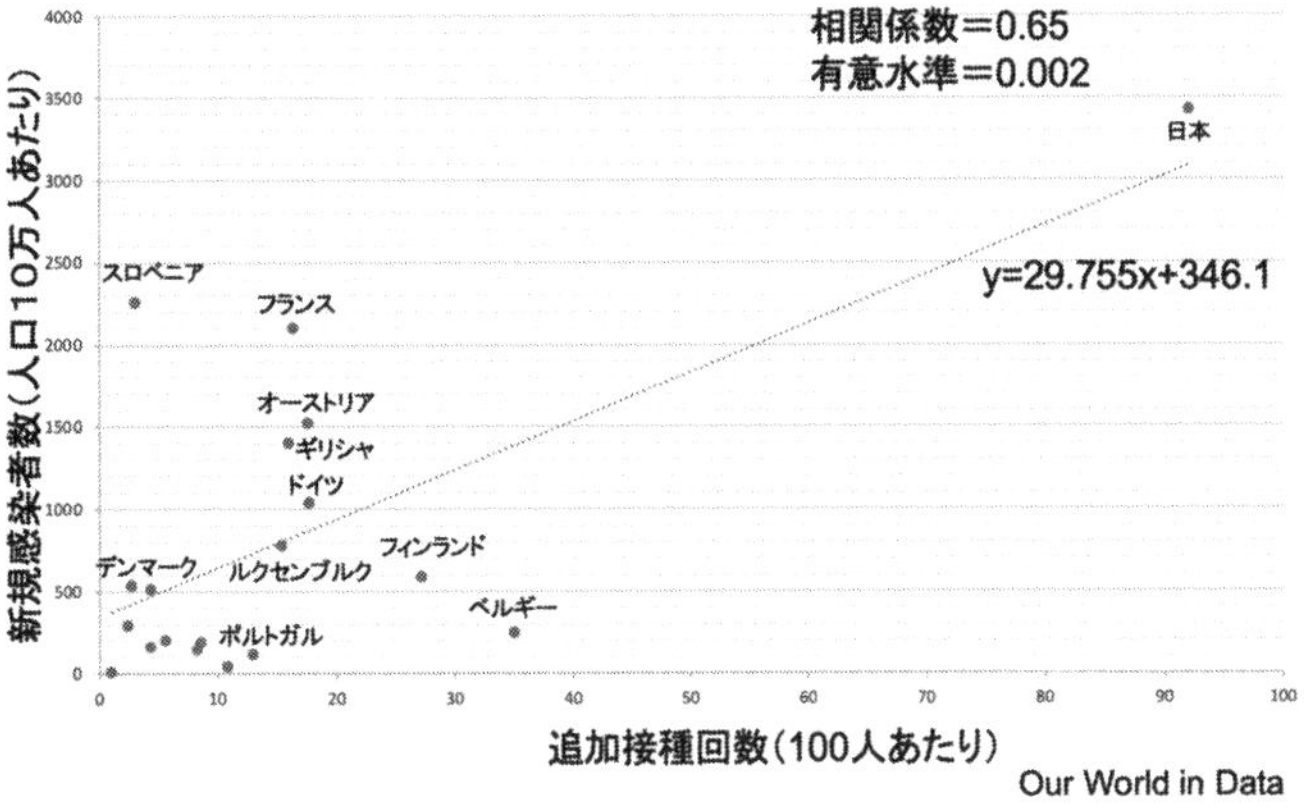

図4-17　ワクチンの追加接種回数と新規感染者数

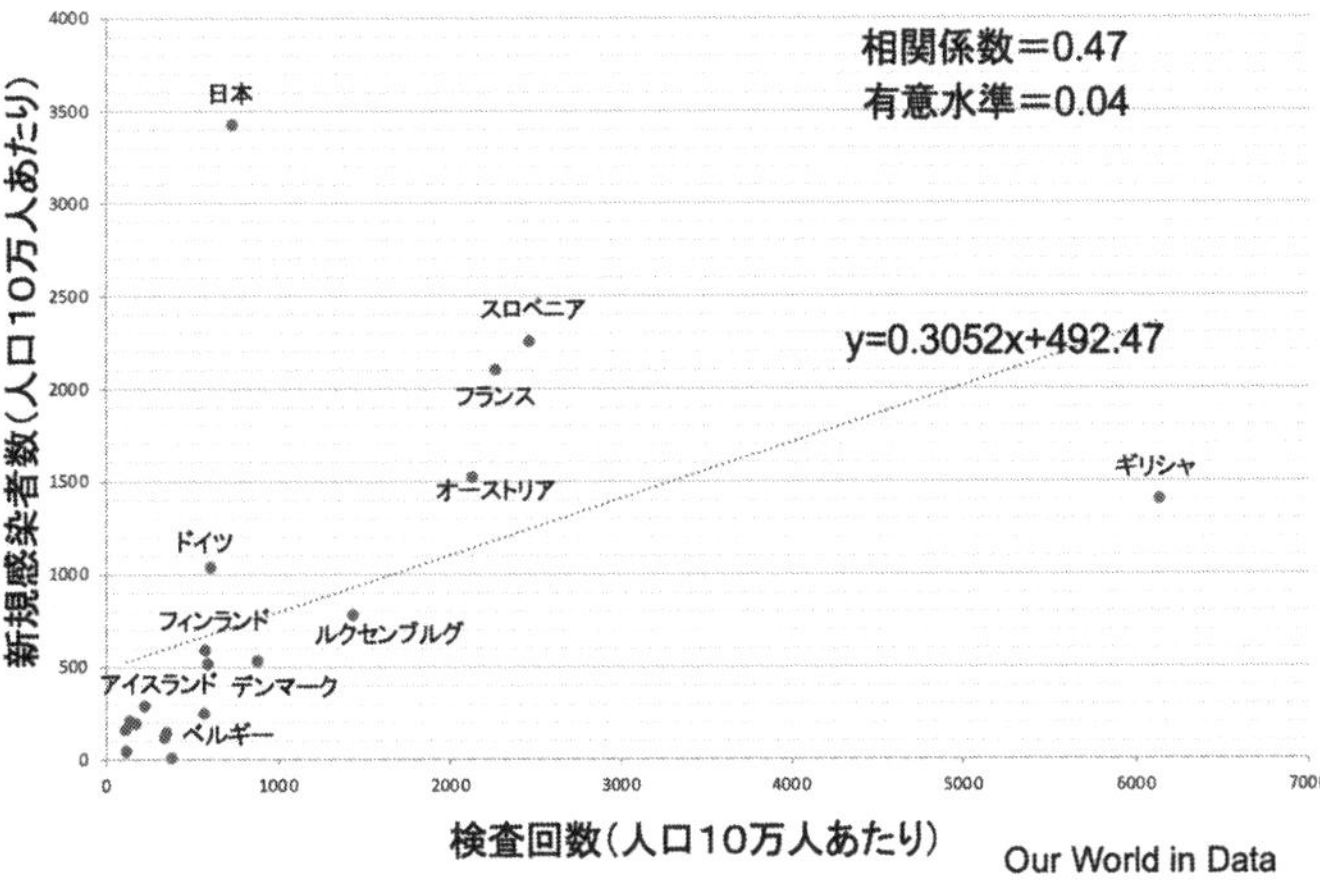

図4-18　ウイルス検査回数と新規感染者数

な相関は見られなかった。

わが国の47都道府県の検討で明らかになった検査回数や追加接種回数と、新規感染者数との正の相関が、今回の世界を対象にした検討でも確認された。図4-18に示したように、ウイルス検査回数が多いほど新規感染者数は増えるが、最も多いのはギリシャの8108回であった。734回の日本は24カ国のなかで7位である。日本だけが、真面目に検査しているわけではない。

一方、日本のワクチンの追加接種回数は、100人あたり92回でダントツに多い。2位はベルギーの35回、3位はフィンランドの27回である。半数の12カ国のワクチン接種回数は10回以下で、昨年1年間ほとんど追加接種は行われていない。

今回の検討から、日本の新規感染者数が世界最多であるのは、検査を真面目に行っているからではなく、ワクチン追加接種が感染者数を押し上げているのが原因であることが判明した。第8波が収束しないのは、打ち方が足りないからだという理由でワクチン接種を推奨している政策を、再考する必要がある。


（2023年1月14日、アゴラに掲載）

13　ワクチンを接種するほど死亡率が下がるという神奈川県の発表は本当か？

日本のコロナワクチンの接種回数は世界でもダントツなのに、コロナの流行が止まらない。ワクチン接種を勧める専門家は、感染予防はできなくても重症化予防効果があるというが、2022年12月の死亡者数は1万人を超えている。こうなると、ワクチンに重症化や死亡を減らす効果が本当にあるのか疑いたくなる。わが国における接種回数別の死亡率を是非とも知りたいところである。

最近、神奈川県が65歳以上の高齢者におけるワクチン接種回数別の死亡率を分析し、その結果を県のホームページに掲載した。表4-23にその結果を示す。研究の対象は、診断日が2022年7月1日から12月20日までのコロナ感染者で、データはHER-SYSから抽出した。なお、一部のデータは神奈川県新型コロナ療養サポートシステムから補充した。

集計した感染者の総数は14万7374人で、うち死亡者数は850人である。感染者、死亡者のうちワクチンの接種回数など詳細な情報を把握できたのはおよそ半数で、それぞれ、7万7008人、425人である。未接種者、1回目、2回目、3回目、4回目、5回目接種済みグループの死亡率は、1・42%、1・27%、0・97%、0・55%、0・33%、0・21%で、接種回数を重ねるごとに死亡率は低下した。とりわけ、3回目以降の追加接種を受けることで、未接種者と比較して1/3~1/7に死亡率は低下した。ワクチンの追加接種の有効性を示す結果であるが、①研究対象の半数しか接種回数が把握できていない。②接種回数別の観察期間の違いが考慮されていないなど、この結果を額面通りに受け取れない。

厚労省の発表するデータにおいて、ワクチンの接種歴不明者が未接種者として扱われ、その結果、有効率の水増しがあったことは記憶に新しい。そこで、この2点を考慮した場合に、結果に変化が見

表4-23　65歳以上の高齢者におけるワクチン接種回数別の死亡率の比較

	未接種	1回済	2回済	3回済	4回済	5回済	接種歴あり	接種歴不明
死亡情報なし	7,829	233	3,060	29,336	34,140	2,410	45,876	24,490
死亡情報あり	113	3	30	162	112	5	149	276
死亡率（%）	1.42	1.27	0.97	0.55	0.33	0.21	0.32	1.11

神奈川県健康医療局医療危機対策本部発表データ

られるかを検討した。

接種歴はあるものの接種回数や最終に接種してから経過した日数が不明の4万5876人については、接種回数が判明している6万9179人の接種回数の割合に応じて1～5回接種に振り分けた。149人の死亡者数についても同様に、接種回数が判明している312人の接種回数の割合に応じて1～5回に振り分けた。接種歴が不明の2万4490人については、接種者と未接種者に分けなければならないが、接種歴が判明している13万7713人のうち、未接種者は7829人（6%）であることから、調査対象の未接種者の総数は、14万7374人×0・06＝8842人と推定される。確定している未接種者数は7829人であることから8842人－7829人＝1013人が接種歴不明者のうち未接種者が占める人数である。

次に、接種歴不明者のうち接種歴があると考えられる人数を、2万4490人－1013人＝2万3477人と推定した。この2万3477人を先と同様に1～5回に振り分けた。接種歴不明の死亡についても、接種回数が判明している425人の接種回数の割合に応じて、0～5回目に振り分けた。こうして得られた回数別の接種者数と死亡者数から計算した接種回数別の死亡率を表4－24に示す。未接種者、1回目、2回目、3回目、4回目、5回目接種済みグ

表4-24　情報不明者を0〜5回接種済みに振り分けた場合のワクチン接種回数別の死亡率

	未接種	1回済	2回済	3回済	4回済	5回済
死亡情報なし	8,842	466	6,127	58,746	68,366	4,827
死亡情報あり	186	7	64	344	238	11
死亡率（%）	2.06	1.48	1.03	0.58	0.35	0.23

神奈川県健康医療局医療危機対策本部発表データを改変

ループの死亡率は、2・06％、1・48％、1・03％、0・58％、0・35％、0・23％で、先のデータと同様に接種回数を重ねるごとに死亡率は低下した。

ところで、今回の研究は、診断日が昨年7月1日から12月20日までのコロナ感染者を対象としているので、ワクチンの接種回数によって観察期間が異なる。死亡率の算定は、分子を観察期間中に把握された死亡者数、分母を各グループの接種者数として計算される。未接種者群では、7月1日から12月20日までの25週間に観察された死亡数が分子となる。

一方、わが国で5回目接種が開始されたのは昨年の9月20日頃なので、5回接種済みグループの観察期間は、最長でも12週以内である。このように観察期間が異なる集団の死亡率を比較するには、人年法によって死亡率を計算することができる。人年法における分子は死亡数であるが、分母は、対象者の観察期間を合計した人年となる。本研究のように対象集団の人数が多い場合は、観察期間の中央値に人数を掛けて人年とすることができる。

今回の研究には、接種回数ごとに、観察期間の割合が記載されているので、中央値の推定が可能である。その結果、未接種、1回目、2回目、3回目、4回目、5回目接種済みグループの観察期間の中央値は、25週、25週、23週、21週、10週、2週と推定した。表4-25には、この推定中央値を用いて計算し

表4-25　人年法によるワクチン接種回数別の死亡率

	未接種	1回済	2回済	3回済	4回済	5回済
（未）接種者数	7942	236	3,090	29,498	34,252	2,415
死亡者数	113	3	30	162	112	5
観察期間中央値（週）	25	25	23	21	10	2
人年（週）	198,550	5,900	71,070	619,458	342,520	4,830
死亡率（%）	0.057	0.051	0.042	0.026	0.033	0.104

神奈川県健康医療局医療危機対策本部発表データを改変

た接種回数ごとの死亡率を示す。未接種、1回目、2回目、3回目、4回目、5回目接種済みグループの死亡率は、0・057、0・051、0・042、0・026、0・033、0・104％となり、5回目接種済みグループでは、未接種グループと比較してかえって死亡率は高くなった。

表4-26には情報不明者を0～5回接種済みに振り分けた推定値を用いて、人年法で死亡率を計算した結果を示す。未接種、1回目、2回目、3回目、4回目、5回目接種済みグループの死亡率は、0・084、0・060、0・045、0・028、0・035、0・114％であった。振り分けた推定値を用いない場合と同様に、5回目接種済みグループでは、未接種グループと比較してかえって死亡率は高くなった。

神奈川県の発表では、ワクチンを5回接種すると、未接種者と比較して死亡率が1／7に減少することが示されたが、観察期間の違いが考慮されていない。同じデータを用いて観察期間を考慮した人年法を用いて死亡率を計算すると、結果は大きく異なっていた。

最近発表された基礎研究、臨床研究は、ワクチンを追加接種することでかえって感染しやすくなることを示している。ワクチンの追加接種を

表4-26　情報不明者を振り分けた場合の人年法によるワクチン接種回数別の死亡率

	未接種	1回済	2回済	3回済	4回済	5回済
（未）接種者数	8,893	466	6,125	58,724	68,340	4,826
死亡者数	186	7	64	344	238	11
観察期間中央値（週）	25	25	23	21	10	2
人年（週）	222,325	11,650	140,875	1,233,204	683,400	9,652
死亡率（%）	0.084	0.060	0.045	0.028	0.035	0.114

神奈川県健康医療局医療危機対策本部発表データを改変

推奨する拠り所は、重症化予防効果によって死亡率を下げる効果があるということであるが、今回の結果は、そのような主張に疑問を投げかけるものである。ワクチンの追加接種は、世界の中でも日本が先頭を走っており、5回目接種の意義については、日本から情報を発信することが期待される。昨年9月からコロナ患者の発生届が簡素化され全数把握から65歳以上の高齢者やハイリスク患者に限定されたが、発生届には、ワクチンの接種回数や直近のワクチンの接種年月日の記載が含まれていることから、今回の神奈川県と同様な分析は可能である。5回目接種の意義について、全国規模での検討を要望する。

（2023年2月1日、アゴラに掲載）

14　コロナワクチン接種回数別の死亡率は？

コロナワクチンの効果への信頼が揺らいでいる。最近では、感染予防効果のみでなく、重症化さらには死亡抑制効果についてさえも疑問視されている。日本政府からは、2023年5月8日から高齢者などの重症化リスクが高いグループや医療や介護従事者を対象にオミクロン対応ワクチンを追加接種する方針が発表された。更に9月からは、5歳以上の全年齢層に接種対象を拡大することになった。この結果、高齢者や医療従事者は年2回のワクチン接種を受けることになる。

わが国では、3月8日現在、ワクチンの総接種回数は3億8千万回に達している。全年齢層での接種率は80%を、高齢者にいたっては90%を超えている。にもかかわらず、ワクチンを接種するかを決めるのに最も重要な判断材料であるワクチン接種回数別の死亡率は公表されていない。以前、厚労省はワクチン接種回数別の感染率を公表していたが、それさえも昨年9月からは公表しなくなった。これだけワクチン接種が普及しているのに、わが国には、ワクチンの効果に関するリアルワールドデータが存在しないのである。

接種回数別の死亡率を知る手掛かりとして、2022年8月10日に開催された新型コロナウイルス感染症対策アドバイザリーボードに、感染研から提出された資料がある（図4-19）。8月2日までに、HER-SYSと自治体に報告があった1434人の死亡例について、ワクチン接種回数別の死亡数が図示されている。接種回数不明者を除くと、死亡例のうち未接種者、1回接種者、2回接種者、3回接種者の占める割合は、17%、1%、64%、18%であった。

コロナによる死亡例のほとんどがワクチン未接種であるというニュースを目にするが、この結果からは、死亡例のほとんどが未接種者ということはなさそうである。京都大学の福島雅典名誉教授は、ワクチン接種回数別の重症化率と死亡率について、厚労大臣宛てに行政文書の開示請求を行ったが、

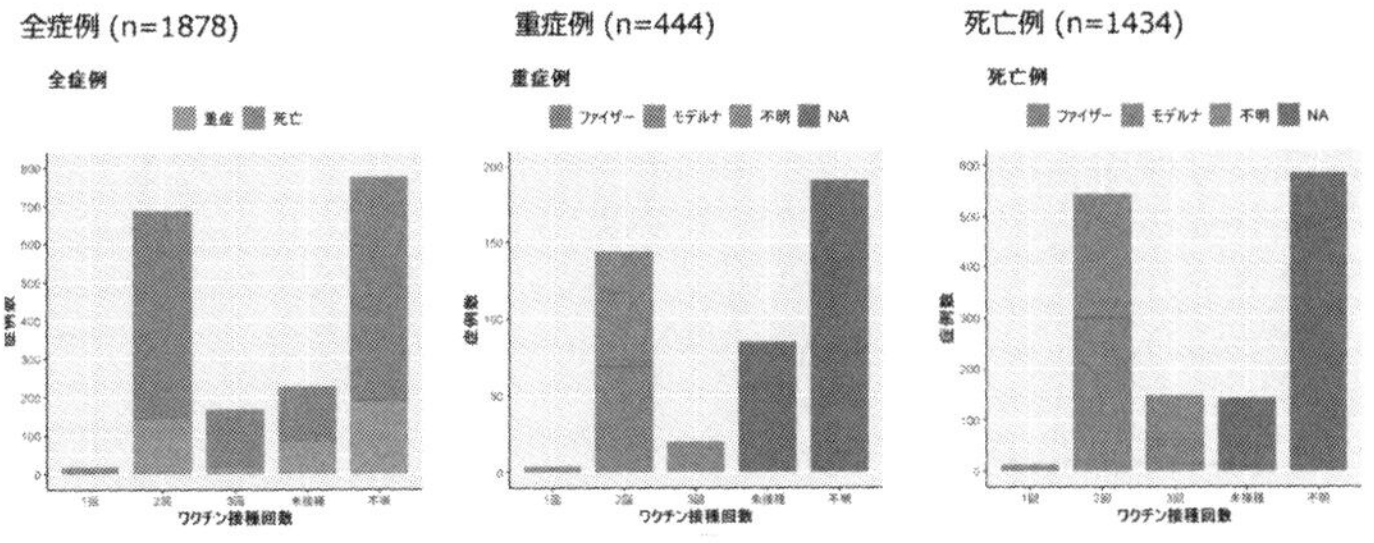

図4-19　ワクチン接種回数別の重症者数と死亡者数

2022年8月10日開催第94回アドバイザリーボード資料

この請求はデータを保有していないことを理由に却下されている。

海外では、コロナワクチン接種回数別の死亡率に関するリアルワールドデータが公表されている。図4-20には、英国政府統計局(Office for National Statistics)が、2023年2月21日に公開したデータを紹介する。微に入り細を穿ったもので、①死因、②ワクチン接種歴、③年齢層を細かく分類し、それぞれのグループにおける死亡率が示されている。接種回数によってワクチン接種からの観察期間が異なるので、死亡率は人年法によって算出されている。死因は、全ての原因を含む死亡、コロナによる死亡、コロナ以外による死亡の3群に分けている。ワクチン接種歴も、未接種、1回接種、2回接種、3回(追加)接種に分類するほか、1回接種と3回接種は、接種から21日未満か21日以上に、2回接種については、21日未満か、21日から6ヶ月の間か、6ヶ月以上かの3群に分けている。年齢についても、全年齢層のほか、18歳から39歳、40歳以上は10歳毎の死亡率を表示している。

膨大なデータが公開されているが、図4-21には、2021年10月から2022年12月までの、全年齢層における全死亡率、コロナ

Cause of Death	Year	Month	Vaccination status	Count of deaths	Person-years	Age-standardised mortality rate / 100,000 person-years
All causes	2021	April	Unvaccinated	3,556	1,627,374	2087.
All causes	2021	April	First dose, less than 21 days ago	428	225,906	1851.
All causes	2021	April	First dose, at least 21 days ago	16,237	1,271,496	1594.
All causes	2021	April	Second dose, less than 21 days ago	5,431	402,753	470.
All causes	2021	April	Second dose, between 21 days and 6 months ago	5,884	218,219	709.
All causes	2021	April	Second dose, at least 6 months ago	0	0	
All causes	2021	April	Third dose or booster, less than 21 days ago	0	2	
All causes	2021	April	Third dose or booster, at least 21 days ago	0	2	
All causes	2021	April	Ever vaccinated	27,980	2,118,377	810.
All causes	2021	May	Unvaccinated	2,871	1,440,421	1720.
All causes	2021	May	First dose, less than 21 days ago	155	186,246	1614.
All causes	2021	May	First dose, at least 21 days ago	8,123	844,993	5002.
All causes	2021	May	Second dose, less than 21 days ago	3,373	525,787	777.
All causes	2021	May	Second dose, between 21 days and 6 months ago	19,529	875,765	766.
All causes	2021	May	Second dose, at least 6 months ago	0	0	
All causes	2021	May	Third dose or booster, less than 21 days ago	0	2	
All causes	2021	May	Third dose or booster, at least 21 days ago	0	5	
All causes	2021	May	Ever vaccinated	31,180	2,432,797	853.

図4-20　英国統計局の公表によるコロナワクチン接種回数別の死亡率

感染死亡率、コロナ感染以外の死亡率をワクチン接種回数別に示した。１回接種群および２回、３回接種群のうち接種から21日未満の症例ないし21日から６ヶ月の症例は少数であった。そこで、２回接種では６ヶ月以上観察した群、３回接種では21日以上観察した群のデータを示した。

全年齢層における全死亡率とコロナ感染以外の死亡率は、全期間を通して、２回接種者は未接種者よりも高く、３回接種することで未接種者より低下した。コロナによる死亡率は、２０２１年12月までは、未接種者と比較してワクチンの２回接種者の方が低かったが、２０２２年１月以降は、未接種者と同等かそれを上回る月もあった。

また、オミクロン株の流行が始まった２０２２年２月からは、未接種者においても、コロナ感染による死亡率は著しく低下した。オミクロン株流行後の死亡率の低下をワクチンの効果と見做す意見もあるが、この結果からは、ウイルスの弱毒化によることは明らかである。３回目ワクチン効果の持続期間は半年間程度とされており、英国においてワクチンの３回目接種が始まったのは２０２１年10月からなので、２０２２年後半にはワクチンの効果も低下したと思われる。実際、２０２２年６月以降は未接種、２回接種、３回接種群の間で、全死亡率もコロナによる死亡率もほとんど差

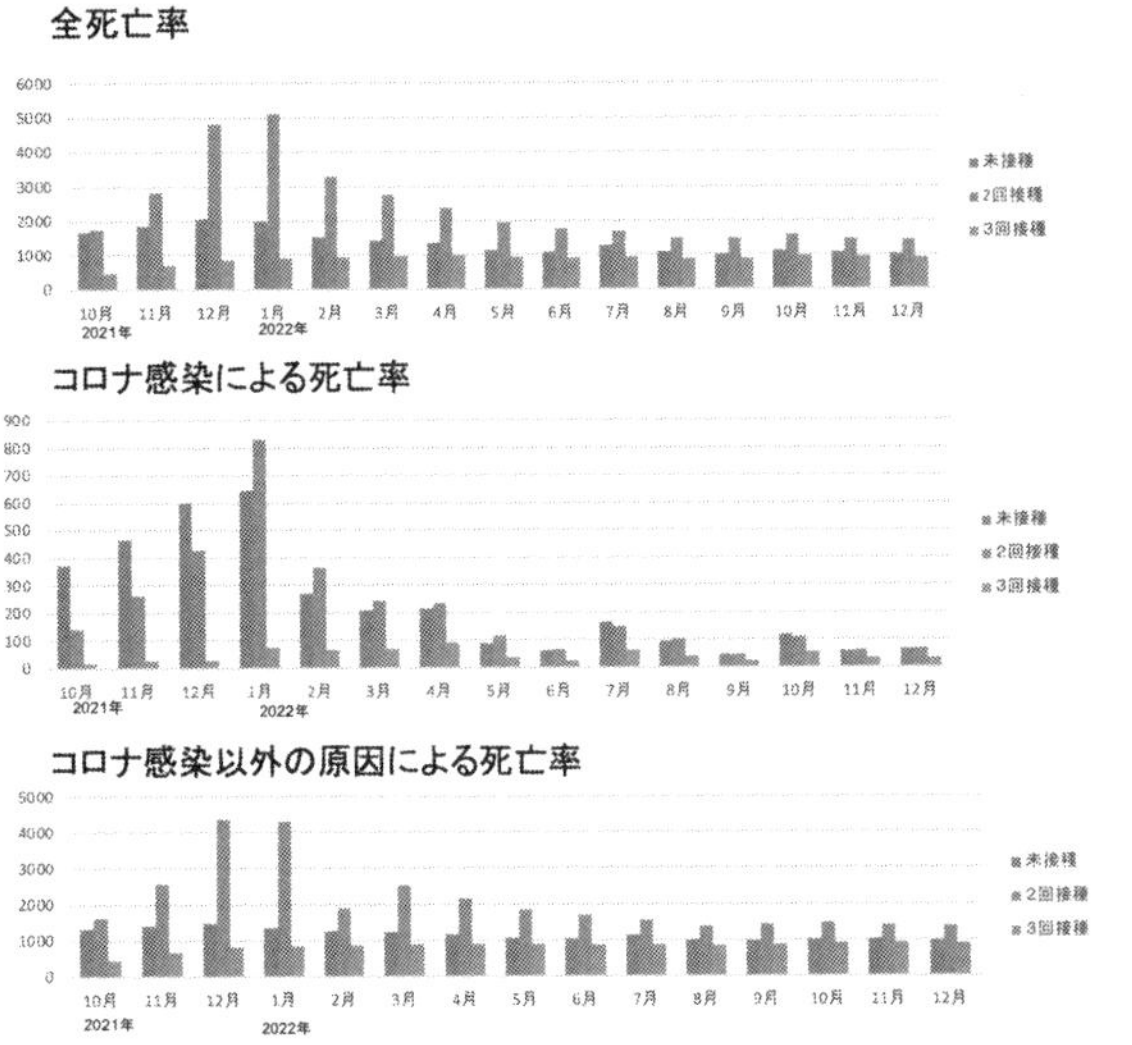

図4–21　全年齢層におけるコロナワクチン接種回数別の死亡率

英国統計局

は見られない。

図4–22は18歳から39歳の若年者における検討結果を示す。若年者なので、全死亡率、コロナ感染による死亡率ともに全年齢層と比較して圧倒的に低く、１／１００程度である。やはり、コロナ感染による死亡が、未接種者においても２０２２年２月から激減している。

気になるのはコロナ感染以外の原因による死亡において、３回目接種者の死亡率が未接種および２回接種者の死亡率と比較して経時的に上昇傾向が見られ、２０２２年後半には未接種および２回接種者の死亡率を上回る月も見られたことである。３回接種者の死亡率が他の群を上回るようになる前触れなのか、今後の動きが注目される。

わが国では公開されないワクチン接種回数別の死亡率も、海外では詳細なデータが公開され

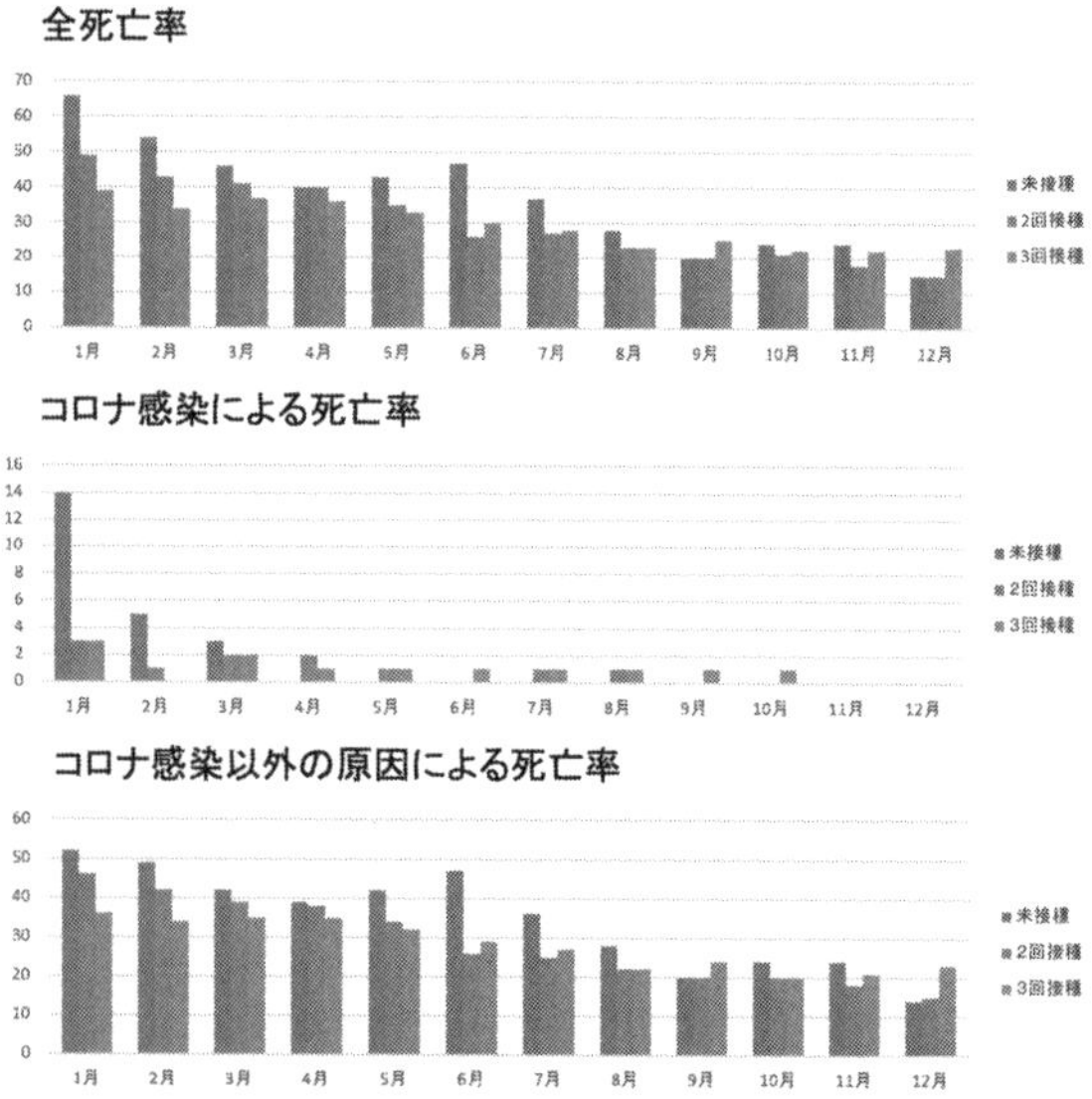

図4-22　2022年における18歳から39歳のコロナワクチン接種回数別の死亡率
英国統計局

ている。今後のワクチン接種を考える上で大変参考になる所見が含まれている。なぜ、わが国ではワクチンの効果に関するリアルワールドデータが公開されないのか、その理由を知りたいところである。

（2023年3月13日、アゴラに掲載）

第5章　子どもへのワクチン接種

1　5歳から11歳の子どもにコロナワクチンの接種を推奨する根拠があるか？

厚生労働省は、5歳から11歳の子どもへの新型コロナワクチン接種について、接種を受けるように努めなければならないとする「努力義務」の適用を２０２２年9月6日から開始した。同時に5歳から11歳までの子どもに対する3回目接種も開始されている。5歳から11歳に接種されるのは従来型ワクチンだが、一方、12歳以上への接種ワクチンは、従来型ワクチンからオミクロン対応ワクチンへ変更されることになった。

このような政府の方針に合わせて、日本小児科学会からの提言も、5～11歳のワクチン接種に対して、それまでの「意義がある」という表現から「推奨する」という表現に変わった。小児科学会はワクチン接種を推奨する理由として、①重症例や死亡例の増加が見られること、②小児に特有な疾患であるクループ、熱性ケイレンのほか脳症や心筋炎などの重症例の報告が見られること、③重症化予防効果が40～80％見られること、④副反応が12歳以上と比較して軽いことを挙げている。加えて、推奨する根拠となる国内外の研究論文を紹介している。本稿では、紹介された論文を詳細に検討することで、小児科学会の提言の妥当性を検証したい。

２０２２年8月末までの、わが国で把握された10歳未満小児の新型コロナウイルスによる死亡者数は16人で、10歳未満の小児人口１００万人あたりでは１・４人である。一方、米国の10歳未満小児の新型コロナウイルスによる死亡者数は６４３人で、人口１００万人あたり16・３人とおよそ日本の10倍である。ワクチン接種を含めて、わが国も米国と同じようなコロナ対策をとることを主張する専門家もいるが、米国の小児と日本の小児とでは致死率に大きな違いがあることを考慮する必要がある。

10歳未満のコロナ死亡例の16人のうち、11人については基礎疾患の有無が記載されていたが、基礎疾患がなかったのは４人のみだった。４人のうち急性脳症の１例以外は死因が記載されていなかった。また、生まれつきの病気があって、コロナの感染を契機に肺炎や呼吸不全で亡くなった子どもが２人報告されている。救急で入院したところ、血液病に罹患していることが判明した２人は、同時にコロナ検査が陽性だった。この２人は血液病が原因で死亡したが、コロナ感染による死亡とされている。現状では、交通事故死でもコロナ検査が陽性ならコロナ死に計上されている。小児の死亡例が増加していることがワクチン接種を推奨する理由とされているが、コロナ感染による死亡者数については、水増しがあることも考慮する必要がある。

ところで、子どもにとって、コロナウイルスは他のウイルスと比べ、どれほど脅威なのだろうか。

表5-1　新型コロナウイルス感染とインフルエンザ感染による死亡と重症化リスクの比較

年齢	新型コロナ（2020年9月～2022年7月）				インフルエンザ（2017年9月～2020年8月）			
	死亡者数	100万人あたりの年間死亡者数	重症者数	100万人あたりの年間重症者数	死亡者数	100万人あたりの年間死亡者数	重症者数	100万人あたりの年間重症者数
0～9	8	0.43	116	12.0	156	5.2	2,152	71.1
10～19	9	0.42	42	2.0	60	1.8	614	18.0

第74回アドバイザリーボード提出資料を改変

そこで、0～19歳における新型コロナウイルスとインフルエンザの重症者数と死亡者数を比較してみた（表5-1）。

0～9歳では、小児人口100万人あたりにおけるインフルエンザの年間死亡患者数、重症患者数は5・2人、71・1人で、新型コロナウイルスの0・43人、12・0人の12倍、6倍だった。今回は、インフルエンザにおける重症の定義をコロナウイルスの定義と合わせるために、人工呼吸やICU管理を必要とする場合とされているが、インフルエンザによる重症患者の多くを占めるのは、脳炎や急性脳症患者である。小児科学会は、コロナウイルスによる急性脳症の増加を指摘しているが、把握されている脳症による死亡例は1人。インフルエンザ脳症は、2016／17年には166人、2018／19年には266人、2019／20年には254人発生しており、その多くは小児である。インフルエンザ脳症の死亡率は30％、重篤な後遺症の発生率は25％程度とされており、小児にとって、インフルエンザはコロナよりずっと重篤な病気である。

ワクチン接種を推奨する理由として、重症化予防効果が40～80％見られることが挙げられている。日本においては、コロナウイルス感染時における重症の定義はＩＣＵに入室あるいは人工呼吸管理が必要な場合とされている。小児科学会からの提言には８つの海外論文が引用されているが、うち重症化予防効果の記載があるのは２つのみだった。１つは米国からの論文で、その論文では、12～18歳において79％と高い重篤化予防効果が見られたものの、非重篤例の予防効果は20％に過ぎなかった。イタリアからは２回接種後50日以内の重症化予防効果は44％と報告されているが、対象となった６４４人の重症者のうちＩＣＵへの入院は15人に過ぎず、死亡も２人のみであり、重症の定義が日本とは異なるようだ。

オミクロン株流行期における５～11歳に対する発症予防効果については６つの報告がある。接種後２ヶ月以内では40～70％と比較的高い予防効果が得られているが、２ヶ月を過ぎると25％以下に低下している。なお、研究期間は２０２２年４月までであり、BA.４／５が蔓延する２０２２年５月以降の患者は含まれていない。国内からは５つの報告が引用されているが、BA.５流行期における小児のワクチンの有効性を検討したのは静岡県からの報告のみだった。この報告も重症化予防効果は検討されていない。

５～11歳におけるワクチンの安全性については、米国における予防接種安全性監視システム（ＶＡＥＲＳ）に登録された副反応が紹介されている（The Advisory Committee on Immunization May 19, 2022）。副反応の多くは、注射部位の局所反応や発熱、頭痛などの全身反応で、重篤な副反応は９００１件の副反応のうち２５１件（２・８％）だった。国内における副反応報告は１０７件で、うち重篤例は25件である（第81回厚生科学審議会予防接種・ワクチン分科会副反応検討部会資料）。５～11歳で副反応が軽いのは、ワクチンの接種量が12歳以上の1／3であることによると思われる。

5～11歳におけるワクチン接種後の死亡例が、米国からは7人、日本からも1人報告されているが、小児科学会の提言にはなぜか触れられていない。死亡とワクチン接種の因果関係は8人ともに不詳とされているが、うち4人は複数の基礎疾患を抱えていた。重症心身障害などの基礎疾患がある小児にはワクチン接種が推奨されているが、基礎疾患によっては、ワクチン接種後の死亡リスクが高いことも保護者に知らせるべきである。日本の死亡例は11歳の女児で死因は心筋炎だった。ちなみに、日本ではワクチン接種後の10歳代の死亡が10人報告されている。

保護者の多くは、ワクチン接種による局所反応や全身反応よりも、中長期の副反応を懸念しており、この点に関する情報も提供する必要がある。小児科学会の提言には「現時点では新型コロナワクチンの長期的な安全性に関わる情報は少ないので、今後も注意が必要です。」としか記載されていない。具体的に、中長期的にはどのような副反応が起きる可能性があるかについても触れるべきだろう。

ワクチン接種による中長期の副反応の可能性としては、自然免疫の低下によって免疫監視機構が低下することから、ウイルスの再活性化や、がんの発生や再発が増加することが考えられる。成人では、水ぼうそうウイルスの再活性化が原因である帯状疱疹の増加が報告されている。そのほか、自己免疫疾患の増加にも注意を払うべきである（図5-1）。

予防接種法で、ワクチン接種後の副反応を医療機関やワクチンメーカーは報告することが義務となっている。そこで、わが国におけるコロナワクチンとインフルエンザワクチンの副反応の頻度を比

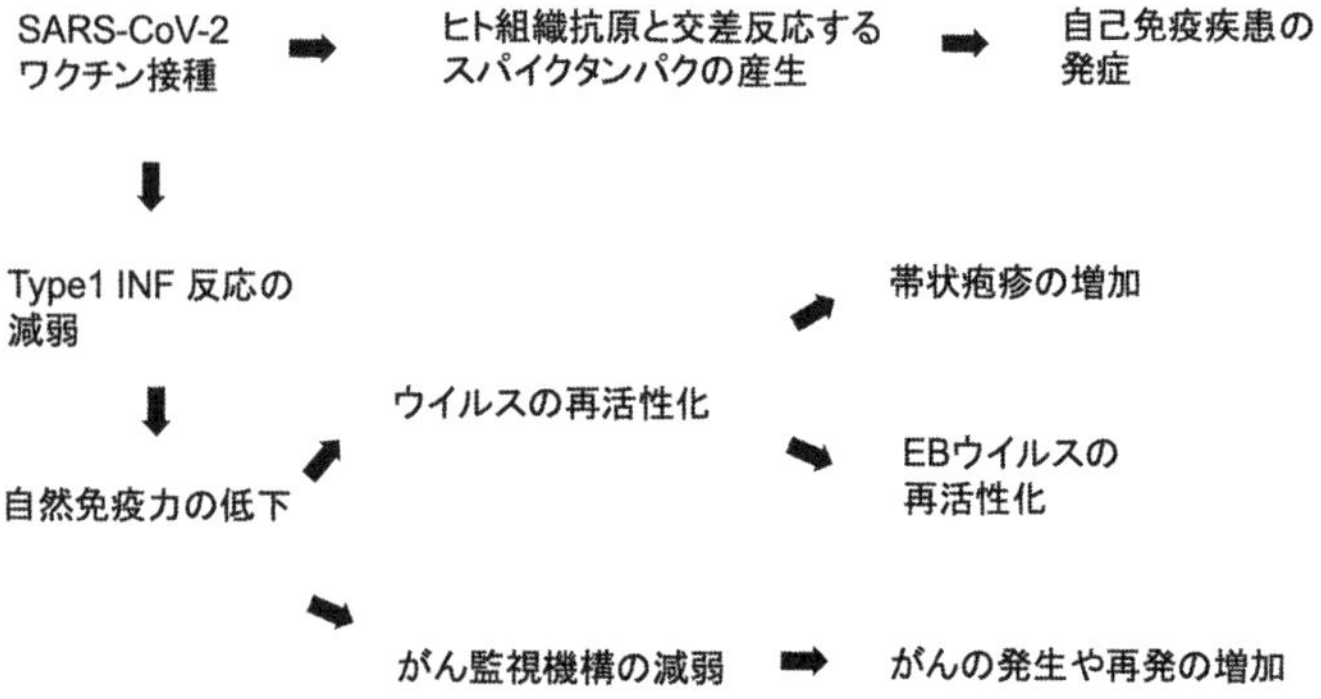

図5–1　新型コロナワクチン接種による中・長期的な副反応の可能性

表5–2　インフルエンザワクチンとコロナワクチンの副反応の頻度の比較

	インフルエンザワクチン	コロナワクチン
接種期間	2016 ～ 2020	2021 ～ 2022
接種回数	2 億 6,248 万回	2 億 8,274 万回
副反応	1,967 人	3 万 4,120 人
重篤例	556 人	7,460 人
死亡例	35 人	1,761 人
心筋炎	1 人	760 人
ギランバレー症候群	33 人	222 人

較してみた。コロナワクチンは２０２１年から２０２２年の間に、わが国では2億8千万回接種されている。２０１６年から２０２０年の間に2億6千万回接種されたインフルエンザワクチンの副反応報告と比較してみた。

副反応、重篤例、死亡例の発生数は、コロナワクチンはインフルエンザワクチンと比較して、それぞれ13倍、13倍、50倍だった。個々の副反応についても、心筋炎や代表的な自己免疫疾患であるギランバレー症候群を例にすると、心筋炎はコロナワクチンの７６０人に対して、インフルエンザワクチンでは1人、ギランバレー症候群はコロナワクチンの２２２人に対してインフルエンザワクチンでは33人と大きな違いがみられた（表5−2）。

スウェーデンなど一部の国では、健康な5〜11歳の小児にコロナワクチンの接種を最初から推奨していない。接種を行っていたイギリスでも、最近、ワクチン・予防接種合同委員会（ＪＣＶＩ）の勧告に従い、健康な5〜11歳の小児へのワクチン接種を中止した。欧米各国と比較して、コロナ罹患者の致死率が低いわが国の小児におけるコロナワクチンの必要性については、保護者が十分納得できる説明が必要と思われる。

（２０２２年9月15日、アゴラに掲載）

2　5歳未満の子どもにコロナワクチンの接種は必要か？

5～17歳への新型コロナワクチン接種が努力義務となり、日本小児科学会からの提言は、健康な小児へのワクチン接種には「意義がある」という表現からワクチン接種を「推奨する」とより積極的な表現に変わった。次は5歳未満小児へのワクチン接種が推奨されるのだろうか。実際、米国やカナダではすでに5歳未満の健康な小児へのコロナワクチンの接種が始まっている。

しかし、今のところ、5歳未満の小児への接種を進めている国は少ない。わが国では、9月2日に開催された厚生科学審議会予防接種・ワクチン分科会で、5歳未満の小児に対するコロナワクチンの接種について議論され、同日、厚生労働省から各自治体に5歳未満の小児に対する接種体制を準備するように事務連絡が送られている。このような状況から、日本でも今後5歳未満へのワクチン接種についての議論が始まることが予想される。

しかし、わが国では5～11歳における2回接種の完了者は、9月5日現在でも20％にすぎず、5歳未満の小児へのワクチン接種の推進はより困難が予想される。わが国で小児へのコロナワクチンの接種が普及しない理由として、保護者へのワクチン接種のメリット／デメリットに関する情報公開が十分でないことが考えられる。とりわけ、5歳未満の小児における情報は乏しい。本節ではまず、5歳未満の小児へのワクチン接種に関して、これまでに得られている情報を整理して報告する。

日本小児科学会は、5～17歳の小児へコロナワクチンの接種を推奨する理由として、オミクロン株が流行するようになって、死亡患者や急性脳症などの重症患者、さらには熱性ケイレンなど小児に特有な疾患が増えていることを挙げている。日本では2022年1月以降、コロナ感染により0歳児が8人、1～4歳児が10人死亡している。基礎疾患の有無が判明している14人のうち8人に中枢神経系、先天性心疾患、染色体異常などの基礎疾患があったが、少なくとも6人には基礎疾患がみられなかった（第99回新型コロナウイルス感染症対策アドバイザリーボード提出資料）。新型コロナウイルス感染が重症化するリスク因子として、高齢であることや基礎疾患があることが知られているが、基礎疾患もない年少児が致死的な経過をたどることをどのように考えたらよいのだろうか。

最近の分子遺伝学の進歩により、特定の細菌やウイルスが感染すると重症化あるいは致死的な経過をたどる先天性免疫不全症の一群が発見されている。重症コロナウイルス感染症についても、1型インターフェロンに属するインターフェロンαやインターフェロンβの産生が障害される遺伝子異常を持つ患者が潜んでいることが報告されている。1型インターフェロンは、ウイルス感染で誘導される抗ウイルス効果のあるサイトカインで、産生が障害されることで、ウイルス感染が重症化することは理解しやすい。コロナによる小児の致死率が30万人に1人程度であることを考慮すると、基礎疾患がなく重篤な経過をたどった患者は、分子遺伝学的な観点からの検討が必要と思われる。死因としては、心筋炎や不整脈などの循環器系、急性脳症などの中枢神経系の疾患が多く、肺炎などの呼吸器系疾患が死因となることは少ない。

表5-3　5歳未満の小児における新型コロナ感染症による死亡率の比較

国名	5歳未満の人口	コロナ死者数	100万人あたりのコロナ死者数
米国	1,930万人	522人	27.0人
英国	400万人	11人	2.8人
日本	535万人	18人	3.4人

表5-4　5歳以下を対象にしたm RNAワクチンを2回接種後の有効率

	ワクチン接種群	プラセボ接種群	発症予防効果
モデルナ（6～23ヶ月）	1,511人	513人	50.6%
モデルナ（2～5歳）	2,594人	858人	36.8%
ファイザー（6ヶ月～4歳）	965人	450人	21.8%

なお、わが国における5歳未満小児人口100万人あたりのコロナによる死者数は、米国の27・0人と比較して3・4人と極めて少数である。最近、英国ではワクチン・予防接種合同委員会（JCVI）の勧告に従い、健康な5～11歳の小児へのワクチン接種を中止したが、英国と比較してわが国の5歳未満の小児における死亡率はほぼ同等である（表5-3）。

ファイザーワクチンの6ヶ月から4歳およびモデルナワクチンの6ヶ月から5歳を対象にした治験の結果を示す（表5-4）。ファイザーワクチンの1回投与量は、3㎍で成人の1／10、モデルナワクチンの投与量も25㎍で成人の1／4である。有効性は、オミクロン株に対する発症予防効果で評価された。

この年齢層では重症患者がいないので、重症化予防効果は検討できていない。モデルナワクチンを2回接種後70日までの発症予防効果は、6～23ヶ月では50・6%、2～5歳では36・8%であった。6ヶ月から4

表5-5　米国における5歳未満小児の副反応報告

製剤名	総接種回数	年齢中央値	総件数	重篤例件数
ファイザー	890,378	3歳	486	10
モデルナ	664,484	2歳	521	9
合計	1,554,862	3歳	1,017	19

歳までを対象にしたファイザーワクチンの治験では、2回接種後の発症予防効果は21・8％にすぎないが、ブースター接種を加えることで、発症予防効果は80・3％に上昇した。

今回使用したワクチンは、武漢株の遺伝情報をもとに作られたものであるが、米国のFDAは、成人には従来型ワクチンからオミクロン対応ワクチンへの変更を勧告している。わが国でも、9月から12歳以上に対してはオミクロン対応ワクチンの導入が予定されており、小児へのオミクロン対応ワクチンの扱いも今後議論となるであろう。

米国では、5歳未満の小児に150万回以上のワクチン接種が行われており、予防接種安全性監視システム（VAERS）へ1000件の副反応が報告されている（表5-5）。ワクチンの1回接種量が、ファイザーでは成人の1／10に、モデルナも成人の1／4に減量したことから、接種直後の副反応は比較的軽微である。しかし、全身反応として38℃以上の発熱が10～20％に見られており、この年齢層では熱性ケイレンを起こす頻度が高いので注意が必要である。幸い、5歳未満ではワクチン接種後の死亡報告はないが、5～11歳ではVAERSに7人のワクチン接種後の死亡が報告されている。

保護者は接種部位の腫脹や発熱など接種直後の副反応よりも中長期的な副反応の

発生を懸念しており、この点に関する情報提供は欠かせない。成人を含む検討ではあるが、コロナワクチンはインフルエンザワクチンと比較して、自己免疫疾患など中長期的副反応の頻度が高い。自然免疫力の低下によるウイルスの再活性化や免疫監視機構の減弱に伴いがんの発生や再発が増加する可能性についても、注意深い観察が必要である。

米国では、5歳未満のワクチン接種が始まって2ヶ月経ったが、6ヶ月から2歳未満の小児で1回目のワクチン接種が終わったのは、全体の4％に過ぎない。2歳から4歳までの年齢層でも6％に過ぎず、保護者が子どものワクチン接種に慎重であるのが読み取れる。わが国でも、この年齢層におけるオミクロン株の大流行により、すでに免疫を獲得済みの小児が多いと考えられる。5歳未満の小児に対するコロナワクチン接種の必要性については、十分な議論が必要と思われる。

（２０２２年9月17日、アゴラに掲載）

3　感染研が発表した41人の子どもがコロナで死んだというのは本当か？

これまでは、子どもはコロナでは滅多に死なないとされてきた。実際、わが国における昨年末までの20歳未満の死亡例は3人のみである。ところが、9月14日に感染研から、今年に入って8月31日までに20歳未満でも41人の死亡例があったことが発表され、このニュースを大手メディアが一斉に報道した。

41人の内訳は、0歳8人（20％）、1～4歳10人（24％）、5～11歳17人（41％）12～19歳5人（12％）、不明1人（2％）である。18人（44％）には基礎疾患が認められた。21人（51％）は、7月11日から8月31日の期間に発症しており、この期間の増加が著しい。

41人のうち、32人において聞き取り調査が行われた。そのうち、外傷などで死亡した3人を除く29人についての調査結果が報告されている。死因ではなく、医療機関において疑われた死亡に至る主な経緯と表現されているが、心筋炎や不整脈などの循環器系の異常が7人（24％）、急性脳症などの中枢神経系の異常が7人（24％）、肺炎などの呼吸器系の異常が3人（10％）、多臓器不全などその他の異常が6人（21％）、原因不明が6人（21％）であった。

基礎疾患がある／なしに分けても検討しているが、基礎疾患が見られなかった15人のうち、呼吸器系の異常は1人も見られないのは意外な結果である。ワクチンの接種対象となる5歳以上の15人のうち、2回接種を受けていたのが2人（13％）のみで、13人（87％）は未接種であった。考察では、基礎疾患がない子どもでも死亡例すること、死亡例の多くはワクチン未接種であることを論じている。

この調査が「コロナで死亡の子ども、多くがワクチン未接種」の見出しでYahoo!ニュースに掲載されると大きな反響を呼び、１５００件に達するコメントが寄せられた。「多くの子どもでワクチンを接種していなかったことが分かりました。大人並みに接種していたら、死者はかなり少なくなったと思う。子供の多くが軽症だからといって、油断をしてはいけない。オミクロンじゃなかった時期にはほぼ0だったことを考えれば、以前とは事態が変わったことを認識すべきでは」と感染研の発表を肯定する意見もあるが、99％のコメントは、「ワクチン接種を勧める煽り記事」と手厳しい。

私個人にとってこの調査は、子どものコロナによる死亡がここまで急増したことや0歳児が8人も含まれているなど新しい情報もあってそれなりに有益であったが、データの信憑性に不安を覚えた。

コメントの中には、①対象となった41人のうち29人の調査結果しか記載がないのは信頼性に欠ける、②厚労省の9月6日付に発表した20歳未満のコロナ死が26人であることとの整合性、③5～11歳のワクチン接種率が20％であることから、13％の接種率を「多くはワクチン未接種」とするのは言い過ぎと、的を射た指摘も見られる。

筆者も、米国での20歳未満のコロナ死の年齢分布が、0歳124人（23％）、1～4歳88人（17％）、5～11歳89人（17％）、12～19歳231人（43％）であるのに、今回の発表では12～19歳が12％しかないことに疑問を持った。「交通事故死でもコロナ陽性ならばコロナ死にしてしまう。純粋にコロナで亡くなった人のデータにしてください」とコロナ死の定義に疑問を投げかけるコメントも多く見られた。実際、今回の41人にも外因死が3人含まれている。コロナ死の定義をめぐって異議を唱える意見は強い。今回紹介したコメントの中にも「交通事故死をPCR陽性だからと言ってコロナ死に含めるのはおかしい」という意見が散見する。愛知県の大村知事も、「愛知県において第7波で亡くなった235人の中でコロナ肺炎単独の原因で死亡した人はいない。他の疾患が主要な死因の場合はコロナ死から除外すべきである」と主張している。筆者としても、コロナと関係ない死亡例までをコロナ死に計上することは、医療者として納得できない。

子どものコロナ死に国民の関心が高まったのは、5歳から11歳の子どもへのワクチンの接種が努力義務とされたことや、この年齢層への3回目接種が始まったことが影響していると考えられる。さらに、9月2日には、厚労省から各自治体に生後6ヶ月から4歳以下についても接種体制を準備するように事務連絡が送られた。

そこで、感染研の発表を補うべく、8月31日までにメディアで報道された20歳未満26人のコロナによる死亡例の情報を整理した。個人情報保護の観点から不明の点が多いが、感染研の報告を補う意味はあると思われる。

2021年末までの報告は3人のみで、23人は2022年に入ってからの報告である。感染研の41人の報告より18人少ないが、厚労省から発表された数字と一致する。10歳未満が15人いたが、0歳児であることが確認されているのは1人のみである。基礎疾患ありが14人（54％）、なしが5人（19％）、不明が7人（27％）であった。ワクチンの接種歴が判明している7人のうち2回接種済みは2人（29％）であった。死因が判明している18人について、①コロナが直接の死因、②コロナが間接の死因、③コロナとは関連なしに死因を分類したところ、③の関連なしが8人（44％）を占めた。4人でコロナ以外と記載されていた他、外因死が2人、血液疾患による死亡が2人含まれている。死因が不明の1人は、死後の検査でコロナが陽性であった症例である。

子どものコロナによる死因をめぐる混乱は米国からも報告されている。コロナで死亡したとされる182人の18歳未満の死亡診断書を検討したところ、64人（35・2％）では、コロナとの関連を示唆

表5-6　新型コロナウイルス感染による10歳未満の死亡報告

	年齢	性別	発症から死亡までの日数	基礎疾患	死因／経過	ワクチン
1	＜10	男	1	呼吸器疾患	肺炎	対象外
2	0	女	5	なし	呼吸器疾患	対象外
3	＜5	男	6	先天性疾患	呼吸不全	不明
4	＜10	男	0	血液疾患	血液疾患	未接種
5	＜10	女	4	不明	コロナ以外	不明
6	5＜	女	不明	なし	急性脳症	未接種
7	＜10	女	不明	なし	不明	不明
8	＜10	男	不明	不明	不明	不明
9	5＜	女	2	あり	不明	不明
10	3	女	6	周期性発熱	心筋炎？	対象外
11	＜10	女	1	複数あり	不明	不明
12	＜10	女	0	複数あり	不明	不明
13	＜10	男	3	血液疾患	血液疾患	不明
14	＜10	男	不明	複数あり	不明	不明
15	＜10	男	不明	心疾患	心疾患の悪化	不明

小島作成

表5-7　新型コロナウイルス感染による10歳代の死亡報告

	年齢	性別	発症から死亡までの日数	基礎疾患	死因／経過	ワクチン
1	＞15	男	7	あり	コロナ以外	未接種
2	＞10	女	29	慢性肺疾患	呼吸器疾患	1回接種
3	＞10	男	0	不明	事故	未接種
4	＞10	不明	1	不明	コロナ以外	不明
5	＞15	男	7	なし	容体が急変	2回接種
6	＞10	女	不明	不明	外因死	不明
7	＞10	男	不明	あり	死後陽性	不明
8	＞10	男	不明	不明	コロナ以外	不明
9	＞10	男	不明	あり	呼吸器疾患	2回接種
10	＞10	男	不明	不明	容体が急変	不明
11	＞10	男	1	なし	容体が急変	不明

小島作成

する肺炎や呼吸不全などの直接的な死因や、高血圧や糖尿病などの基礎疾患の有無が記載されていなかった。米国では、コロナの死亡統計は疾病予防管理センター（ＣＤＣ）に属すCovid-19 Data TrackerとNational Center for Health Statics（ＮＣＨＳ）から発表される。Covid-19 Data Trackerは各州の保健局からの報告をリアルタイムに集計し速報に重きを置いており、ＮＣＨＳの集計は死亡診断書に基づいている。２０２２年の3月中旬になると、Covid-19 Data Trackerが発表する18歳未満のコロナ死は１７００人であったが、一方のＮＣＨＳの発表では９００人と2つの集計間に大きな乖離が見られるようになった。この乖離に一人の母親が「Covid-19 Data Trackerが公表する子どものコロナ死の数字には問題がある。自分たちの子どもがコロナの脅威に曝されている今、正確なデータが欲しい」とツイートした。ツイートは大きな反響を呼び、ＣＤＣも重い腰をあげてCovid-19 Data Trackerの過失を認め６４５人に修正した。

ＣＤＣからは過失の原因は、コンピュータが誤ってコロナが原因の死亡に加えて、死因とは関係ないＰＣＲ陽性のケースもコロナ死とカウントしたことによると説明された。一例として頭部外傷で死亡してもＰＣＲ検査が陽性ならコロナによる死亡にカウントされたことを挙げている。

今回の感染研の発表は、米国のCovid-19 Data Trackerと同じ問題を抱えている。感染研もそこは認識していて、今回の調査の限界として「暫定的な報告であり、今後の調査の進捗に合わせて、情報の更新・修正がなされる可能性がある」と注意書きを加えている。問題は、この時期にあえて不完全な調査の発表をしたことにある。それ以上に問題視すべきは、「コロナで死亡の子ども、半数は基礎疾患なし、多くがワクチン未接種」という見出しで、感染研からの発表を〝大本営発表〟とする大手メディアの報道であろう。

（2022年9月24日、アゴラに掲載）

4 WHOによるコロナワクチン接種に関する新たな指針とは？

2023年3月28日にWHOはコロナワクチンの接種に関して新たな指針を発表した。この発表に対して、コロナワクチン接種への立場の違いから様々な解釈がされている。そこで、原文を忠実に翻訳して、厚労省の発表したわが国の指針との対比を行った。

WHOの指針では、コロナ感染に対して①高リスク群、②中等度リスク群、③低リスク群の3群に分類し、それぞれの群に対してワクチンを接種する指針を述べている。

高齢者、基礎疾患や免疫不全がある場合、医療従事者が高リスク群に含まれ、最終接種日から6〜12ヶ月後に1回追加接種することを勧めている。更に接種をするかについては、感染状況に応じて変わるからとして言及していない。一方、厚労省は、高リスク群については、令和5年度は2回、それ以降も毎年接種することが妥当であるとしている。

60歳未満の健康な成人と基礎疾患がある小児が中等度リスク群に含まれる。WHOの指針では、初回接種と最初の追加接種すなわち3回目接種までは推奨するが、それ以降の接種は勧めていない。わ

表5-8　WHOと厚労省のコロナワクチン接種に関する指針の比較

対象	WHO の指針	厚労省の指針
高齢者 基礎疾患・免疫不全がある場合 医療従事者	最終接種日から 6 ～ 12 ヶ月後の追加接種。感染状況で変わるので、定期接種については言及しない。	令和 5 年度は、5 月～ 8 月と 9 月以降の 2 回の追加接種
60 歳未満の健康な成人	初回接種と最初の追加接種は推奨するが、2 回目以降の追加接種は勧めない。	令和 5 年度は、9 月以降に 1 回の追加接種
基礎疾患のある小児	初回接種と最初の追加接種は推奨するが、2 回目以降の追加接種は勧めない。	令和 5 年度は、5 月～ 8 月と 9 月以降の 2 回の追加接種
健康な小児	感染状況、費用対効果、保健政策上の優先順位や費用を考慮して決定すべき。	初回接種が済んでいない場合は、初回接種を。初回接種済みの場合は、9 月以降に 1 回の追加接種を。

が国では、すでに全人口の70％近くが3回接種済みで、46％が4回接種接種済み、24％が5回接種済みである。さらに、令和5年度には9月以降に6回目接種を推奨しており、4回目以降の接種を推奨しないとするWHOの指針とは大きくずれている。

健康な小児については、WHOは感染状況、費用対効果、保健政策上の優先順位や費用を考慮して決定すべきとして、一律に接種すべきかどうかについては明言を避けている。しかし、ロタウイルス、麻疹、肺炎球菌などの既存のワクチンと比較して、コロナワクチンの優先順位はずっと低いとして言外に接種に消極的であることを匂わせている。一方、わが国では、5歳以上の健康な小児に対しては、9月以降の追加接種を勧めている。

健康な小児については、感染状況を考慮して接種すべきか判断するとしているが、日本は米国とともに小児にコロナワクチンの接種を勧めている数少ない国の一つである。表5-9にはコロナの流行が始まってから現在ま

表5-9　日本と米国における20歳未満小児と青少年のコロナ感染死とワクチン接種後死亡数の比較

	コロナ感染後死亡者数		ワクチン接種後死亡者数
	総数	/100万人	
日本	60人	5.3人	15人
米国	1,748人	21.3人	184人

での、両国における20歳未満小児・青少年のコロナ感染による死亡者数とワクチン接種後の死亡数を示す。

米国では日本の小児・青少年と比較して、100万人あたりのコロナ感染後の死亡数は4倍に達する。それゆえ、米国と同じ指針で、小児に対するワクチン接種を勧めるべきかについては議論が必要である。

また、小児にワクチン接種を勧める理由として、コロナ感染後の急性脳症の増加が挙げられている。最近、わが国におけるコロナウイルスによる急性脳症の全国調査が報告された。2020年1月1日から2022年5月31日までの期間に34例の急性脳症が発症し、4例が死亡、8例に後遺症が見られた。一方、わが国では、毎年100〜300人の小児がインフルエンザ脳症を発症し、その致死率が30％であることを比較すると、コロナによる急性脳症はインフルエンザ脳症と比較して、小児にとってより脅威というわけでもない。なお、これまでにわが国で15人、米国では184人のワクチン接種後の20歳未満の死亡例が報告されていることも、ワクチン接種の是非を議論するにあたって考慮すべきである。

わが国の5歳〜11歳の小児を対象にしたコロナワクチンの接種は、2022年2月21日から開始されているが、1年たった2023年3月の時点で、2回接種率は23・3％、3回接種率は9・3％に過ぎない。6ヶ月から4歳の乳幼児を対

表5-10　子どもに対する予防接種スケジュール

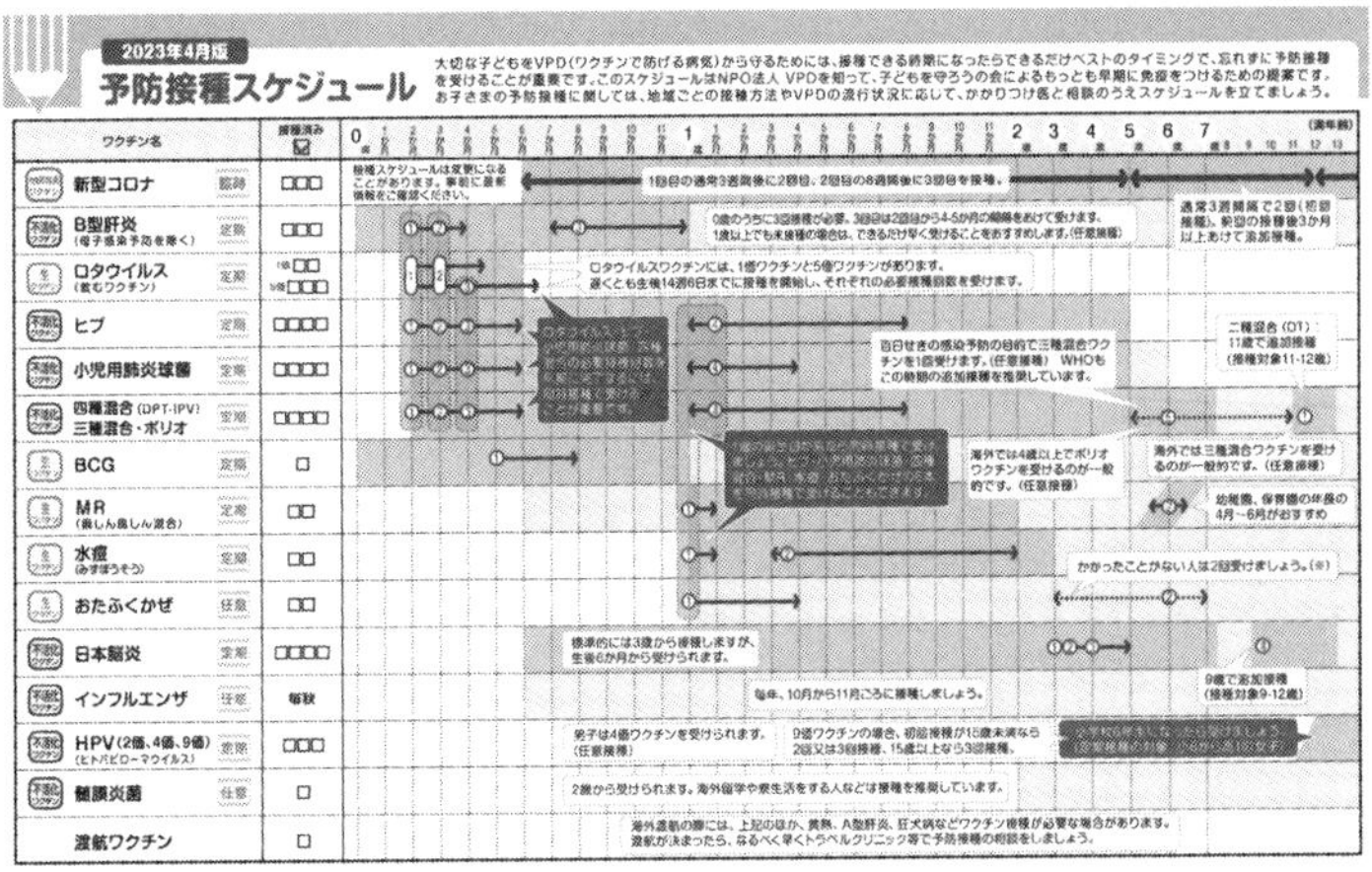

NPO法人VPDを知って、子どもを守ろうの会

象にした接種も2022年10月24日から開始されたが、2回接種率は3・4%、3回接種率は2・0%に過ぎない。とても、日本小児科学会の小児もコロナワクチンを接種すべきとする勧告が国民に受け入れられているとは思えない。

小児科開業医が主に参加しているNPO法人VPD(ワクチンで防げる病気)を知って、子どもを守ろうの会が配布している2023年4月版の予防接種スケジュールには、6ヶ月以上の子どもに対する新型コロナワクチンが記載されている。

総じて厚労省の指針は、今回WHOが発表した指針と比較して、ワクチン接種に関して積極的である。とりわけ、日本小児科学会は努力義務として生後6ヶ月以上の小児のワクチン接種を推奨しているが、今回のWHOの指針も考慮して、今一度、接種の是非について議論すべきではないか。

第6章　コロナワクチン接種後の死亡事例の報告と救済制度

1　コロナワクチン接種後の死亡事例はなぜ因果関係が立証されないのか？

厚生科学審議会へ資料として提出される新型コロナワクチン接種後の死亡報告事例は、2022年5月13日の時点で総計1690件に達する。このうち、検討部会でワクチン接種と因果関係がありとされた事例は1例も見られず、99・4%を占める1680件は、情報不足により因果関係が評価できないとされている。

ワクチン接種後に死亡した事例の死因は多岐にわたるが、3つに大別される。1つ目はワクチン接種が直接死亡に関連すると考えられる疾患で、アナフィラキシー、心筋炎・心膜炎やワクチン起因性自己免疫性血栓性血小板減少症（TTS）である。この3疾患については厚労省も因果関係を認めており別枠扱いである。2つ目はくも膜下出血や自己免疫性血小板減少症（ITP）のように、コロナワクチン以外も原因となるが発症機序からワクチンの関与を否定できない疾患、3つ目は、ワクチン接種が原因とは考えにくい疾患である。

ワクチン接種と疾患発生との因果関係を証明する王道は、ワクチン接種群と非接種群とでその疾患の発生頻度を比較することである。しかし、比較試験で統計学的な有意差がついても、対象となる疾患の患者が全てワクチンとの因果関係があるわけではない。多くの場合は、コロナワクチン以外の原因で生じ、統計学的に有意と言っても、因果関係があるのは一部の患者に過ぎない。反対に、統計学的に有意差がなくても、ワクチン接種と因果関係がないと断定できるわけでもない。発生頻度が低い疾患では有意差が得られず、実際は因果関係があっても、なしとされてしまうこともありうる。

アナフィラキシーは、食物や薬を摂取した後に急激に発症する全身症状を指し、蕁麻疹などの皮膚症状、喘鳴《ぜんめい》や呼吸困難などの呼吸器症状、腹痛や嘔吐などの消化器症状がみられる。血圧の低下や意識障害がみられる場合は、アナフィラキシーショックと呼ばれ、生命に関わる重篤な状態である。病歴や症状から診断をつけるのは困難ではないが、担当医がアナフィラキシーと診断しても、専門家によってアナフィラキシーとは診断されない場合が多々ある。アナフィラキシーはブライトン分類に従ってレベル1からレベル5までに分類されるが、レベル1〜3がアナフィラキシー、レベル4は十分な情報が得られていないのでアナフィラキシーと診断できない、レベル5はアナフィラキシーではないと判定される。日本では、担当医がコロナワクチン接種後のアナフィラキシーと診断した1407人のうち、専門家によって1135人（80％）がレベル4と判定されている。レベル4と判定された症例の概要を記す。

表6-1　ブライトン分類レベル1～3の症例とレベル4の症例との比較

	レベル1～3（47人）	レベル4（31人）	P値
年齢：中央値（範囲）	42（22～56）	43（25～61）	
接種～発症（分）中央値（範囲）	15（2～480）	15（1～180）	
既往歴 アレルギー	29/47（62%）	21/31（68%）	0.58
アナフィラキシー	1/47（2%）	5/31（16%）	0.02
入院	23/47（49%）	15/31（48%）	0.96
アドレナリン投与	20/47（43%）	16/31（52%）	0.43
重症	24/47（51%）	23/31（74%）	0.04

小島作成

症例：ワクチン筋注後5分後に鼻汁、咳そうの出現、みるみる呼吸困難が出現し、気道狭窄症状が著明となり、ボスミン筋注計4回、ステロイド、抗ヒスタミン薬等の薬物治療を行い回復。その後、経過観察目的で入院となる。

この経過について、ほとんどの臨床医は、アナフィラキシーと診断するに違いない。ちなみに、専門家がブライトン分類レベル1～3と診断した47人とレベル4と診断した31人の臨床所見を比較したところ、臨床所見に両群間の差はなかった。かえってレベル4と判定された患者群の方が、アナフィラキシーの既往歴が多く、また、病気の重症度も有意に高かった（表6-1）。ブライトン分類がレベル4でも、その多くはアナフィラキシーと考えられる。

死亡報告例の中で、13人はアナフィラキシーが死因とされているが、ワクチンとの因果関係は全て不明とされている。このうち、臨床経過が詳述されており、かつ剖検もある89歳の女性を紹介する。

経過：X月X日午前10時15分にワクチンを接種。11時前まで経過をみて帰院。11時19分に家族から呼吸状態がおかしいとの連絡が入り、緊急往診。11時25分の往診時には心肺停止状態。ほぼ同時に到着した救急隊と共同で気管挿管、胸骨圧迫、アドレナリン静注を行い、11時52分に近隣の救命センターに救急搬送。搬入時、心停止状態。蘇生処置を続けたが心拍の再開なく死亡。

担当医の評価：接種から約45分間患者宅にとどまり経過観察。途中で測定した血圧は157／80㎜Hg。午前11時前に患者宅を辞する際には、手を挙げて挨拶があった。この時から電話がかかってくる11時19分までの間に呼吸状態が急変した模様。緊急往診し救急隊と蘇生処置を行う時点で心停止の状態であった。

剖検医の診断：アナフィラキシーショックの疑い。

専門家による評価：臨床データは情報が十分でなく、ブライトン分類は4相当と考えられる。但し、剖検で喉頭浮腫がみられており、この原因は気管挿管による可能性はあるが死亡までの経過が短いこと、症状が出にくい高齢者であること、剖検所見が窒息による急死として矛盾しないこと等から、ワクチン接種の関与を否定できない。

筆者の見解：アナフィラキシーの最も重要な病理所見は喉頭浮腫である。気管内挿管の結果生じた傷とアナフィラキシーによる喉頭浮腫との鑑別は、病理医にとって困難とは思えない。ブライトン分類がレベル4と判定された結果、アナフィラキシーと診断されず因果関係が不明と判定されたのならば、専門家がレベル4とした判定についての議論が必要である。

血栓性血小板減少症（ＴＴＳ）は、全身の微小血管に血小板血栓が形成されることで発症する重篤な疾患である。コロナワクチンの接種後にＴＴＳが発症することが報告され、抗ＰＦ４抗体の出現が本症の発症と関連することが明らかになった。日本脳卒中学会・日本血栓止血学会が発行した診断の手引きにおいても、抗ＰＦ４抗体陽性が診断根拠とされている。これまで、日本では12人のＴＴＳによる死亡例が報告されているが、ワクチン接種との因果関係を認定された例は見られない。

抗ＰＦ４抗体が陽性でありながら、ワクチン接種との因果関係は不明とされた47歳の男性を紹介する。

経過：２回目のワクチン接種翌日から不穏状態。体幹、四肢に著明な出血斑出現。血小板減少を確認。ワクチン接種６日後に脳出血で死亡。

剖検医の診断：血性髄液。橋出血による脳ヘルニアが存在。抗ＰＦ４抗体陽性より血栓性血小板減少症による脳出血と診断。

専門家による評価：脳静脈洞には明らかな血栓は認めなかったものの、経過などからはＴＴＳに伴う脳静脈血栓症も否定しきれない印象である。サイトカインストームなどによる急性脳症の可能性も考えられる。いずれにしても、40代の特記すべき基礎疾患のない症例であり、ワクチン接種と死亡の因果関係を完全に否定することは出来ず、更なる情報の収集・解析が望まれる。血小板減少を認めること、画像所見や検査値異常（Ｄダイマー上昇）は血栓症を示唆するが確定的ではない。抗ＰＦ４体が陽性であり、事象はワクチン投与に関連する可能性が大きいと考える。

筆者の見解：第79回厚生科学審議会に提出された副反応報告には、ファイザーから55人、モデルナ・武田から12人、アストラゼネカから2人のTTS症例が報告されている。このうちアストラゼネカから報告された抗PF4抗体陽性の2人がワクチン接種との因果関係が認められα判定となっている。接種ワクチンがアストラゼネカのアデノウイルスベクターワクチンでかつ死亡していないので、この2人が認定されたのか、ファイザーワクチン接種後に死亡した症例は、抗PF4抗体が陽性でありながら、なぜγ判定となったのか理由を知りたいところである。

免疫性血小板減少症（ITP）は、血小板の破壊と産生障害により血小板の単独減少を生じる自己免疫性疾患である。小児ではウイルス感染やワクチン接種後にITPを発症することが多く、ウイルス感染やワクチン接種などが自己抗体産生の契機となると推定されている。

ワクチン接種後のITPはDPT（ジフテリア、破傷風、百日咳）、生ポリオ、水痘、インフルエンザ、MM（麻疹、ムンプス）、MMR（麻疹、ムンプス、風疹）、B型肝炎およびBCGワクチンなどの接種後に報告されている。ワクチン接種後のITPの診断はワクチン接種から発症までの期間が6週間以内で他に明確な原因がない場合に可能性ありとされているが、因果関係の証明は困難である。

副反応報告にはこれまでに67人のITPが報告されているが、血小板減少症と報告されている例が53人あり、報告書の記載のみでは両者の区別は困難である。両者を合わせた120人のうち、99人（83％）はワクチン接種後4週間以内に症状が出現しており、他に明確な原因がなければ、通常の診

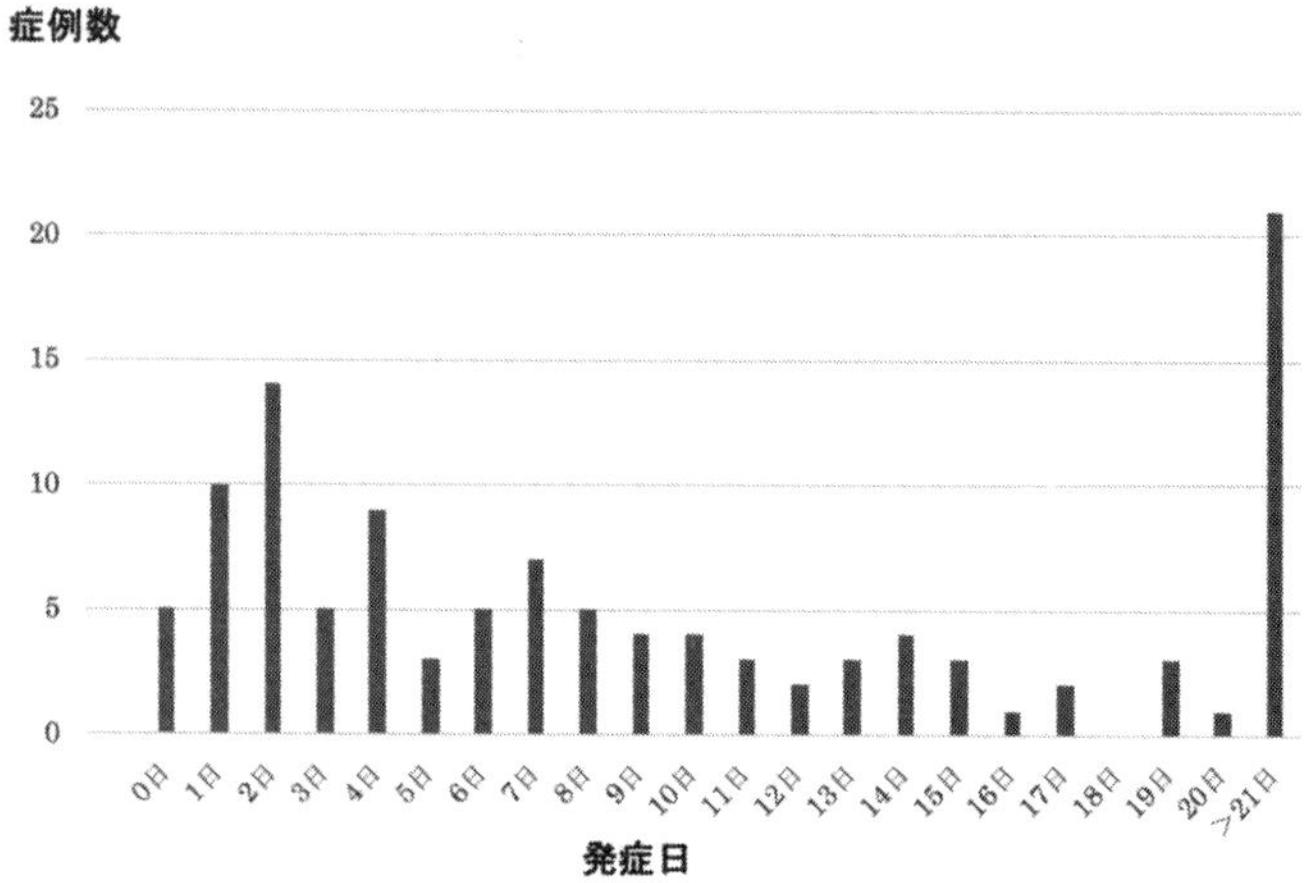

図6−1　自己免疫性血小板減少症・血小板減少症のワクチン接種から発症までの日数

療ではワクチン接種後ＩＴＰと診断しても構わない（図6−1）。

日本では14人がＩＴＰ・血小板減少症が死因として報告されているが、そのうち11人はワクチン接種から４週間以内に発症している。ワクチン接種と死亡とは全例が因果関係不明であるが、専門家のコメントがあった８人中６人は、時間的経過からはワクチン接種と血小板減少の因果関係は否定できないとされている。

くも膜下出血はくも膜と呼ばれる脳の表面にある膜と脳との空間に存在する血管が切れて起きる出血で、脳動脈瘤の破裂が原因であることがほとんどである。血圧が乱高下を繰り返した後にくも膜下出血を起こすことがあることから、急激な血圧の上昇がくも膜下出血の誘因となったことが想像される。わが国では、79人のくも膜下出血による死亡例が報告されているが、ワクチン接種当日に12人、翌日に26人、２日後に９人とワクチン接種直後にその発生は集積している（図6−2）。

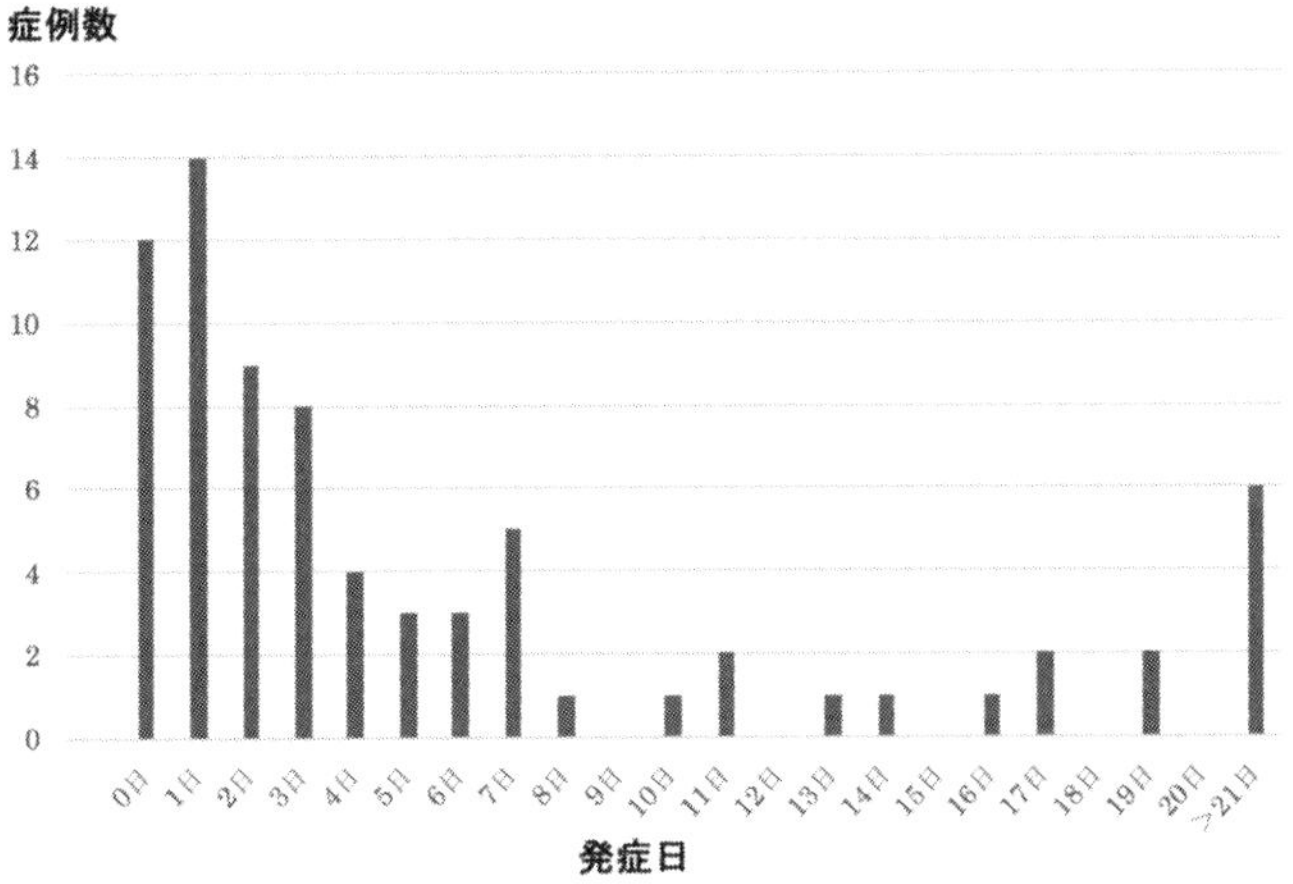

図6-2　コロナワクチン接種からくも膜下出血が発症するまでの日数

なお、ワクチン接種直後に高血圧が見られることはよく経験される。自衛隊接種センターで経験した急性期副反応発生例の報告では、血圧測定された２０３例のうち、34例（17％）に最高血圧が１８０または最低血圧が１１０を超える高血圧がみられた。アンギオテンシン変換酵素は、ＡＣＥ２と略すが、ヒトの細胞の細胞膜に存在する膜タンパクである。アンギオテンシンⅠはアンギオテンシンⅡに変換され、さらに、アンギオテンシンⅡはＡＣＥ２の働きでアンギオテンシン（1-7）に変換される。アンギオテンシンⅡは血圧を上げる働きがありアンギオテンシン（1-7）は血圧を下げる働きがある。

　新型コロナウイルスは、ウイルスの表面にあるスパイク蛋白が、ヒト細胞の表面にあるＡＣＥ２に結合してヒトの細胞内に侵入する。スパイク蛋白が結合するとＡＣＥ２の酵素機能は低下するが、コロナワクチンを接種するとスパイク蛋白が体内で産生され、ウイルスが感染したのと同様にＡＣＥに結合して酵素機能を低下させる。

その結果、血中のアンギオテンシンⅡは増加、アンギオテンシン（1－7）は減少するので、血圧は上昇する。コロナワクチン接種直後に急激な血圧上昇が起こり、脳動脈瘤が破裂してくも膜下出血を起こすことは、十分考えられる。

コロナワクチン接種後の死亡事例の因果関係を考えるにあたっては、その死因を3つに区分することを提案する。アナフィラキシーやワクチン起因性免疫性血栓性血小板減少症等などワクチン接種と疾患発症との関連性が証明されている疾患については、診断が確定すれば因果関係ありと考えてもよいと思われる。また、くも膜下出血のような出血性脳卒中やＩＴＰに代表される自己免疫疾患などでは、疾患の病因とワクチン接種との関連が医学的に説明可能で、ワクチン接種と疾患発症とに時間的関連性があれば、因果関係ありと考えるのが妥当と考える。

わが国では、１７６０人のワクチン接種後の死亡事例のうち、１人もワクチン接種と死亡との因果関係が認められていないが、上記の基準に照らせば、因果関係ありと判定してもよいケースは少なからずみられる。専門家の判定には、臨床家の目からは疑問な点も多々みられる。

ワクチン接種後に死亡された患者家族は、厚生科学審議会の副反応検討部会の判断を最終的な拠り所としているが、その判定する過程が不透明である。２０２１年10月1日に開催された第69回審議会の資料として死亡事例の因果関係評価法が報告されている。それによるとＰＭＤＡにおいて、呼吸器、循環器、神経、皮膚等の幅広い分野の臨床経験、または、副作用もしくは副反応症例の因果関係評価に相応の経験を有する専門家（教授、准教授、講師クラス）を新型コロナワクチンの副反応評価を主に実施する人員として選定し、2名の専門家の評価が一致した場合にその結果を評価結果とすると記載されている。しかし、報告書を見ると、評価結果の多くはコメントなしで、あっても1〜2行の簡単な評価が多数を占める。

評価の透明性と同時に患者家族がこの結果にどの程度満足しているかを調査することも、今後必要と思われる。

（2022年6月4日、アゴラに掲載）

2　コロナワクチン接種後の死亡事例の因果関係を医学的に立証するには？

厚生科学審議会へ資料として提出されるコロナワクチン接種後の死亡事例は、2023年1月20日の時点で総計2003件に達する。このうち、予防接種・ワクチン分科会副反応検討部会でワクチン接種との因果関係がありと判定された事例は1例もない。99・5％以上は、情報不足により因果関係が評価できずにγ判定とされている。ワクチン接種後に家族を亡くされた遺族からは、誰が、どのような基準で判定しているのか疑問視する声があがっている。

コロナワクチン接種後に、心筋炎・心膜炎の発症リスクがあることは、疫学的にも知られた事実である。厚労省のホームページにも、「コロナワクチン接種後、頻度としてはごく稀ではあるが、心筋

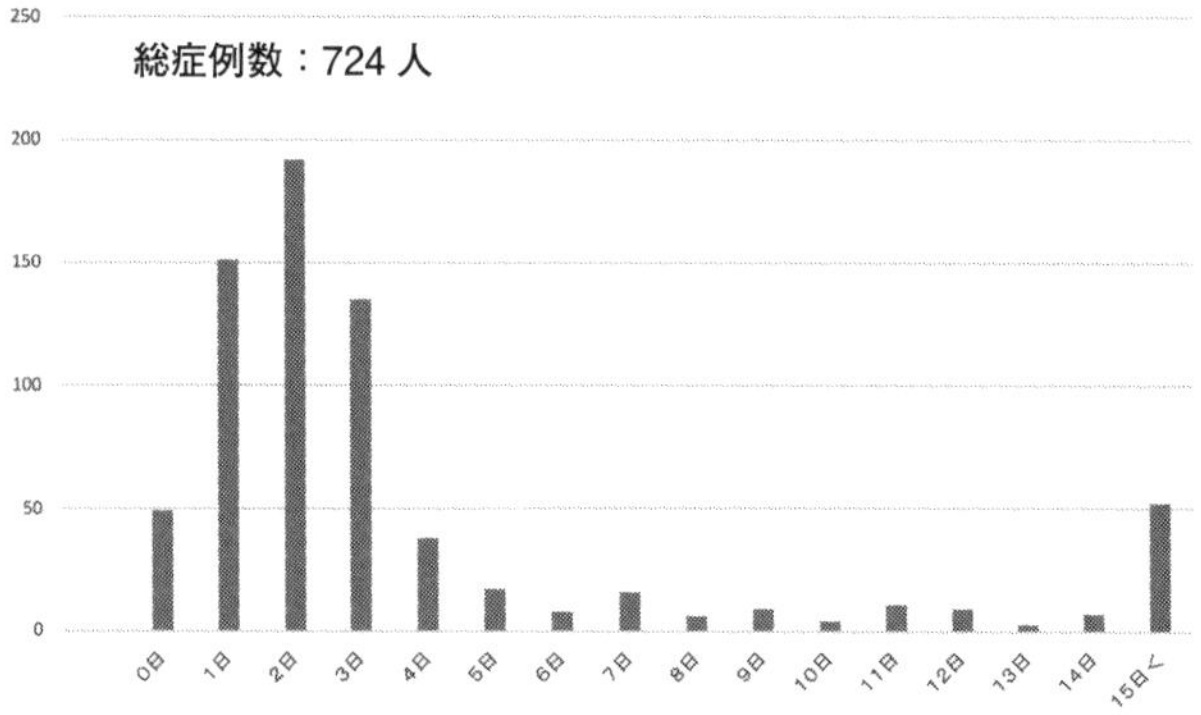

図6-3　ワクチン接種から心筋炎・心膜炎発症までの日数
第90回厚生科学審議会資料を改変

炎や心膜炎になったという報告がある。軽症の場合が多く、リスクがあってもワクチンを接種するメリットの方が大きい」との記載がある。本節では、心筋炎・心膜炎を例に、コロナワクチン接種後の死亡事例の因果関係を立証する方法を考えてみたい。

図6-3には、厚生科学審議会の資料によるワクチン接種から心筋炎・心膜炎発症までの日数を示す。２０２２年12月18日までに７２４件の報告があった。ワクチン接種後２日目の発症が最も多く、80％は5日以内に発症していた。ファイザー製剤が４１９件、モデルナ製剤が２９５件である。接種回数の総数が３億７０００万回あることを考慮すれば、頻度としては稀かもしれないが、健康人を対象にしているワクチンにおいて７２４件の発症は、ごく稀として無視できる数字とも思えない。また、厚労省に報告されたこの数字は、実際の数字の一部である可能性が高い。

さらにこの間、コロナワクチン接種後の心筋炎・心膜炎による死亡事例は64件報告されている。図6-4には、ワクチ

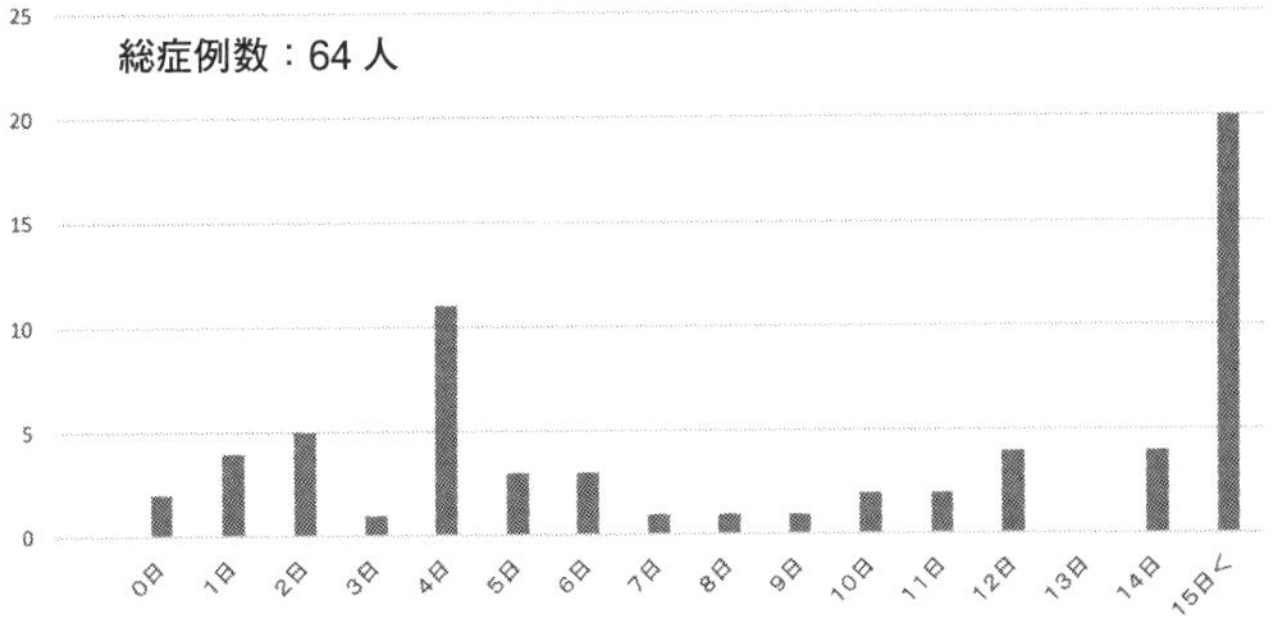

図6-4　ワクチン接種から心筋炎・心膜炎で死亡するまでの日数

第 90 回厚生科学審議会資料を改変

ン接種から死亡するまでの日数を示す。心筋炎・心膜炎を発症後直ちに死亡する激症型から、ある程度の日数を経た後に死亡する例もあることから、図6-4のようにワクチン接種直後に死亡例が集中しているわけではない。発症例の９％が死亡する病気を軽症の場合が多いと片付けてもよいのだろうか。

わが国のワクチン接種の歴史を紐解くと、ワクチンによる感染症の制圧の裏に、ワクチンの普及に伴う副反応・有害事象との闘いがある。有名な事例に、ジフテリア・破傷風・百日咳ワクチン接種後に２人の乳児が死亡し、全国のワクチン接種が中断されたことがある。１９７５年のことである。私は、死亡した乳児の治療にあたった病院の小児科に勤務したことがあるので、この件について関係者から話を聞く機会があった。当時は、２人の死亡事例が発生したことで全国のワクチン接種は中断されたが、死亡事例が２０００人を超えても立ち止まることがない現在との違いはどこからくるのであろうか。死亡とワクチン接種との因果関係が認められないかぎり、わが国では、コロナワクチンの見直しはないのであろうか。

日本におけるワクチンの安全対策業務は、医薬品医療機器総合機構（ＰＭＤＡ）の管轄である。因果関係の判定は、ＰＭＤＡが選定した呼吸器、循環器、神経、皮膚等の幅広い分野の臨床経験または、副作用もしくは副反応症例の因果関係評価について、相応の経験を有する専門家（教授、准教授、講師クラス）が副反応評価を主に実施している。

心筋炎で死亡した症例のなかには、解剖した病理医がワクチン接種との因果関係がありと診断したにもかかわらず、専門家がγ判定としたケースもみられる。普通、臨床医は病理医の下した診断に異を唱えることはないので、専門家と称する臨床医が病理医の診断を否定するコメントに違和感を拭えない。その理由を知りたいところである。厚生科学審議会の資料には、病理医の意見に反してなぜγ判定としたかのコメントが掲載されているので、手がかりとなる。

Ｆ１２４７：心筋炎に関しては市中感染症などを契機として自然発生することが知られている疾患であり、ワクチンによる心筋炎なのか、ワクチンとは関係の無い自然発生した心筋炎なのかを判別することは困難である。以上から、ワクチンとの因果関係をありと判断することはできないと考えた。

Ｆ１３３２：心筋炎の診断自体については妥当と考えられる。その一方で、突然死で発見された症例であることから、心筋炎による死亡を示唆するような心機能の低下や不整脈等を示唆する客観的所見はなく、かつ心筋炎の原因についてもウイルス性等の可能性も否定しえないことから、ワクチンとの因果関係を積極的に疑うには情報が不足している。

F1501：心筋炎は市中感染症などを契機として自然発生することが知られている疾患であり、ワクチンによる心筋炎なのか、ワクチンとは関係の無い自然発生した心筋炎なのかを判別することは困難である。以上から、ワクチンとの因果関係をありと判断することはできないと考えた。

心筋炎であることは認めるが、心筋炎は市中感染症によっても起こることもあるので、ワクチンが原因とは言えないという主張である。ワクチン接種と副反応との因果関係を立証するにあたって、以下の4つの原則が提唱されている。

①ワクチン接種と副反応とが、時間的、空間的に密接している。
②他に原因となるものが考えられない。
③副反応は質的にも量的にも重大である。
④副反応の発生メカニズムが、科学的に実証性や妥当性がある。

ワクチン接種後の心筋炎・心膜炎はその80%は接種後5日以内に発症しており、十分に①の要件を満たしている。③、④の要件も満たしている。

しかし、専門家のコメントに従うと、市中感染が原因となることもあるので、ワクチン接種が直接的な原因であることを示す必要がある。

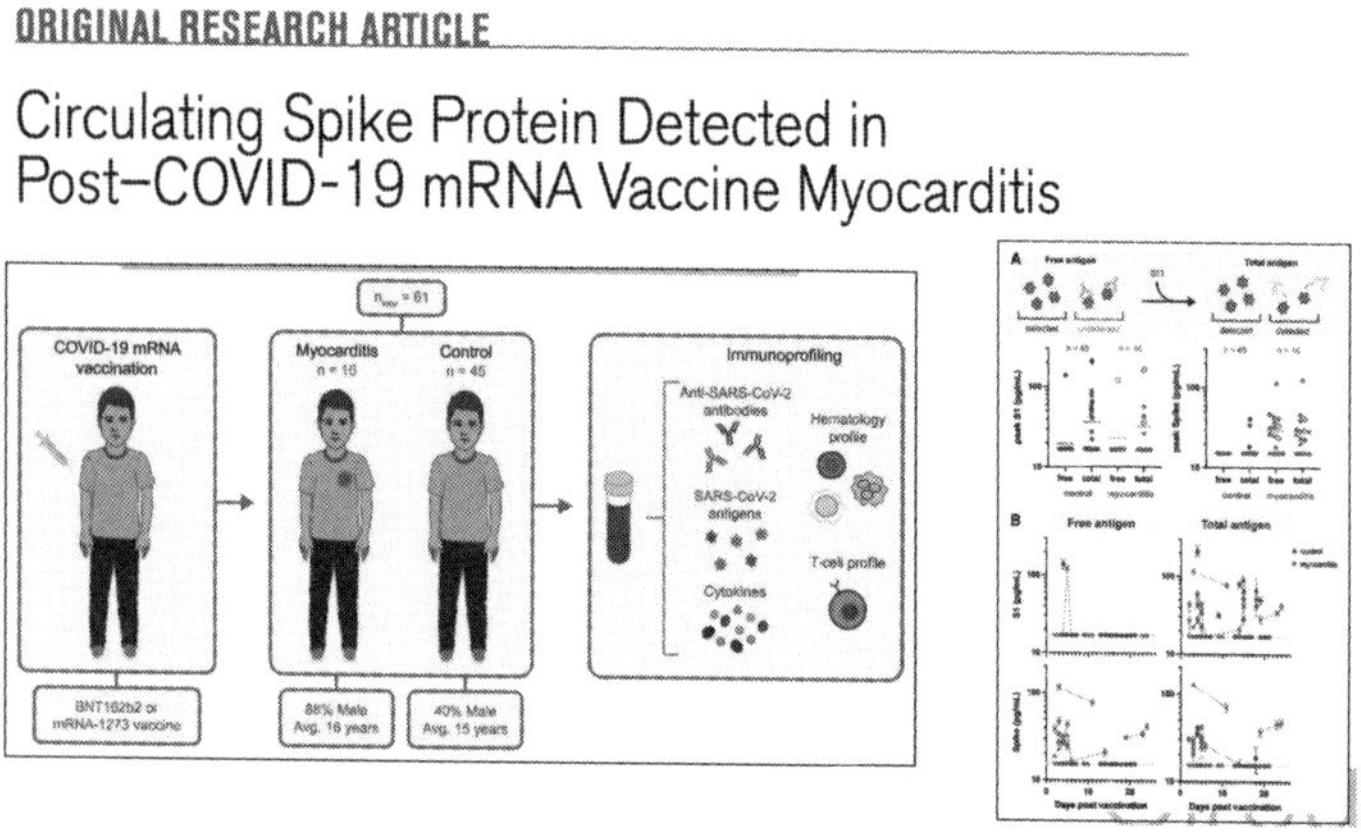

図6–5　ワクチン接種後の心筋炎患者の血液中にはスパイク蛋白が検出される
Circulation, 2023; 147

先月、Circulationという循環器分野では最も権威ある医学雑誌に、心筋炎とワクチン接種との直接的な関係を示唆する有力なバイオマーカーに関する論文が掲載されたので紹介する。コロナワクチンは、スパイク蛋白の設計図となるmRNAを脂質の膜で包んだものであり、接種すると細胞内に取り込まれてスパイク蛋白を産生する。今回の研究で、ワクチン接種後に心筋炎を発症した患者の血液中には、遊離スパイク蛋白が検出されることが判明した。

一方、コントロールとしての心筋炎を発症してないワクチン接種者には遊離スパイク蛋白は検出されなかった。試験管内の実験で、スパイク蛋白が心臓周皮細胞の機能不全や内皮細胞の炎症を起こすことは知られており、スパイク蛋白が心筋炎の原因になることは十分考えられる。心筋炎を発症した患者は、ワクチン接種から1～19日後（中央値：4日）に採血されている。心筋炎を発症した16人のうち13人（81％）に、遊離スパイク蛋白が検出されている。

この研究では、ワクチン接種後19日以内に発症した心筋炎の80％において、ワクチン接種との因果関係が示された。本研究の対象は若年層であるが、日本のワクチン接種後に発症した心筋炎についても同様の手法で調査した場合、ワクチン接種が原因の症例がないとは考え難い。今後は、心筋炎における遊離スパイク蛋白のようなバイオマーカーを発見することにより、ワクチンと副反応との因果関係を科学的に立証できるようになるであろう。

（２０２３年2月23日、アゴラに掲載）

３　コロナワクチン接種後の死亡例は漏れなく報告されているか

わが国における新型コロナワクチン接種後の死亡報告数は、２０２１年2月17日から２０２２年5月27日までの1年３ヶ月間に、１７２５件に達している。ワクチンの安全性評価や接種の是非を判断する目的で副反応疑い報告制度が存在するが、１７２５件はこの制度に則って報告された数である。

医師または医療機関の開設者は、報告の対象となる症状の発生を知った場合は、予防接種法第12条に基づき医薬品医療機器総合機構（ＰＭＤＡ）に報告することが義務付けられている。この制度は新型コロナワクチンのみならず、その他のワクチンにも適用される。ちなみに、２０１９年に５６５０万回接種されたインフルエンザワクチン接種後の死亡報告件数が6件であったことを考慮すると、新型コロナワクチン接種後の1700件を上回る死亡報告件数の異常さがよくわかる。

その上、新型コロナワクチン接種後の死亡例が漏れなく報告されているかについても疑問がもたれている。実際、ワクチン接種翌日に死亡した男性について、担当医は因果関係がないとしてPMDAへの報告を見送ったが、遺族の意向を受けて急きょ報告されたケースがニュースになっている。遺族が報告を希望しても病院が取り合ってくれないという訴えは、SNS上に溢れている。

現在わが国で接種されているワクチンについては、副反応疑いの報告基準として疾患や発生までの時間が定められている。インフルエンザを例にすると、脳炎や脳症、ギランバレー症候群など10種類あまりの疾患が、ワクチン接種後28日以内に発生した場合を報告の対象としている。

新型コロナワクチンについては、「医師が予防接種との関連性が高いと認める疾患であって、入院治療を必要とするもの、死亡、身体機能の障害に至るもの又は死亡もしくは身体機能障害に至る恐れのあるもの」と記載されている。期間も予防接種との関連性が高いと医師が認める期間となっており、他のワクチンと比較して報告する基準が曖昧である。担当医の判断が重視されており、医師が予防接種との関連性が低いと判断すれば報告する必要がない。それが、SNS上に溢れている怨嗟の一因となっている。

医療機関からの報告は、PMDAで情報の整理と必要な調査を行い、その調査結果が厚生科学審議会・副反応検討部会へ報告される。検討部会は9人の委員で構成されており、PMDAからの報告を評価することになっている。ワクチン接種後の死亡として報告された1725例のうち、ワクチンと死亡との因果関係が否定できないとα判定されたケースは一例もなく、99%は情報不足でワクチンと死亡との因果関係が評価できないとしてγ判定を受けている。

今回の課題を検証するには、①ワクチン接種後の死亡数の推定、②超過死亡、③海外との比較と、3つの方法が考えられる。ワクチン接種後の死亡数を推定するために、ワクチン接種後10日間の死亡推定数に対する実際の死亡報告数の割合を算出してみた。

コロナが流行する以前の2019年4月から10月における65歳以上の死亡数は65万1344人である。65歳以上の人口のうちワクチン接種者の占める割合は、3360万3148÷3576万7994=0・94である。また、半年間のうち10日間の占める割合は、10÷180=0・056である。それ故、10日間における死亡数は、65万1344×0・94×0・056=3万4287人となる。ワクチン接種後10日間における65歳以上の死亡数は790人なので、ワクチン接種後10日間の死亡推定数に対する実際の報告数の割合は、790÷3万4287=0・023である。わが国におけるワクチン接種後死亡報告数は1725人なので、1725÷0・023から、2022年5月27日までのワクチン接種後10日間における死亡数は7万5000人と推定される。

図6-6に示すように、ワクチン接種後の死亡は、接種直後の10日間に集積している。この集積については、ワクチン接種直後の死亡は医療機関や家族も報告するが、時間が経つにつれ報告しなくなるのでこのようなパターンになるとも考えられ、この現象は報告バイアスと名付けられている。この点について鈴村泰氏（医学博士、第一種情報技術者）は、コロナワクチン接種直後9日間の死亡例につ

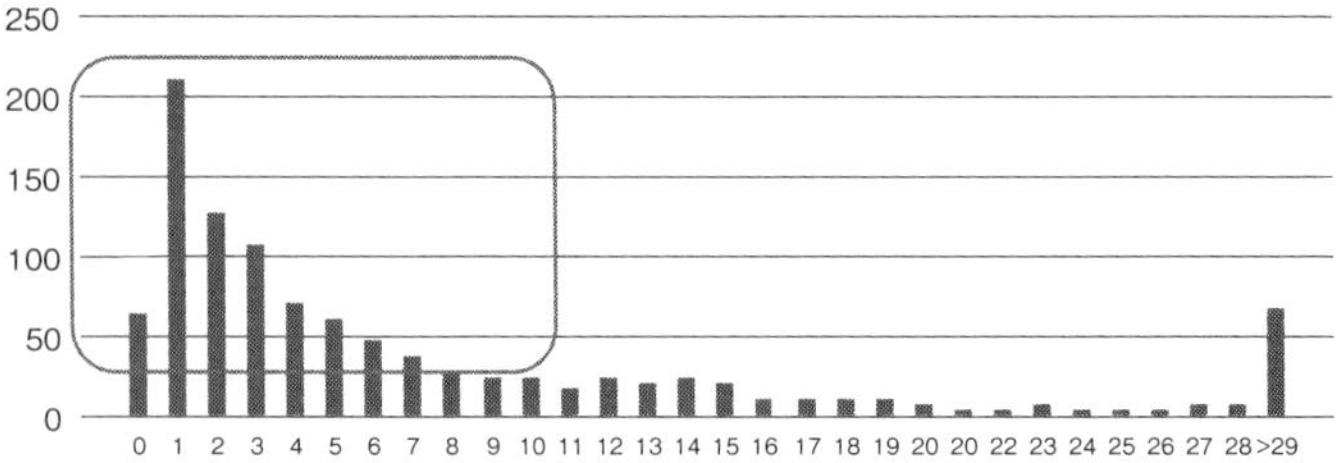

図6–6　コロナワクチン接種日と死亡数
小島作成

いては、報告バイアスの関与は考えにくいことを考察している。図6–6で、囲み枠で示す70%がワクチン関連、残りの30%が偶発的死亡と考えると、ワクチン関連死亡数は5万2000人と推定される。

わが国は昨年来、戦後最大と言われる超過死亡を経験し、2021年4月から2022年2月までの予測死亡数を上回る死者は7万2000人に達している。その要因としてこれまで主に議論されてきたのは、①新型コロナウイルス感染の流行、②流行にともなう医療の逼迫、③2020年にみられた過小死亡への反動、④コロナワクチン関連死の4点である。

超過死亡の見られた時期は、コロナ流行の第4波・第5波、第6波と一致しており、さらに高齢者ワクチン接種の開始時期とも一致しているので、両者の複合要因と考えられることを本書第8章1節で指摘した。実際、2022年1〜4月の愛知県における超過死亡数とコロナ感染死亡数、65歳以上の高齢者に対するワクチン接種回数との相関係数は、それぞれ、0・95、0・99と強い正の相関を示した。この期間のコロナ感染死亡数は1万5000人で、国立感染症研究所は、新型コロナウイルス感染症以外の原因による超過死亡が見られたことを報告している。超過死亡数の7万2000人からコロナ感染死亡数の1万5000人を引いた5万7000人は、不思議と上記で算出したワクチン関連死亡数の5万2000人と近似している。

海外における比較対象としては、人種的にも近く、同じ島国である台湾を選んだ。台湾のコロナ対策は国際的にも評価が高い。

台湾のワクチン接種は2021年の3月から始まり、使用製剤はモデルナ(2130万回)、ビオンテック(1764万回)、アストラゼネカ(1529万回)のほか、台湾国産の高端ワクチン(285万回)製剤を使用している。ビオンテックはファイザーと同じmRNA製剤である。高端ワクチン製剤は最近日本でも薬事承認されたノババックス製剤と同じ組み換えタンパク製剤である。

台湾では、2022年6月の時点で総計5700万回接種されており、2回目接種率は82・8%、追加接種率は69・6%である。6月の時点でわが国の総接種回数は2億8400万回であるが、日本の総人口(1億2544万人)は台湾の人口(2326万人)の5・4倍であることから、日本の2回接種率は80・8%、追加接種率は61・2%で、両国間の接種率は大きくは違わない。

表6-2には、台湾における新型コロナワクチン接種後の死亡報告を示す。2021年3月22日から2022年6月21日までの期間に、1501件のワクチン接種後死亡例が報告されている。病理解剖の結果が得られている308件を含む担当医の診断をもとに分類した死亡原因の内訳は、心筋梗塞などの心疾患が510件で最も多く、敗血症などの感染が235件、呼吸器疾患の195件が続く。ワクチン接種と死亡との因果関係についての記述は見つけられなかった。

表6-2　台湾における新型コロナワクチン接種後の死亡報告

年齢	接種回数	死亡報告数	死亡報告 /10 万回接種
12 歳未満	1,065,513	0	0.0
12 ～ 17 歳	2,840,317	4	0.1
18 ～ 49 歳	29,799,615	199	0.7
50 ～ 64 歳	13,281,027	295	2.2
65 歳以上	9,216,857	1,003	10.9

小島作成

台湾のワクチン接種100万回あたりの死亡報告は26・7件で、日本の6・1件と比較して4・4倍である。この差は、実際の死亡件数の差よりも、報告頻度の差を反映していると考えられる。ちなみに、台湾におけるワクチン接種後の死亡報告の件数は、コロナ感染による死亡数（5651人）の26・6％にあたるが、日本について同様の計算をすると5・6％で両国間には大きな開きがある。

3つの方法で、タイトルの「わが国で新型コロナワクチン接種後の死亡例は漏れなく報告されているか」という課題について検証したが、いずれの結果も、わが国では実際の死亡件数の一部しか報告されていないことを示している。この結果は、国民の多くが抱いている感覚に一致するものである。

各市町村が把握する人口動向調査とワクチン接種記録システム（VRS）に登録されたワクチン接種記録を連結すれば、図6-6のようにワクチン接種日と死亡との関係が一目瞭然である。その場合は死亡例が漏れなく登録されているので、報告バイアスを考慮する必要がない。このようなデータを発表する自治体が今後現れるのを期待する。

改めて言うまでもないが、ワクチン接種後の死亡原因の全てがワクチンに起因するわけではなく、偶発的死亡も多く含まれていると考えられる。これまでのところわが国においては、ワクチン接種後の死亡報告1725例のうち、ワクチン接種との因果関係が認められた例はない。6月2日までに、予防接種後健康被害救済制度を使って178件の死亡一時金の申請があったが、疾病・障害認定審査会で審査されたのは7件に過ぎず、全て保留されている。

過去に審査会では、予防接種と副反応との因果関係について完全な医学的証明を求めることは事実上不可能な場合があるので、特定の事実が特定の結果を予測し得る蓋然性を証明することによって足りることとするのもやむを得ないと判断している。具体的には、因果関係の認定基準としては、疾患の病因とワクチン接種との関連が医学的に説明可能で、かつ、ワクチン接種と疾患発生とに時間的関連性が見られ、他に明確な原因がないことを挙げている。これまで、ワクチン接種後の死亡例として報告されていないなかにも、この基準を満たす症例は数多く含まれていると考えられ、救済制度の対象は膨大な数になるかもしれない。

（2022年6月28日、アゴラに掲載）

4　海外のコロナワクチンによる健康被害救済制度と日本の制度との違いは？

わが国における新型コロナワクチンの接種回数は、2022年の5月15日までに2億7000万回を上回るが、同時に膨大な数の副反応も報告されている。医療機関からの副反応疑い症例の報告件数は、5月15日までに3万3787件に達し、うち重篤例は7287件、死亡例は1725件である。

わが国では、ワクチン接種後の健康被害を救済する目的で健康被害救済制度が1976年に創設され、各種の予防接種後に発生した健康被害者の救済が図られてきた。実際、1977年以降の過去42年間に、総計3419件が認定され、医療費・医療手当（2741件）、障害年金（466件）、死亡一時金・遺族年金・葬祭費用（148件）が支払われている。副反応疑い報告制度とは異なり、健康被害救済制度の認定に当たっては「厳密な医学的な因果関係までは必要とせず、接種後の症状が予防接種によって起こることを否定できない場合も対象とする」という方針で審査が行われている。

新型コロナワクチン接種後の健康被害を訴える患者数の増加につれ、ワクチン接種後の健康被害制度への関心も高まってきてはいるものの、医療従事者、行政、一般国民にこの制度が周知されているとは言い難い。

表6-3には、海外における新型コロナワクチン接種後の健康被害に対する救済制度を示す。国によって救済の対象となる健康被害が異なる。アナフィラキシーや心筋炎、血栓性血小板減少症のように新型コロナワクチンとの因果関係が確立している疾患のみを救済の対象としている国から、接種部位の痛みや筋肉痛のような非重篤副反応までを救済対象としている国まで各国の対応は様々である。今回、非重篤副反応までを救済対象としている韓国の現況を紹介し、日本との比較を試みた。

韓国（人口5170万人）では、mRNAワクチンとしてのファイザー、モデルナ製剤、ウイルスベクターワクチンとしてのアストラゼネカ、ヤンセン製剤に加えて組み換えタンパクワクチンであるノ

表6-3　補償・支援対象となるワクチン接種後の副反応

国名	副反応の種類
韓国	アナフィラキシー、心筋炎・心膜炎、血栓性血小板減少症、横断性脊髄炎、免疫性血小板減少症、ギランバレー症候群、顔面神経マヒ、非重篤副作用
ニュージーランド	アナフィラキシー、感染症、心臓損傷、神経損傷
ノルウェー	心筋炎、血栓、接種部位感染、顔面神経マヒ、アレルギー、心臓疾患
デンマーク	ワクチン起因性血栓性血小板減少症
フィンランド	アレルギー、接種部の痛み、筋肉痛、関節痛
オーストラリア	アナフィラキシー、心筋炎・心膜炎、血栓性血小板減少症、ギランバレー症候群、免疫性血小板減少症、毛細血管漏出症候群
日本	アナフィラキシー、血栓性血小板減少症、非重篤副反応

小島作成

ババックス製剤が使用されている。6月の時点での総接種回数は1億2500万回に達し、2回目接種率は86・9%、3回目接種率は64・9%、4回目接種率は8・2%である。副反応は非重篤副反応と重篤副反応に区分されており、報告された副反応47万1068件のうち、非重篤副反応は45万2530件（96・1%）、重篤副反応は1万8538件（3・9%）報告されている。非重篤副反応には、接種部位の発赤や疼痛、発熱、頭痛、悪寒などありふれた副反応を含む。重篤副反応は、死亡例、障害を残した症例や集中治療室への入院例などが含まれる。

図6-7に、韓国におけるコロナワクチンによる健康被害の補償手続きを示す。患者本人または保護者が各自治体に補償の申請を行う。医療費における本人の負担金が30万ウォン（3万円）未満なら各自治体で被害補償の審議を行い、30万ウォン以上であれば専門委員会で審議する。専門委員会は、臨床医、感染症・免疫学・微生物学専門家、法医学者、弁護士市民団体が推薦した専門家など15人で構成

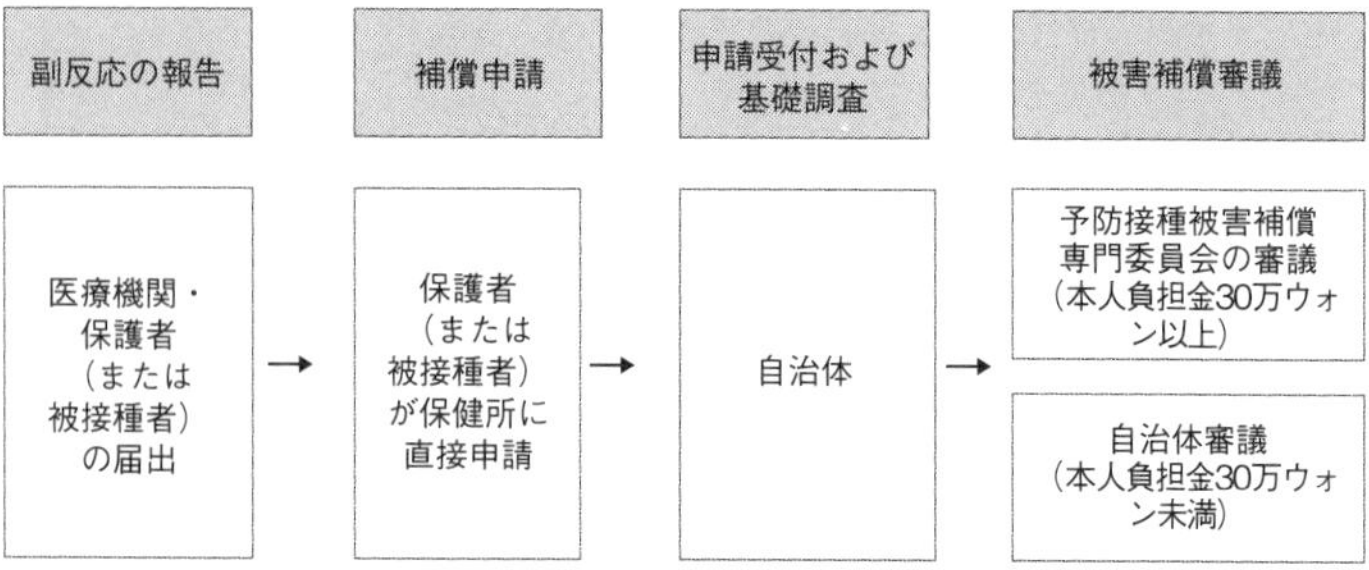

図6-7　韓国におけるコロナワクチン健康被害の補償手続き

されている。専門委員会で因果関係が認定されれば、死亡一時補償金として４・６億ウォンが補償される。

さらに、因果関係を認定するのに十分な証拠がなくても、重篤副反応やＷＨＯが積極的にモニタリングを必要と認めたギランバレー症候群や横断性脊髄炎については、以下の要件を満たした場合に支援事業として医療費や死亡見舞金が支払われる。①ワクチン接種前に症状との関連を示唆する基礎疾患が見られないこと、②当該症状がワクチン接種から合理的な時期に発症することなどの要件を満たす必要がある。死亡見舞金は５千万ウォン、医療費は３千万ウォンが限度である。

韓国では、診断されればワクチン接種との因果関係ありと認定される疾患と、因果関係がある可能性はあるもののその根拠は未だ十分でない疾患のリストが提示され、それぞれ補償や支援の対象となっている。認定の対象疾患であっても、他に原因がある場合や、時間関係が合理的でない場合などは補償の対象にはならない。

韓国では毎月健康被害審査会が開催され、最近では１回に２０００から４５００件が審査されており、これまでの累積審査件数は４万９７３件である。１万３７４８件に医療費が、６件に死亡一時金が支払

表6-4　ワクチン接種との因果関係が認定された疾患

	因果関係認定対象疾患	因果関係の根拠が不十分な疾患
ウイルスベクターワクチン(アストラゼネカ、ヤンセン)	アナフィラキシー 血小板減少性血栓症 非重篤副反応	毛細血管漏出症候群 免疫性血小板減少症 ギランバレー症候群 静脈血栓症 横断性脊髄炎
mRNA ワクチン(ファイザー、モデルナ)	アナフィラキシー 心筋炎 非重篤副反応	多形滲出性紅斑 心膜炎 顔浮腫 顔面神経マヒ

表6-5　韓国におけるコロナワクチン健康被害審査会開催状況と審査の結果

審査会	審査件数	補償件数		棄却	保留
		医療費	死亡一時金		
2021 年累計	8,677	3,438	1	5,239	0
2022 年第 1 回	1,163	403	—	757	3
第 2 回	1,882	661	—	1,220	1
第 3 回	2,071	656	—	1,414	1
第 4 回	3,524	1,170	—	1,170	2
第 5 回	4,550	1,510	—	1,510	2
第 6 回	4,083	1,423	1	2,659	0
第 7 回	4,077	1,320	2	2,757	0
第 8 回	2,761	862	2	1,896	3
第 9 回	2,779	783	—	1,995	1
第 10 回	3,319	1,045	—	2,269	5
第 11 回	2,087	477	—	1,610	0
総計	40,973	13,748	6	24,496	7

われた。この他、本人負担が30万ウォン未満で、専門委員会では審議されずに各自治体で処理された案件が1万1101件あるが、4200件に診療費が払われた。医療費支援事業の対象は107件で、死亡慰労金は4件に支払われた。

表6-6に示すように、わが国でも、コロナワクチン健康被害審査部会が今年の6月までに10回開催されているが、累積の審議件数は843件に過ぎない。棄却は6%ほどで、審議に回ればほとんどは認定されている。棄却されたケースについては棄却理由が付記されており、全てにおいて「疾病の程度は、通常、起こりうる副反応の範囲内である」と記載されているが、その意味するところは理解不能である。

第5回までに認定されたのはすべて、アナフィラキシーあるいは急性アレルギー反応であったが、6回目以降からその他の疾病や症状についても認定されている。アナフィラキシー・急性アレルギー反応以外で認定された疾病や症状は、以下のとおりである。

血圧上昇、血管迷走反射、過換気症候群、不随意運動、脱力発作、意識消失発作、全身けいれん、顔面ミオクローヌス、急性胃腸炎・低カリウム血症・手指の硬直、全身性紅斑・発熱・体動困難、急性腹症疑い、悪心・頭痛・腕のしびれ、蕁麻疹、頭痛・悪心、洞性頻脈・手の震え、下痢・嘔吐・頭痛・脱水、多形滲出性紅斑、めまい・嘔気・頭痛・握力低下、高血圧性緊急症、肩関節周囲炎、頸部リンパ節炎、顔面神経麻痺、末梢神経障害、発熱・肝機能異常、発熱・脱力・歩行困難

表6-6　日本におけるコロナワクチン健康被害審査部会開催状況と審査の結果

審査会	審査件数	認定件数		棄却	保留
		アナフィラキシー	その他		
第1回	37	37	0	0	0
第2回	81	81	0	0	0
第3回	129	126	0	0	3
第4回	115	110	0	0	5
第5回	118	115	0	3	0
第6回	61	31	17	13	0
第7回	98	81	3	14	0
第8回	76	48	10	15	3
第9回	67	42	20	4	1
第10回	61	33	23	3	2
総計	843	704	73	52	14

疾病名ではなく、血圧上昇、悪心、頭痛、腕のしびれといった非重篤副反応で見られる症状のみでも認定されており、認定のハードルは高くはないようだ。

一方、6月現在で死亡一時金は178件申請されているが、審査会で審議の対象となったのは7件のみで、これまでのところ全例保留になっている。

海外とりわけ韓国と比較すると、わが国ではコロナワクチン接種後の健康被害に対する救済制度が活用されていないことは歴然としている。問題がどこにあるかを明らかにすることが、本制度の活用を図るにあたっての第一歩と思われる。なお本節では、大韓民国政策ブリーフィングで韓国疾病管理庁が2022年6月9日に配信した資料と厚生労働省ホームページ、疾病・障害認定審査会資料を参照資料とした。

（2022年7月13日、アゴラに掲載）

5　本当のコロナによる死亡者数はどれくらいか？

第8波の流行は、コロナによる死亡数の激増をもたらし、わが国の累計死亡数は1月末には6万7千人を超えている。従来のコロナ肺炎による死亡は激減し、多くは高齢者の基礎疾患の悪化によると考えられている。

コロナ感染が基礎疾患を悪化させる症例がある一方で、交通事故死でも死後のＰＣＲ検査が陽性ならばコロナ死にされていると揶揄されるように、コロナ死の定義を疑問視する声は多い。２０２２年8月に愛知県の大村知事は、「愛知県における２３５人の第7波での死亡者の中で、コロナ肺炎単独での死亡者はいない。多くは、老衰や持病の悪化で亡くなった」ことを明らかにしている。現行ではＰＣＲ検査でコロナが陽性ならば、死因に関係なくコロナ死に計上されている。愛知県として、国に対してコロナ死の定義や公表方法の見直しを求めたことが報道された。

半年たつが、〝コロナ死〟の定義が見直されたという話は聞かない。そもそも、死因に関係なくコロナ死として扱うのは厚労省からの通達に基づいている。令和2年6月18日の都道府県宛ての事務連絡で、厳密な死因を問わず、検査陽性者が死亡した場合には、都道府県等における公表と厚労省へ報告するように指導している。そしてこの数字は、感染症法に基づいた速報値である。そのほか、確定値として死亡診断書に基づく人口動態調査の結果があるが、連日報道されているのは速報値である。

ＷＨＯ（世界保健機関）や米国のＣＤＣ（疾病予防管理センター）の手引書には、コロナ死とするのは、コロナの症状があって、コロナが直接の死因あるいは死亡の誘因となった場合のみにすべきと、厳密なコロナ死の定義が記載されている。コロナ死とは見做さない例として、心筋梗塞や外傷で死亡した患者のＰＣＲ検査が陽性であった場合を挙げている。死後のＰＣＲ検査も勧めているが、あくまでも症状があってコロナが疑われるケースである。

厚労省は毎日、感染症発生動向情報をホームページに掲載しているが、この情報は都道府県・政令指定都市・中核都市がホームページで発表するデータやＨＥＲ-ＳＹＳの患者属性情報に基づくもので、速報値にあたる。人口動態統計の調査結果が確定値で、確定値は速報値よりも死亡数の減少が予想される。

米国では、コロナの死亡統計はＣＤＣに属すCovid-19 Data TrackerとNational Center for Health Statics（ＮＣＨＳ）から発表される。Covid-19 Data Trackerは各州の保健局からの報告をリアルタイムに集計した速報値であり、ＮＣＨＳの集計は死亡診断書に基づいた確定値である。

２０２２年３月中旬になると、Covid-19 Data Trackerが発表する18歳未満のコロナ死の速報値は１７００人であるのに、ＮＣＨＳの発表する確定値は９００人と２つの集計間に大きな乖離が見られるようになった。この乖離に一人の母親が、「Covid-19 Data Tackerが公表する子どものコロナ死の数字には問題がある。自分たちの子どもがコロナの脅威に曝されている現在、正確なデータが欲しい」とツイートした。ツイートは大きな反響を呼び、ＣＤＣも重い腰をあげてCovid-19 Data

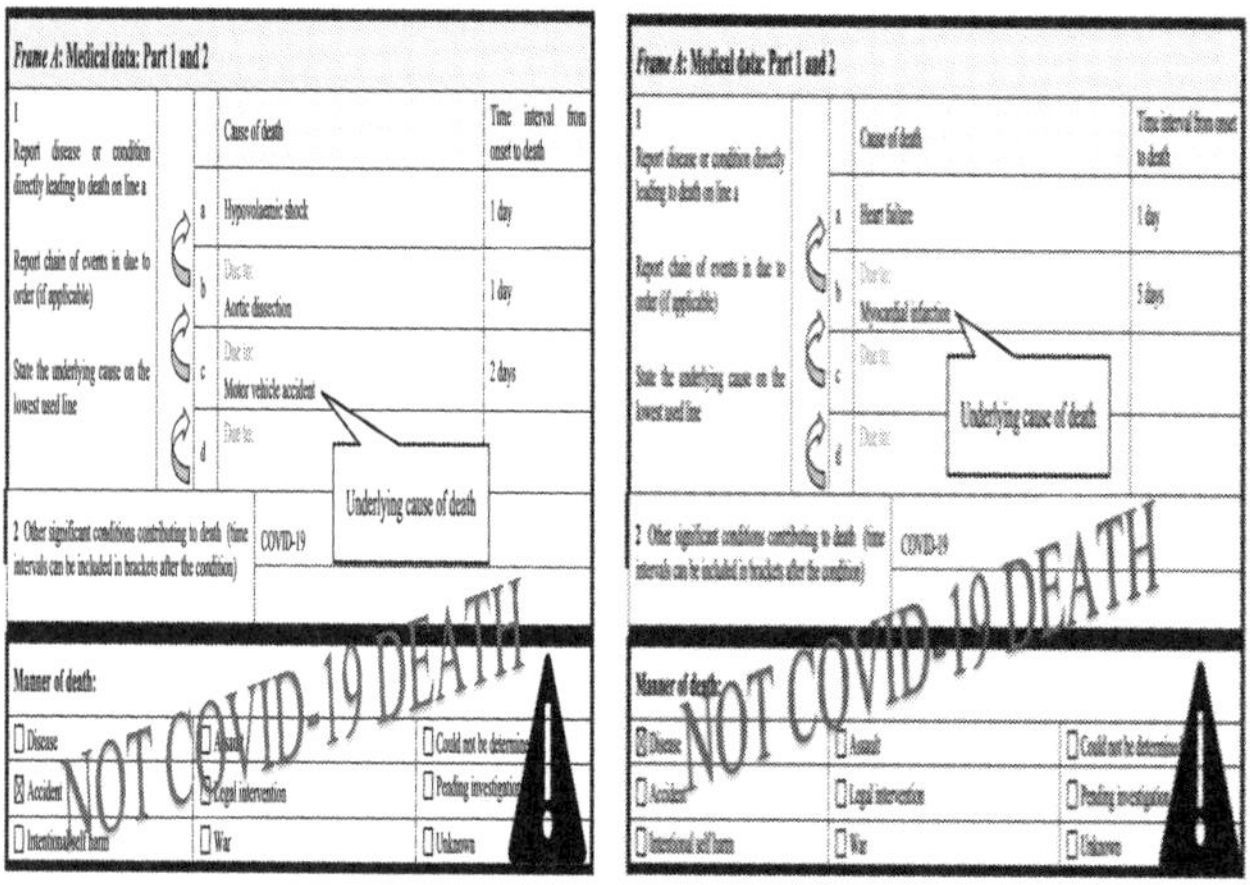

図6–8　WHOの手引書によるコロナ感染症の死因の定義

Trackerの過失を認めて６４５人に修正した。ＣＤＣからは、過失の原因はコンピュータが誤ってコロナが原因の死亡に加えて、死因とは関係ないＰＣＲ陽性のケースもコロナ死とカウントしたことによると説明された。一例として頭部外傷で死亡してもＰＣＲ検査が陽性ならコロナによる死亡にカウントされたことを挙げている。

そこで、厚労省の発表する速報値と確定値を比較したのが表６−７である。予想とは異なり、確定値の方が速報値より多かった。わが国におけるコロナによる正確な死亡数を求める声が多い現在、なぜ日本では、速報値より確定値が多いのか理由を明らかにする必要がある。

ところで、国立感染症研究所（感染研）から9月の第一報に続いて、昨年末に、20歳未満の小児におけるコロナ死についての疫学調査の結果が発表された。本書第５章３節で、感染研の発表する子どものコロナ死の定義について疑問を投げかけた。今回の調査にあたって感染研は、調査員を現地に派遣し、医療機関での診療録の閲覧、

表6-7　わが国におけるコロナによる死亡数

	厚労省、感染症発生動向情報—速報値	人口動態調査—確定値
2020年	3,456人	3,466人
2021年	14,872人	16,766人
2022年（1月～8月）	21,487人	26,336人

さらに医師への聞き取り調査を行っており、これまでわが国で公表されたコロナによる死亡数の調査では、最も信頼できる結果と期待される。

２０２２年１月１日からの調査期間が、前回の８月31日が９月30日までに延長されたことによって、症例数が41人から62人に増加した。62人の内訳は、０歳：９人（15％）、１～４歳：19人（31％）、５～11歳：25人（40％）、12～19歳：９人（15％）である。62人のうち実地疫学調査ができたのは57人で、内因性死亡が50人、外因性死亡が７人であった。

内因性死亡50人の年齢分布は、３ヶ月未満：３人（６％）、３ヶ月～１歳：５人（10％）、１～４歳：19人（31％）、５～11歳：25人（40％）、12～19歳：９人（15％）であった。21人（42％）に基礎疾患がみられた。ワクチン接種の対象年齢である５歳以上の26人のうち、接種済みは３人（12％）であった。22人（44％）が来院時すでに心停止しており、20人（40％）が外来で死亡が確認された。発症から死亡までの日数の中央値は３日で、内訳は０～２日が22人（46％）、３～６日が14人（29％）、７日以上が12人（25％）であった。

最も知りたい死因についてであるが、不思議なことに前回の発表と同様、明言は避けて、「医療機関において疑われた死亡に至る主な経緯」という表現を用いている。中枢神経系の異常が19人（38％：急性脳症等）、循環器系の異常が9人（18％：急性心筋炎、不整脈等）、呼吸器系の異常が4人（8％：細菌性肺炎を含む肺炎等）、その他が9人（18％：多臓器不全等）、原因不明が9人（18％）であった。

中枢神経系の異常19人のうち14人（74％）が急性脳症、循環器系の異常9人のうち8人（89％）が心筋炎と考えられた。7人の外因死があったが、多くは不慮の事故で、交通事故、火災、中毒、自然災害によるものは含まれていないと記載されている。人口動態統計によると不慮の事故には、交通事故、火災、中毒の他、転倒、溺水、窒息等が含まれている。交通事故、火災、中毒、自然災害でないとすれば、残るは転倒、溺水、窒息である。死後のPCR検査が陽性であったことから速報値に加えられたと思うが、WHOの手引き書に従えば、この7例は確定値には加えられるべきではない。

さらに20人は外来で死亡が確認されており、死後のPCR検査が陽性であったことからコロナ死とされたようである。WHOの手引書にあるように、コロナ死とするにはあくまで生前にコロナを疑う症状がなければならないが、その点については記載がない。基礎疾患がみられた21人の内訳は中枢神経系疾患が7人、先天性心疾患が5人、染色体異常が5人であったが、これらの基礎疾患が死亡にどの程度関与していたかは不明である。

この調査では触れられていないが、これまでにメディアで報道されたコロナによる小児の死亡例には、基礎疾患の悪化やコロナ以外の原因で死亡したと記載されているケースも少なくない。血液病に罹患した2人が含まれているが、この2人は入院後血液病に罹患していることが判明し、当日及び3日後に血液病が原因で死亡したと報道されている。今回の調査では、現地に赴き医療機関での診療録の閲覧、さらに医師への聞き取り調査を行っていることから、基礎疾患がある患児の死亡に、コロナ感染がどの程度関与したかを明らかにすることが可能であったと思われるが、残念ながら調査報告には最も重要な基礎疾患の死亡への関与の記載が欠けている。

今回の感染研からの発表では、62人のうちＷＨＯの定義に従い、何人がコロナによる死亡と確定できるのかが明らかでない。速報値である厚労省の感染症発生動向情報においては、２０２２年１月１日から9月30日までの20歳未満のコロナによる死亡者数は34人で、今回の調査とは乖離がみられる。残念ながら、人口動態調査では年齢別のコロナ死亡数は入手できなかったので、この期間における20歳以下小児のコロナによる死亡数の確定値は不明である。調査員が現地に赴き、診療録の閲覧や医師への聞き取り調査を行っても死亡数を確定できない原因はどこにあるのだろうか。

２０２２年5月19日に開催された第84回アドバイザリーボードに提出された資料には、コロナによる死亡とされた４０４人の死因が記載されている。２２１人（55％）は、コロナウイルスの感染が死因であったが、残り45％の死因はコロナ感染症以外とされている。45％には、悪性腫瘍、誤嚥性肺炎、心不全、老衰、敗血症、虚血性心疾患、脳梗塞、自殺、致死性不整脈、溺死、頭部外傷などが含まれる。このデータは、BA.5の流行前であり、BA.5が流行の大半を占める第7波、第8波においては、直接的な死因としてコロナ感染が占める割合はさらに少数であろう。ＷＨＯの手引き書に従えば、前述したような直接的な死因があれば、コロナ死の確定値には含まれない。それゆえ、確定値は速報値を下回ることが予想される。

ところが、先に述べたように、わが国では人口動態統計に基づく確定値が速報値を上回るという不可解な現象がみられる。現在、メディアが報道するコロナによる死亡数は速報値であり、交通事故死も含め他の原因で死亡した場合も含まれている。正確な死亡数として人口動態調査に基づく確定値を重視すべきであるが、わが国ではほとんど報道されることはない。つまりわが国には、正確なコロナによる死亡数は存在しないのである。

ワクチン接種を含め、コロナ対応策を講じるには正確なコロナによる死亡数を知ることが第一である。現在、大きな問題となっている超過死亡の原因についても、正確なコロナによる死者数が分からなければ、判断を誤るであろう。

（２０２３年２月４日、アゴラに掲載）

第7章　コロナワクチン接種による中・長期副反応

1　コロナワクチン接種後に懸念される中・長期的な副反応とは？

コロナワクチンの副反応には、接種直後に見られる発熱や接種部位の疼痛、さらにはアナフィラキシーなどの副反応のほか、中・長期的な副反応の発生も懸念されるが、中・長期的副反応に関する情報は少ない。わが国におけるコロナワクチンの接種回数は２０２２年6月までに2億８０００万回に達し、これまでに中・長期的な副反応を含めて膨大な数の副反応が報告されている。

わが国では、ワクチン接種後の副反応が疑われた場合には、予防接種法に基づき医療機関から、薬機法に基づき製造販売業者からの報告が義務付けられている。諸外国にも同様の制度が存在し、米国におけるＶＡＥＲＳや英国におけるYellow Card Schemeがそれにあたる。日本の制度とは異なり、両者とも接種者本人やその家族からも報告することができる。これらの制度は、副反応疑い情報をモニタリングすることでワクチンの安全性について早期に警告することを目的としており、ワクチンと

表7-1　インフルエンザワクチンとコロナワクチンの副反応・死亡報告数の比較

	インフルエンザワクチン（日本）	コロナワクチン（日本）	コロナワクチン（英国）
接種期間	2015 〜 2020	2021 〜 2022	2020 〜 2022
接種回数	2億6,248万回	2億8,274万回	1億4,407万回
副反応報告	1,967	34,120	459,968
死亡報告	35	1,761	2,213

副反応との因果関係を解明することが目的ではない。本節では、わが国で収集されたコロナワクチンによる中・長期的な副反応の頻度を、インフルエンザワクチンの副反応報告や英国における Yellow Card Scheme と比較することとする。

２０２１年から２０２２年の16ヶ月間におけるコロナワクチンの接種回数は２億８２７４万回で、２０１５年から２０２０年までの５年間におけるインフルエンザワクチンの接種回数の２億６２４８万回に匹敵する。この間に報告されたインフルエンザワクチンの副反応、死亡報告数はそれぞれ１９６７、35であったが、コロナワクチン接種後の副反応、死亡報告数は３万４１２０、１７６１で、インフルエンザワクチンの17倍、50倍であった。この大きな違いの理由として、新しく開発されたワクチンは既存のワクチンと比較して副反応が報告される頻度が高いことが知られており、報告バイアスが関与した可能性は否定できない。

英国におけるコロナワクチンの接種回数はわが国のおよそ１／２であるが、副反応、死亡報告数はわが国の13・５倍、１・３倍であった。この差は、英国では接種者本人あるいは家族が報告できるのに対し、わが国では医療機関や製造販売業者しか報告できないこと等によると思われる（表7-1）。

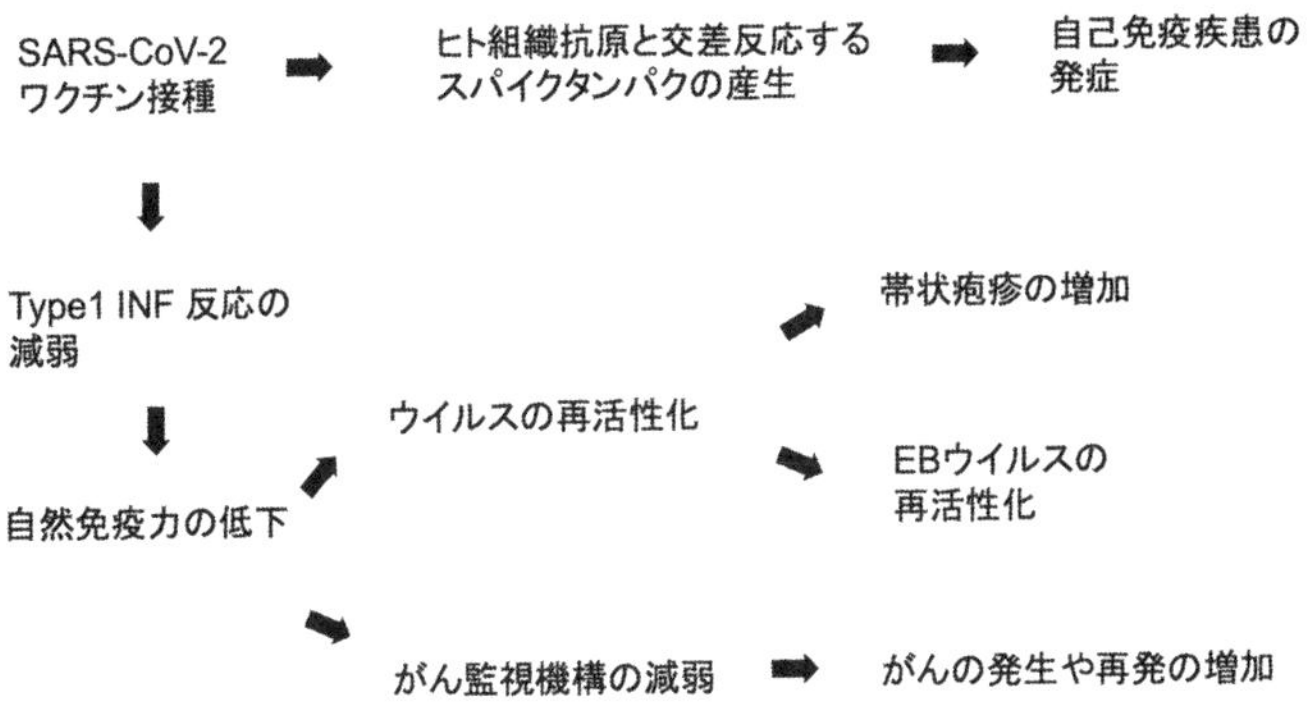

図7-1　コロナワクチン接種による中・長期的な副反応の可能性

次に、コロナワクチン接種後に見られる中・長期的な副反応として、自己免疫疾患、ウイルスの再活性化、悪性腫瘍について概説する（図7-1、図5-1再掲）。

コロナワクチンの作用の一つは、体内でスパイク蛋白に対する抗体を産生して感染防御することであるが、産生された抗体が、脳や筋肉などヒトの組織抗原と交差反応することが報告されている。報告では、検討した55抗原のうち25抗原との交差反応が見られた。この結果は、ワクチンの接種で産生されたスパイク蛋白抗体が交差反応を示すヒトの臓器を攻撃して自己免疫疾患を引き起こす可能性を示唆する。

２０２２年3月にファイザー社は、敗訴によりコロナワクチンに関する副反応の分析結果を開示した。ワクチンの接種が開始された２０２０年12月1日から２０２１年2月28日までの3ヶ月間に収集された副反応報告を含む本文書には、48種類の自己抗体の出現と38種類の自己免疫疾患が発症する可能性について触れられている。自己免疫疾患の種類は、血液、消化器、脳神経、呼吸器、循環器、腎臓、内分泌、皮膚、筋肉、耳鼻科領域、眼科領域と多種類の臓器に及んでいる。

ワクチン接種により自然免疫力が低下する機序も研究され、末梢血リンパ球の分画がワクチンの接種前後で変化することが示された。自然免疫力の低下は、ウイルスの再活性化やがん細胞監視機構の減弱をもたらす可能性がある。実際、ワクチン接種後に、潜伏していた水痘ウイルスが活性化して帯状疱疹の発症が増加することが報告されている。がん細胞に対する免疫監視機構が減弱すれば、がんの発症や再発の増加さらに既存のがんの急激な増大などが起こり得ると考えられるが、このようなことが実際に起きているかについては、もう少し長期の観察期間が必要であろう。

自己免疫疾患や、ウイルスの再活性化、悪性腫瘍がワクチン接種後に増えている可能性はあるだろうか。それを知る一助として、コロナワクチンと同じシステムで収集されたインフルエンザワクチン接種後の副作用とコロナワクチン接種後の副作用の発生頻度と比較した。自己免疫疾患、ウイルスの再活性化、悪性腫瘍の代表として、それぞれ、ギランバレー症候群／血小板減少性紫斑病、帯状疱疹、悪性リンパ腫を取り上げた（表7−2）。

まず、その発症とコロナワクチン接種との因果関係が認められている心筋炎と血栓性血小板減少症について比較した。心筋炎、血栓性血小板減少症については、インフルエンザワクチン接種後の報告数は1回、0回に対して、コロナワクチン接種後はそれぞれ、760回、96回とその差は顕著である。英国での血栓性血小板減少症の頻度が日本の9・7倍みられるのは、血栓性血小板減少症の発症リスクが高いとされるアストラゼネカ製剤が、わが国ではその使用頻度が1％にも満たないのに、英国で

表7-2　疾患別にみたインフルエンザワクチンとコロナワクチンの副作用頻度の比較

	インフルエンザワクチン		コロナワクチン（日本）		コロナワクチン（英国）	
	総数	/100万回接種	総数	/100万回接種	総数	/100万回接種
心筋炎	1	0.004	760	2.69	1,268	8.8
血栓性血小板減少症	0	0	96	0.34	482	3.3
ギランバレー症候群	33	0.13	222	0.78	635	4.4
血小板減少性紫斑病	16	0.06	144	0.51	328	2.3
帯状疱疹	3	0.01	137	0.48	3,554	24.7
悪性リンパ腫	—	—	10	0.04	91	0.63

は34%を占めていることも関係すると考えられる。

自己免疫疾患であるギランバレー症候群、血小板減少性紫斑病のコロナワクチン接種後の頻度は、インフルエンザワクチン接種後の6倍、8・5倍であったが、英国の頻度は、日本のさらに5・6倍、4・5倍であった。

帯状疱疹は、小児期に感染した水痘ウイルスが、加齢や若年でも免疫力が低下すると再活性化して発症する疾患であるが、インフルエンザワクチン接種後にはわずか3回、コロナワクチン接種後でも１３７回しか報告されていない。私の周囲でも、ワクチン接種後に帯状疱疹を発症した知人が複数いることを考えると、ワクチン接種後に副反応が見られても、軽微な副反応では医療機関や製造販売業者から医薬品医療機器総合機構（ＰＭＤＡ）に報告されるのはごく一部に過ぎないと思われる。米国のＶＡＥＲＳの検討でも、報告されるのは発生例の１％であった。英国での帯状疱疹の報告頻度が日本の50倍に達するのは、英国では接種者や家族が副反応を直接報告するからであろう。

免疫が低下すると再活性化するウイルスとして水痘と並んで有名なのは、エプスタイン・バー（EB）ウイルスである。日本人の95％はEBウイルスの罹患歴がある。小児期に罹患した場合にはほとんど無症状であるが、Bリンパ球に生涯潜伏感染する。

稀に免疫の低下や加齢などの要因によって、EBウイルス感染Bリンパ球が悪性化して悪性リンパ腫を発症することがある。一例として、骨髄移植後の免疫低下状態に、EBウイルスが再活性化して悪性リンパ腫を発症することがある。その原因は、EBウイルス抗原を認識する細胞傷害性Tリンパ球が移植後枯渇するからである。悪性リンパ腫に対する有効な治療法として、骨髄移植ドナーの末梢血リンパ球から、EBウイルス抗原特異的細胞傷害性Tリンパ球を誘導して体外で大量に培養し、培養細胞を患者に輸注する治療法が開発されている。筆者も、腹部にできた巨大な悪性リンパ腫が、抗がん剤や放射線を使うことなく、培養細胞を輸注するのみで治癒が得られた経験がある。悪性腫瘍のコントロールに、いかに免疫力が重要であるかを示すよい例である。

EBウイルスはその他、血球貪食性リンパ組織球症の原因となることでも知られている。血球貪食性リンパ組織球症は、抗生剤に不応性の持続する発熱、皮疹、肝脾腫、リンパ節腫張、出血症状など多彩な症状が見られる予後不良な疾患で、免疫系に異常が見られることが多い。驚いたことに、コロナワクチン接種後の副反応報告に、20人の血球貪食性リンパ組織球症と10人の悪性リンパ腫が含まれており、そのうち5人が死亡している（表7-3）。インフルエンザワクチン接種後に1人の血球貪食性リンパ組織球症が発生しているが、悪性リンパ腫の報告例は見られない。英国からは、91人の悪性

表7-3　EBウイルスの再活性化が関連したと考えられるコロナワクチン接種後の死亡報告

№.	年齢	性別	接種から死亡までの日数	製剤	接種回数	病名
1	76	女	36	ファイザー	2	血球貪食性リンパ組織球症
2	73	男	27	ファイザー	2	血球貪食性リンパ組織球症、悪性リンパ腫
3	61	女	98	ファイザー	2	血球貪食性リンパ組織球症、悪性リンパ腫
4	79	男	64	ファイザー	1	慢性活動性 EB ウイルス感染症
5	84	女	17	ファイザー	3	血球貪食性リンパ組織球症、悪性リンパ腫
6	78	男	20	モデルナ	2	血球貪食性リンパ組織球症

2022 年 7 月 8 日開催第 81 回厚生科学審議会予防接種・ワクチン分科会資料

リンパ腫の報告例がある。

今回紹介したワクチンによる副反応をモニタリングするシステムは、ワクチンの安全性について早期に警告することを目的としており、ワクチンと副反応との因果関係を解明することを目的としたものではない。米国では、ワクチンと副反応の因果関係を検討する目的で、予防接種歴と診療記録をリンクした Vaccine Safety Datalink（ＶＳＤ）が存在する。

因果関係を証明する王道は未接種群と接種群の副反応の発生頻度を比較することであるが、コロナワクチンに比較試験を適用するのはハードルが高い。そもそも、副反応の発症頻度が１００万回接種あたり1回にも満たない低頻度であるうえに、全人口の8割以上が接種済みであることを考えると、コントロール群として背景を揃えた未接種者を集めるのは容易ではない。それ以上に、他のワクチンと違い短期間にワクチンの効果が減弱することを、接種群においては考慮する必要がある。

今年に入って国内で開催される各専門領域の学会の演題を見ると、自己免疫疾患を主に、コロナワクチン接種後の副反応の発表が目に付く。筆者の専門とする分野がEBウイルス関連悪性腫瘍なので、本節でEBウイルス関連副反応を取り上げたが、各領域の専門家が副反応報告のリストに目を通すことによって、モニタリングとしての価値が高まるに違いない。コロナワクチン接種後の中・長期副反応の今後の動向については、目を離すことができない。

（2022年8月4日、アゴラに掲載）

2 コロナワクチンがヒトの遺伝子に組み込まれる可能性は？

ファイザー／モデルナが開発したmRNAワクチンやアストラゼネカのウイルスベクターワクチンは、コロナウイルスの遺伝情報をヒトに投与することで、ヒトの細胞からスパイク蛋白を産生させることを考えれば、遺伝子治療そのものである。開発当初からコロナワクチンに懸念されていたことは、ワクチンの遺伝情報がヒトの遺伝子に組み込まれる可能性である。

遺伝子治療では、ウイルス由来のベクターを用いて遺伝子を細胞の核内DNAに組み込み、目的とするタンパク質を作らせる。遺伝子治療が始まった当初は、アデノウイルスベクターやレトロウイルスベクターが主に用いられていた。レトロウイルスベクターによる先天性免疫不全症に対する遺伝子治療は、最も早く実用化された遺伝子治療であるが、遺伝子治療を受けた患児から白血病が多発した

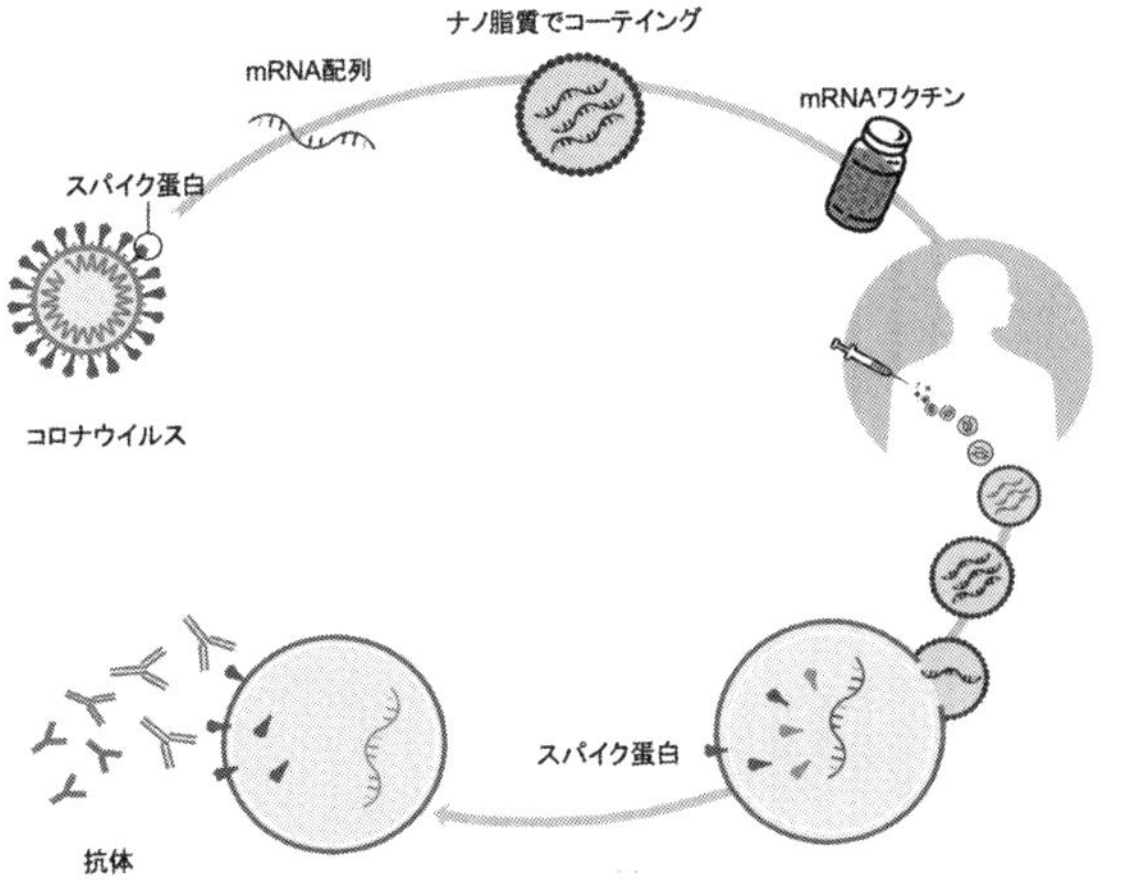

図7-2　mRNAワクチンの製法

Pfizer Bloomberg Research 改図

ことから、いったん、先天性免疫不全症に対する遺伝子治療による臨床研究は全世界で中止された。

　白血病が発生したのは、レトロウイルスベクターで挿入された遺伝子が、がん遺伝子の近くに挿入されてがん遺伝子を活性化したことが原因であった。その後、安全性を高めたレンチウイルスベクターやアデノ随伴ウイルスベクターが開発されて、遺伝子治療の臨床研究は一気に進んだ。日本でも、2020年に先天性脊髄性筋萎縮症に対する遺伝子治療薬に1億6700万円の薬価がついて、保険適用となった。

　現在、最も実施件数が多い遺伝子治療は、白血病に対するキメラ抗原受容体T細胞療法（CAR-T療法）である。筆者が所属する名古屋大学小児科では、がん化のリスクを減らすために、ウイルスベクターを用いない遺伝子導入法を世界に先駆けて開発することに成功し、現在、小児白血病患者を対象とした臨床研究を行っている。

X連鎖性副腎白質ジストロフィーは、中枢神経系に脱髄が生じる予後不良な疾患であるが、海外ではレンチウイルスベクターによる遺伝子治療の臨床研究が行われている。安全とされているレンチウイルスベクターを用いているが、昨年の発表では、遺伝子治療を受けた67例中3例に骨髄異形成症候群が発症している。以上のように、遺伝子治療では、がん遺伝子の近傍への遺伝子挿入を避けて、がん化のリスクを減らすことが最大の課題である。

遺伝情報は、DNA→（転写）→mRNA→（翻訳）→タンパク質の順に伝達されており、この基本原則は、セントラルドグマと名付けられている。厚労省のホームページには、コロナワクチンとしてヒトに投与されるmRNAは、数分から数日で分解され、mRNAからDNAはつくられないので、その情報が長期に残ることや、精子や卵子のDNAに取り込まれることはないと記載されている。

ところが、2022年にスウェーデンから、コロナワクチン由来のmRNA遺伝情報がDNAに逆転写する可能性が報告された。ファイザーmRNAワクチンを添加した培養液中でヒトの肝がん由来の細胞株を培養したところ、培養開始から6時間で細胞内において、mRNAがDNAに逆転写することが示されたのだ。なお、この逆転写はヒト内因性逆転写酵素であるLINE-1の働きによることも示された。

しかしこの研究では、逆転写されたDNAが核内に侵入して宿主のDNAに組み込まれているかは明らかでない。本研究結果に対しては、①逆転写されたDNAが核内に存在することが示されていない、②もともとLINE-1が過剰発現しているがん細胞株を用いて行われた実験結果であり、正常細胞で同じ結果が得られるのかは明らかではないことを理由に、ワクチン由来の遺伝情報がヒトのDNAに組み込まれる可能性を否定する意見も見られる。

コロナワクチンの遺伝情報がヒト遺伝子に組み込まれるか？　この問いに解答を与えるにあたって、新たに重要な情報が発表された。

mRNAワクチンの製造工程ではプラズミドが原料となるが、最終工程でプラズミドを除去することが必要で、その混入は基準値以下でなくてはならない。プラズミドは、染色体とは独立した環状2本鎖DNAで、自己複製が可能である。ファイザー社およびモデルナ社のワクチンサンプルを次世代シークエンサーでRNAシークエンスを行ったところ、欧州医薬品庁（EMA）の基準値を上回るプラズミドの混入が見られたことが報告された。この混入プラズミドは大腸菌を形質転換することも判明している。事の重要性から、この発表の真偽を至急検討することが必要である。

ワクチンに含まれるmRNAは、哺乳類の細胞でのみ翻訳できるように設計されているので、プラズミドに由来するスパイク蛋白が発現するには、プラズミドがヒトゲノムに組み込まれることを必要とする。ワクチンに混入したプラズミドは、先に説明したLINE-1のような逆転写酵素の働きを必要とせずにヒトゲノムに組み込まれる可能性がある。

このプラズミドがヒトゲノム上のがん遺伝子の近傍に組み込まれると発がんのリスクがあるが、それ以上に問題なのは、持続的にスパイク蛋白が体内で作られる可能性があることである。スパイク蛋白は血管内皮細胞を傷害するなど、ワクチンに見られる種々の副作用の原因であることを考慮すると、上記の報告が事実であるとすれば、その影響ははかり知れない。現在、この報告の真偽について世界各地で追試が行われており、その結果を待ちたい。

遺伝子治療はもともと稀少な遺伝性疾患を対象としており、臨床研究に参加する患者数も数十人程度である。このレベルなら、先天性免疫不全症やX連鎖副腎白質ジストロフィーの例でわかるように、発がんのリスクについてもすぐ気づかれる。ところが、コロナワクチンについては、すでに億単位のレベルで接種されているので、がん化のリスクを捉えることは容易ではない。ワクチン接種が引き金となって発症したがんと従来のがんとに臨床的な違いがあるわけでもないので、発がんとワクチン接種との因果関係を証明することは困難である。

またワクチン接種ががん化を促進する要因としては、ヒトゲノムへの遺伝子の組み込みばかりでなく、免疫監視機構の低下やEBウイルスなどの発がんウイルスの再活性化の可能性も考えられる。次世代シークエンサーでがん組織の遺伝子を網羅的に検索し、ワクチン由来の遺伝子配列を検出すれば、ワクチン由来の遺伝子が組み込まれたことによるがん化であることを直接的に証明することができる。次世代シークエンサーによる遺伝子検査は、研究室レベルではよく用いられる手法であるが、検査費用も高額で保険適用もないことから、臨床現場で実施するのは容易ではない。しかし、この問いに答えを出すには、全国がん登録を詳細に検討して、異常な増加を示すがん種があった場合に、そのがん種を対象に網羅的遺伝子検査を行うこと以外によい方法は思いつかない。

（2023年3月24日、アゴラに掲載）

3　ｍＲＮＡワクチン接種後に見られる自己免疫疾患は新規機序によって発症した可能性はあるか？

ファイザーやモデルナ製のコロナワクチンは、人類初のｍＲＮＡワクチンということでその安全性が懸念されるが、ｍＲＮＡは短期間で分解されるので安全性についての問題はないと説明されている。最近、この説明に疑問を投げかける研究結果が報告されている。

デンマークからは、ワクチン由来のｍＲＮＡが、接種後最長28日間血液中に存在することが報告された。次世代シーケンサーを用いてＲＮＡシーケンスを行うと、ｍＲＮＡの配列情報を網羅的に読み取ることができる。ヒトのＲＮＡばかりでなく、ウイルスやワクチン由来の遺伝子配列情報をも読み取ることが可能である。検討した１０８人のうち、10人の血中からワクチン由来の全長あるいは部分的な遺伝子配列が検出された。この結果、ワクチンが接種されると、10人に１人はワクチンが分解されずに一定期間血中に残ることが判明した。

この結果は、ワクチン由来のｍＲＮＡが注射された筋肉のみでなく全身の臓器に運搬されることを意味する。実際、ファイザー社の資料には、マウスの筋肉に注射すると、注射された筋肉部位の他に、肝臓、脾臓、副腎、卵巣からもワクチン由来のｍＲＮＡが検出されたことが記載されている。各臓器の細胞に取り込まれたｍＲＮＡはリボゾームでスパイク蛋白を産生し、産生されたスパイク蛋白は細

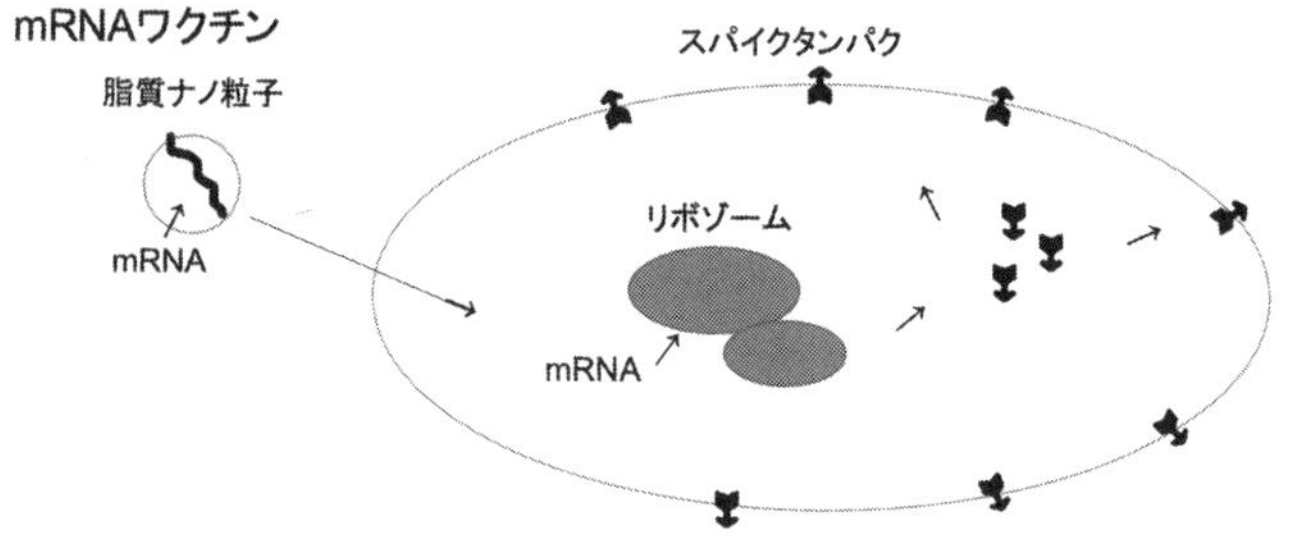

図7-3　mRNAワクチンの仕組み
小島作図

胞の表面に運ばれて、抗体やT細胞に認識される（図7−3）。

細胞表面に分布するスパイク蛋白は、免疫染色によってその存在を病理組織学的に示すことができる。図7−4はワクチン接種後に死亡した患者の病理組織像であるが、茶色の部分がスパイク蛋白の存在部位である。筋肉、脳、心筋、冠動脈細胞の一部がスパイク蛋白を産生している。

ヒトの免疫系は、元来、細菌やウイルスなどの異物から自分の体を守る働きがあるが、時に免疫系が正常に働かずに自分の組織を異物と見做して攻撃することで自己免疫疾患を発症する。種々の自己免疫疾患があるが、膠原病のように全身臓器の症状が見られるものと、慢性甲状腺炎のように特定の臓器のみの症状が見られる病気とがある。

すでに、コロナワクチン接種後に多数の自己免疫疾患が報告されている。コロナワクチン接種後に見られる自己免疫疾患の発症メカニズムとして、スパイク蛋白に対する抗体がヒト組織抗原と交差反応することが考えられている。すでに、コロナワクチンの接種が開始される以前に発表された論文に、抗スパイク蛋白抗体は、検討した55種類のヒト組織抗原のうち25抗原と交差反応することが示されている。この

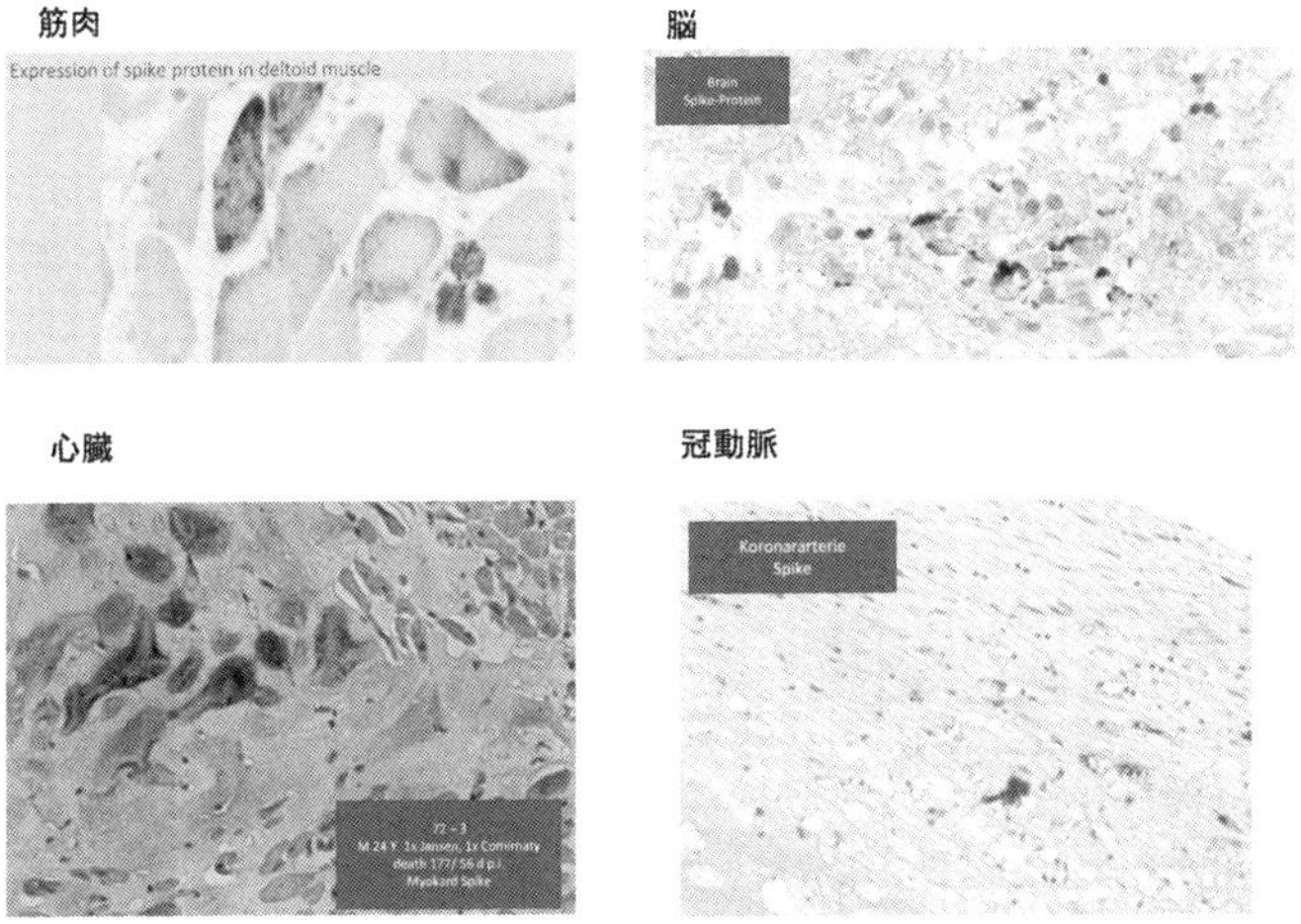

図7–4　抗スパイク蛋白抗体による免疫染色

Arne Burkhart 博士撮影

結果から、ワクチンの接種で産生された抗スパイク蛋白抗体が、交差反応を示すヒト臓器を攻撃して自己免疫疾患を引き起こす可能性が危惧されていた。

コロナワクチンに限らずワクチン接種後に発症する自己免疫疾患は、ヒト組織抗原と交差反応する抗体によって発症すると考えられてきた。ところが、mRNAワクチンでは、肝臓、脾臓、脳、心臓などの様々な臓器を構成する細胞の表面にスパイク蛋白が発現する。コロナワクチンが投与されると、免疫を担当するB細胞からはスパイク蛋白を認識する抗体が産生される。同時に、表面にスパイク蛋白が存在する細胞を攻撃する細胞傷害性T細胞も誘導される。このような抗体依存性あるいはT細胞依存性自己攻撃によって自己免疫疾患が発症する危険性がある（図7–5）。

実際、スパイク蛋白を認識するT細胞によって自己免疫性肝炎が発症したことが報告されている（図

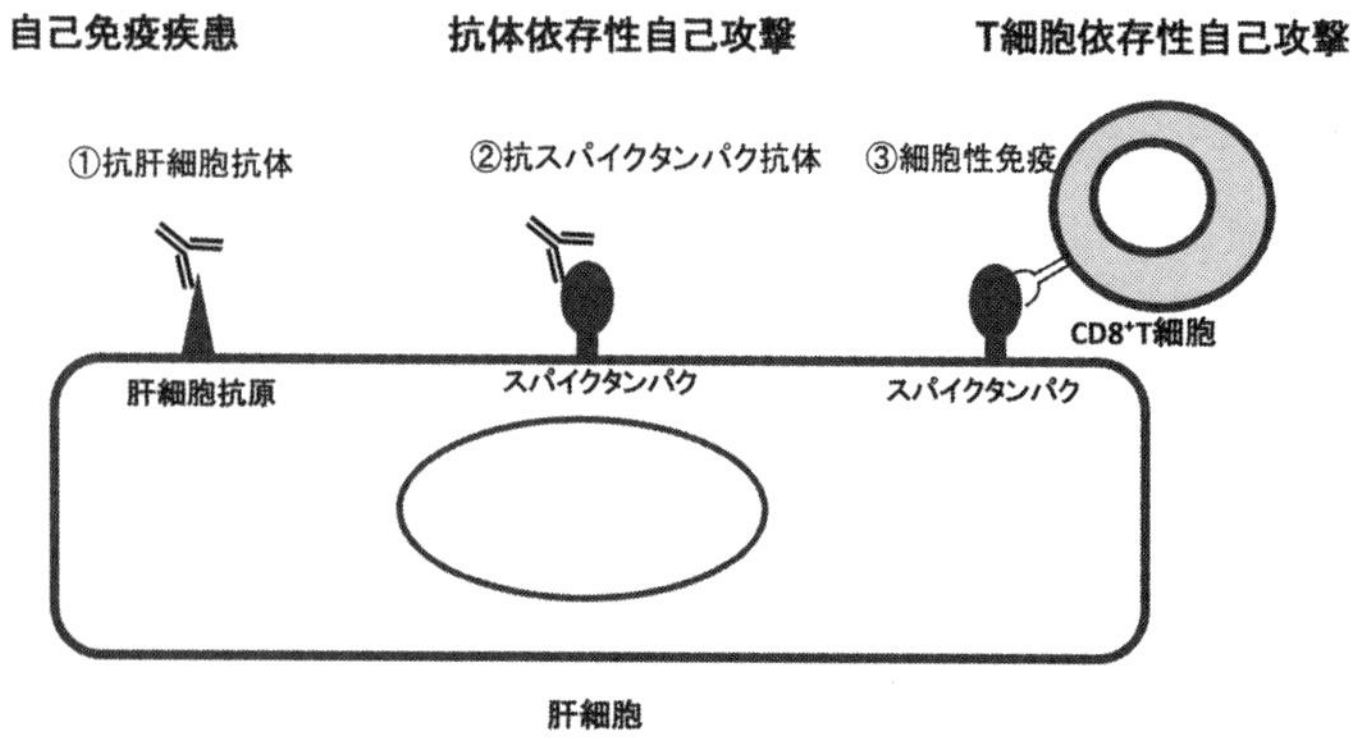

図7-5　mRNAワクチン関連自己免疫疾患の発症機序

小島作図

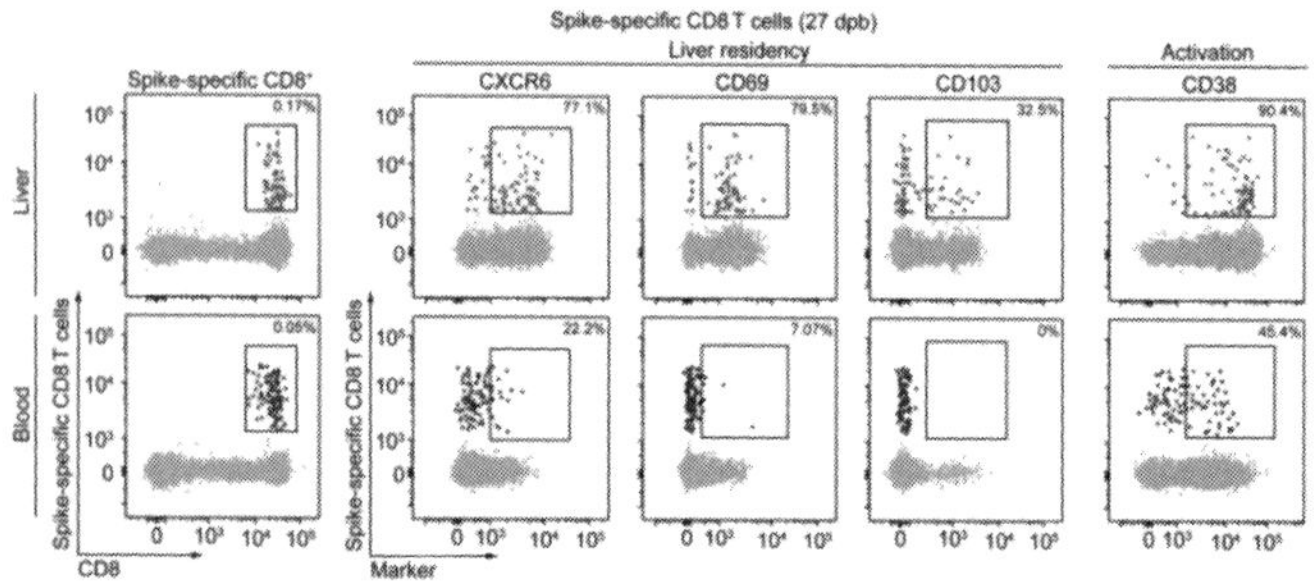

図7-6　末梢血、肝臓組織からのスパイク蛋白特異的細胞傷害性T細胞の検出

J Hepatol. 2022 Sep; 77(3) : 653-659

7-6）。蛍光標識したMHCテトラマーを用いたフローサイトメトリーによって、スパイク蛋白特異的細胞傷害性T細胞を検出することが可能である。

この研究の対象となった患者では1回目のコロナワクチン接種後に肝炎を発症したが、改善が見られたので、2回目のワクチンを接種したところ再度肝機能が悪化した。ワクチンの接種が肝炎の発症に関与していることは、臨床経過から明らかである。テトラマーを用いて、この患者の末梢血と肝臓組織中のスパイク蛋白特異的細胞傷害性T細胞が検出されたことから、スパイク蛋白を認識する自己のT細胞による攻撃で肝炎が発症したと考えられた。

コロナワクチンの接種後には、主に、筋肉、肝臓、リンパ節、副腎、卵巣にmRNAが蓄積する。図7-4にあるように抗スパイク蛋白抗体に染まる細胞は心筋にも存在する。3月10日に公表されたコロナワクチン接種後の副反応リストによれば、これらの臓器に原因不明の炎症や機能不全が多数起きていることが報告されている（表7-4）。テトラマーを用いて、これらの副反応にスパイク蛋白を標的にした細胞傷害性T細胞が関与しているかを検討することは重要と思われる。

表7-4　mRNAワクチン接種後に見られた副反応の報告数

疾患名	報告数
肝臓	
自己免疫性肝炎	31
肝不全	14
急性肝炎	4
劇症肝炎	4
リンパ節	
リンパ節症	157
リンパ節炎	21
副腎	
副腎機能不全	30
横紋筋	
横紋筋融解症	68
心臓	
心筋炎	514

2023年3月10日開催第92回厚生科学審議会予防接種・ワクチン分科会資料

ｍＲＮＡワクチン技術は、コロナウイルスのみならず、今後、インフルエンザを始め他の病原体に対するワクチン、更にはがん領域への適用も考えられている。上記のメカニズムによる自己免疫疾患の発症は、コロナワクチンに限らず、ｍＲＮＡ技術を用いたすべてのワクチンに起こりうることである。その意味でも、コロナワクチン接種後の副反応に対するテトラマーによるスパイク蛋白特異的細胞傷害性Ｔ細胞の検討は、ぜひ始めるべきであろう。

（２０２３年３月15日、アゴラ掲載）

4　コロナワクチンによってプリオン病が発症する可能性はあるか？

プリオン病は感染性のタンパク粒子（プリオン）が脳に蓄積しておこる病気で、ヒトに見られる代表的なプリオン病がクロイツフェルト・ヤコブ病（ＣＪＤ）である。なお、牛にみられるプリオン病が狂牛病である。プリオンに汚染された牛肉を食べたヒトがＣＪＤを発症し、大きな社会問題になったことを記憶している人は多いのではないだろうか。

プリオンは細菌でもウイルスでもなくタンパク質からなる感染性の因子で、プリオンを構成するタンパクがプリオンタンパク質である。プリオン病の原因は、正常型プリオンの立体構造が変化して生じた異常型プリオンで、正常型プリオンを異常型プリオン構造に変換してしまう。この異常プリオンタンパク質が脳に沈着するとプリオン病を発症する。プリオンで汚染された牛肉を食べてからＣＪＤ

を発症するまでの期間は約10年と考えられている。

この異常型プリオンタンパク質を産生する遺伝子配列はグリシンジッパーモチーフと呼ばれるが、コロナウイルスを構成するスパイク蛋白にグリシンジッパーモチーフが存在する。CJDの初発症状は抑うつや異常行動などの精神症状であるが、進行すると認知症や運動失調が現れ、1~2年で全身の衰弱、呼吸不全、誤嚥性肺炎などで死亡する。診断には、脳脊髄液の14-3-3蛋白やタウ蛋白の測定や異常型プリオン蛋白高感度増幅法（RT-QUIC法）が有用である。14-3-3蛋白とタウ蛋白はCJD以外の病気でも陽性になることがあるが、RT-QUIC法では髄液中の異常型プリオンタンパクを検出するのでより診断的価値が高い。確定診断には特徴的な病理所見やウエスタンブロット法や免疫染色による脳組織からの異常型プリオン蛋白の検出が必要である。

コロナワクチンが開発された当初から、スパイク蛋白にプリオン領域が存在することから、将来、CJDを発症する危険性が懸念されていた。ところが思いのほか、2021年にトルコから、コロナワクチンの接種後に発症したCJDの一例が報告された。症例は82歳の女性で、コロナワクチンを接種した翌日から神経症状が出現、短期間に病状が進行して死亡した。臨床症状と脳波やMRIなどの所見、さらに髄液の14-3-3蛋白が陽性であったことからCJDと診断された。しかし、確定診断に必要な病理検査や異常型プリオン蛋白の検出は行われていない。

最近、フランスからコロナワクチン接種後に発症した26例のCJDが報告されたので、その概略を図7-7に示す。26例のうち20例はフランス、3例は米国、イスラエル、ベルギー、スイスからが各

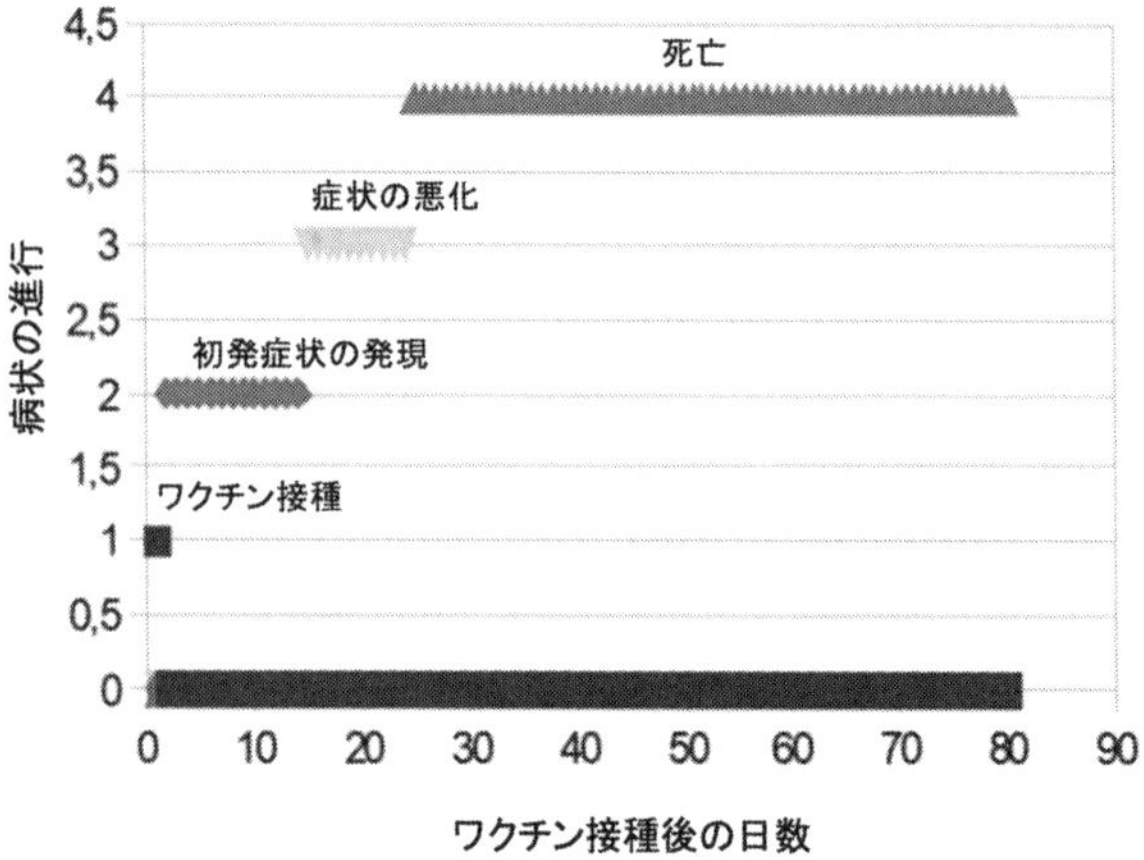

図7-7　コロナワクチン接種後に発症したクロイツフェルト・ヤコブ病の臨床経過

1例である。トルコからの報告と同様、ワクチン接種後中央値が11日と短期間に発症しており、予後も極めて不良で1例を除いて全例が死亡した。

この論文についてファクトチェックが行われたが、この論文は偽りだと判定されている。その理由として、①コロナワクチンの接種が始まった2021年以降にCJDが増加したという証拠は見られない。②人口の90％以上がコロナワクチンの接種歴があることから、CJDの発症は偶発的なものではないか。③コロナワクチンがCJDの原因となる理論的根拠がない、というものであった。

CJDのように極めて稀な病気では、発生率で統計的な有意差を示すのは困難である。ワクチンとの因果関係が認められている心筋炎・心膜炎でさえ、発生率の差を見るのでなく偶発性を検討している。すなわち、接種1日～21日後の心筋炎・心膜炎の発症リスクと、接種22日～42日後の発症リスクを比較して、発症リス

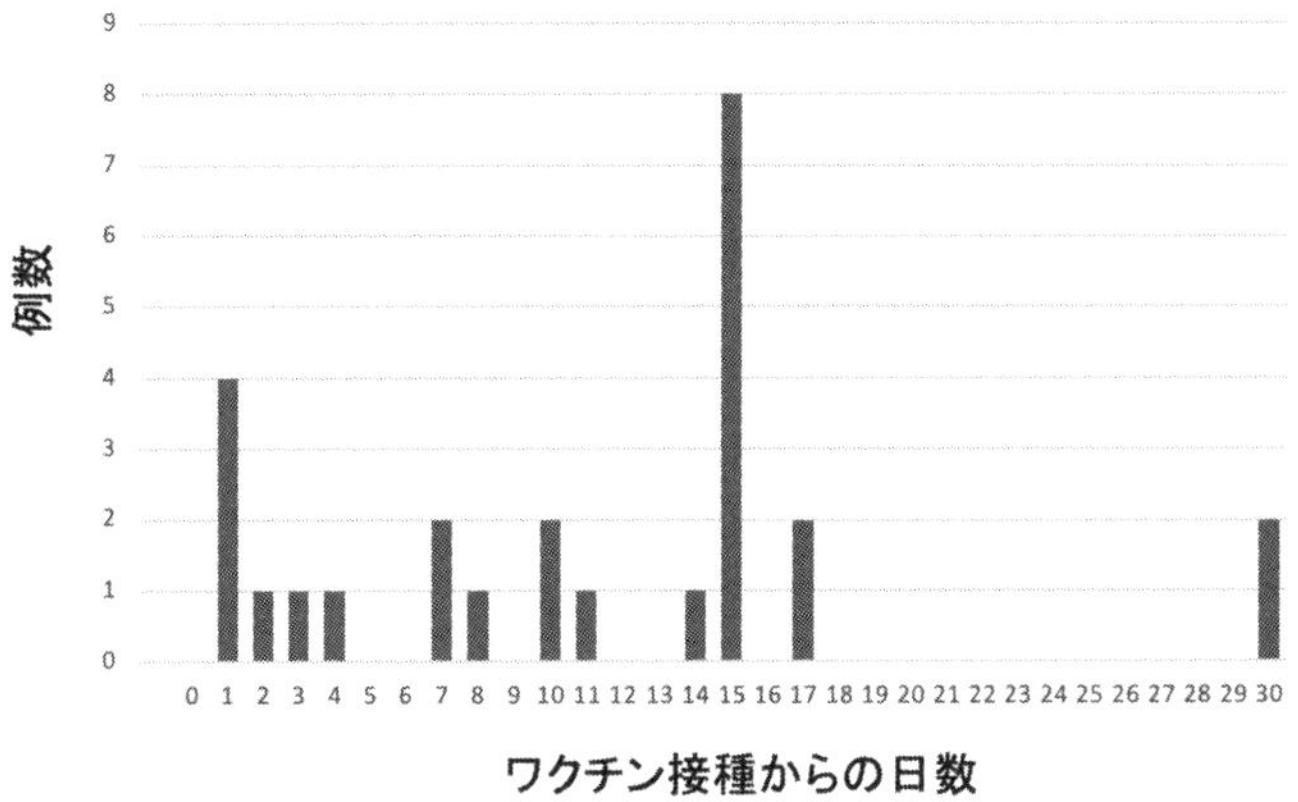

図7–8　コロナワクチン接種からクロイツフェルト・ヤコブ病が発症するまでの日数

クに有意差があることから因果関係が認められている。

③については、スパイク蛋白にプリオン領域が存在することから、原因となる理論的根拠がないとは言い切れない。

図7–8には、ワクチン接種日からＣＪＤ発症までの日数を示す。ワクチン接種から30日後に発症した2例を除いて、24例は3週間以内に発症しており、この発症パターンは偶発的とは思えない。しかし、26例については、ＣＪＤの確定診断に必要な髄液の検査や病理検査の結果は示されておらず、ＣＪＤと確定診断するのは困難である。また、ワクチン接種から発症までの潜伏期間の中央値が11日というのは、典型的なＣＪＤと比較するといかにも早すぎる。

次に、米国のワクチン有害事象報告制度（ＶＡＥＲＳ）に登録されたコロナワクチン接種後に発症したＣＪＤ症例について検討した。２０２３年3月17日の時点で、ＶＡＥＲＳには79例の登録があったが、記載が不十分な症例を除いた66例の概略を述べる。

年齢は、26歳から87歳に分布し、中央値は67歳である。男性が35例、女性が31例である。使用製剤は、ファイザーが54例、モデルナが11例、ヤンセンが1例であった。51例についてワクチン接種から発症までの潜伏期間が記載されているが、15例が10日以内、9例が20日以内、6例が30日以内と、全体の59％が30日以内であった。予後不良で、報告時点で32例が死亡しており、ワクチン接種から死亡までの日数は28日から452日で、その中央値は160日であった。髄液検査で、14–3–3蛋白やタウ蛋白の高値あるいはRT–QUIC法で異常型プリオン蛋白が検出された症例は14例あり、なかでも診断的価値が高いRT–QUIC法で異常型プリオン蛋白が検出された症例が5例見られた。しかし、詳細な病理所見が記載されている症例は見られなかった。

フランスからの報告さらにVAERSへの登録例を検討すると、臨床所見や検査所見からCJDと極めて類似した神経疾患が、偶発的とは言えない頻度で発生しているのは確かのようである。しかし、詳細な病理所見の報告がないのでCJDと確定診断することはできない。それ以上に、接種後の潜伏期間が極めて短いことは、典型的なCJDと同じとは思えない。

この疑問を解くのにヒントとなる症例報告を紹介する。パーキンソン病の病歴がある76歳の男性であるが、コロナワクチンの接種後に不安の増大、社会からの引きこもりなどの行動や精神的変容がみられるようになった。さらにパーキンソン病の症状が悪化して運動障害もみられるようになった。3回目のワクチンを接種した3週後に、突然倒れて入院、集中的治療が行われたが間もなく死亡した。

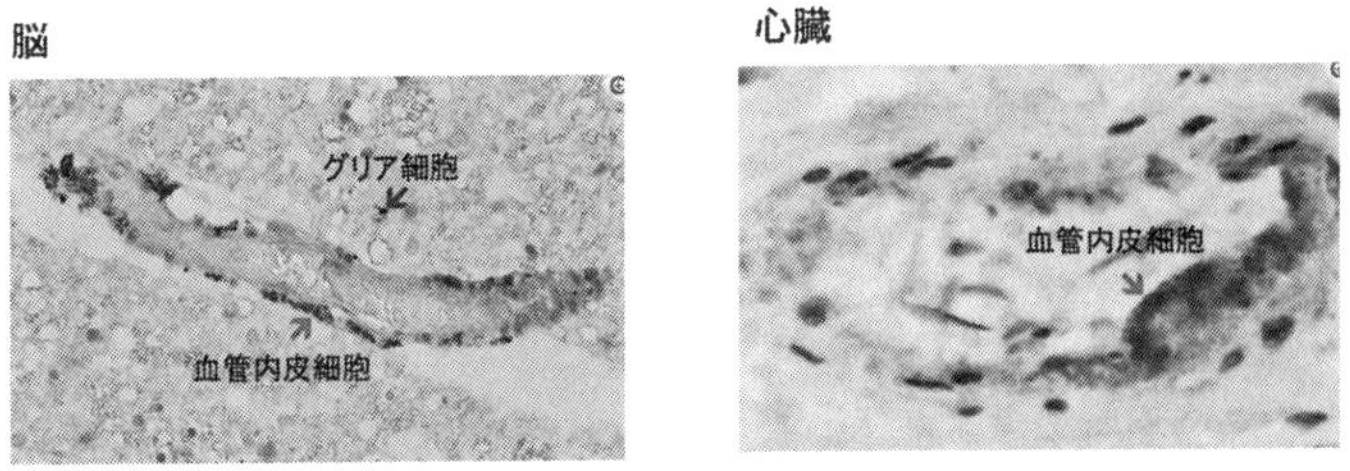

図7−9　脳、心臓の血管内皮細胞とグリア細胞におけるスパイク蛋白の発現

剖検が行われ、直接の死因として誤嚥性肺炎が考えられたが、脳には多発性壊死性脳炎、心臓には軽度の心筋炎の所見が見られた。得られた組織について、抗スパイク蛋白と抗ヌクレオカプシド抗体を用いた免疫染色を行ったところ、脳の血管内皮細胞とグリア細胞、心臓の血管内皮細胞にスパイク蛋白の発現が見られた（図7−9）。

ヌクレオカプシドの発現は見られなかった。コロナ感染による場合は、スパイク蛋白抗体に加えてヌクレオカプシド抗体にも染色されるが、この症例では、スパイク蛋白にのみ染色されたので、ワクチン由来の遺伝情報によって産生されたスパイク蛋白と考えられた。

スパイク蛋白の発現があれば、スパイク蛋白による直接の細胞傷害のほか、抗スパイク蛋白抗体あるいは細胞障害性T細胞による自己免疫機序によって細胞が傷害されてもおかしくない。ワクチン接種後にみられる心筋炎はスパイク蛋白による心筋傷害と考えられており、ワクチン接種後早期から発症する。壊死性脳炎の原因もスパイク蛋白による傷害と考えれば、心筋炎と同様にワクチン接種後早期から発症すると考えられる。

この症例において、脳と心臓の血管内皮細胞にスパイク蛋白が発現し、壊死性脳炎と心筋炎の所見が同時に見られたことは、上記の可能性を支持する。現在、コロナワクチン接種後のＣＪＤと報告されている症例は、ワクチン接種からの潜伏期間が極めて短いことや、病理検査で異常プリオン蛋白が脳に沈着していることを確認されていないことから、典型的なＣＪＤとは区別した方がよいと思われる。ここでは便宜的にCJD-likeと命名する。この範疇に入る症例については、先入観をもたずにその病因や発症機序を検討する必要があると思われる。

日本で、CJD-likeは発生しているだろうか。3月10日に配布された厚生科学審議会のコロナワクチン接種後の副反応報告にはＣＪＤの病名はない。しかし、意識変容（１６８例）、意識レベルの低下（６８７例）、運動機能障害（３３３例）、刺激に無反応（25例）などＣＪＤを疑う症状が見られた患者は多数報告されている。とりわけ、ワクチン接種後に認知症の症状が急速に進んだ患者の中にはCJD-likeが紛れ込んでいるかもしれない。ワクチン関連心筋炎の診断に、血中スパイク蛋白の検出が有用であることが報告されているが、同様な発症機序が考えられるCJD-likeの診断においても血中スパイク蛋白の測定が有用かもしれない。

コロナワクチンとＣＪＤとの関係が話題になったのは、もともとスパイク蛋白にプリオン領域が存在するからである。コロナワクチンが典型的なＣＪＤの発症リスクであるかが明らかになるには、今後10年間、20年間にわたる観察を必要とするであろう。

（２０２３年4月4日、アゴラに掲載）

第8章　超過死亡

1　超過死亡とは？

国立感染症研究所（感染研）が発表する超過死亡のダッシュボードは、わが国の超過死亡を論じるにあたっての基本ツールである。私も2022年3月に、このダッシュボードで得られるデータを元に「昨年わが国で観察された戦後最大の超過死亡について」というタイトルで論考を投稿している。

鈴村氏の指摘があったように、6月に入って突然、このダッシュボードのグラフ自体が変更されてしまった。感染研は変更の理由として、全国の超過死亡の算出法を、これまでは47都道府県のそれぞれの超過死亡を積み上げて全国の値としていたのを、直接、超過死亡を算出する方法に変更したことによると説明している。

その結果何が起こったか？　変更前のグラフと変更後のグラフを比べてみれば一目瞭然であるが、超過死亡の観察された週が激増したのだ（図8-1）。変更後は、わが国で65歳以上の高齢者にコロナ

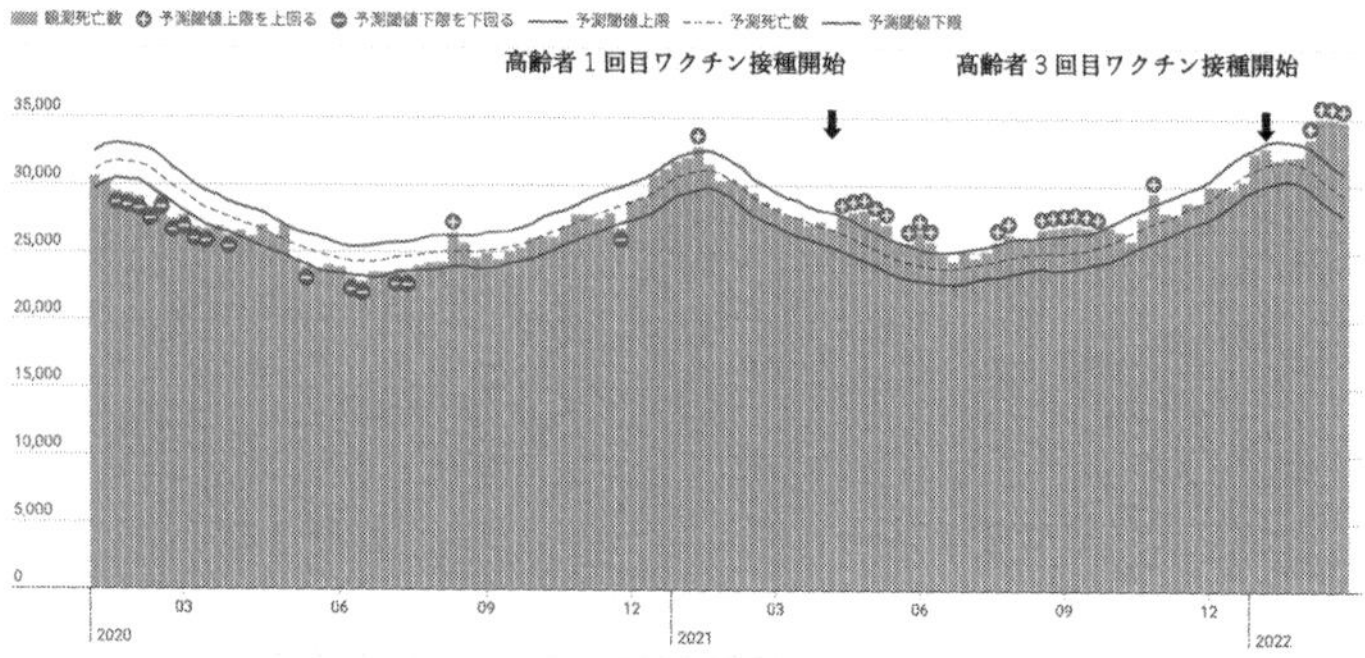

図8-1　超過死亡とワクチン接種開始日（変更後）

ワクチンの接種が開始された直後の２０２１年4月18日から9月26日までの24週のうち16週（67%）において予測値の上限を上回る超過死亡が観察されている。一方、変更前のグラフでは同じ期間に超過死亡が観察されたのは、3週（13%）に過ぎない。変更後のグラフにおいて、9月26日以降しばらく超過死亡は観察されなかったが、高齢者に対し3回目ワクチン接種が本格的に開始された２０２２年2月には4週連続して超過死亡が観察されている。

そのほか注目すべきことに、すでに新型コロナの流行が始まっていた２０２０年の前半には過少死亡が観察されている。特に、1月19日から7月19日までの27週のうち、15週（56%）において観察死亡数が予測閾値下限を下回っていた。

２０２１年に観察された戦後最大といわれる超過死亡の要因をどこに求めたらよいであろうか。この点についてこれまで主に議論されてきたのは、①新型コロナウイルス感染の流行、②流行にともなう医療の逼迫、③２０２０年に見られた過少死亡への反動、④コロナワクチン関連死、の4点である。感染研の鈴木基感染症疫学センター長は、変更前のグラフのデータに基づいて、コロナワクチン関連死の可能性については明確に否定し、新型コロナウイルス感染の流行やそれに伴う医療逼迫の可能性を主張した。大手メディアも鈴木説に追随している。今回、ダッシュボードが変更されたことにより、この主張は変わるのだろうか。

感染研のダッシュボードを使えば、全死亡だけでなく死因別の超過死亡も調べることができる。実は、全死亡による超過死亡が観察された4月18日から9月26日までの24週のうち、13週（54％）に新型コロナウイルス感染症以外の原因による上限超過死亡が観察されている（図8－2）。とりわけ、老衰が原因による超過死亡が19週（79％）に観察され、全死亡による超過死亡が観察された週と完全に合致した（図8－3）。すなわち、この期間の超過死亡の原因は主に老衰患者の激増によることが判明した。

アドバイザリーボードは新型コロナウイルス感染による404例の死因を報告しているが、死因を新型コロナウイルス感染症と記載しているのは221例（55％）に過ぎない。悪性腫瘍（20例）、心不全（16例）など種々の病名が記載されているが、老衰（13例）も含まれている。一方、2022年5月13日に厚生科学審議会・予防接種ワクチン分科会から報告された1690例のワクチン接種後の死因のなかで、最も多いのは状態悪化（141例）で、これらのなかには、死亡診断書に老衰と記載されている例もあると想像される。すなわち、老衰の激増は、新型コロナウイルス感染でもコロナワクチン接種でも説明可能である。

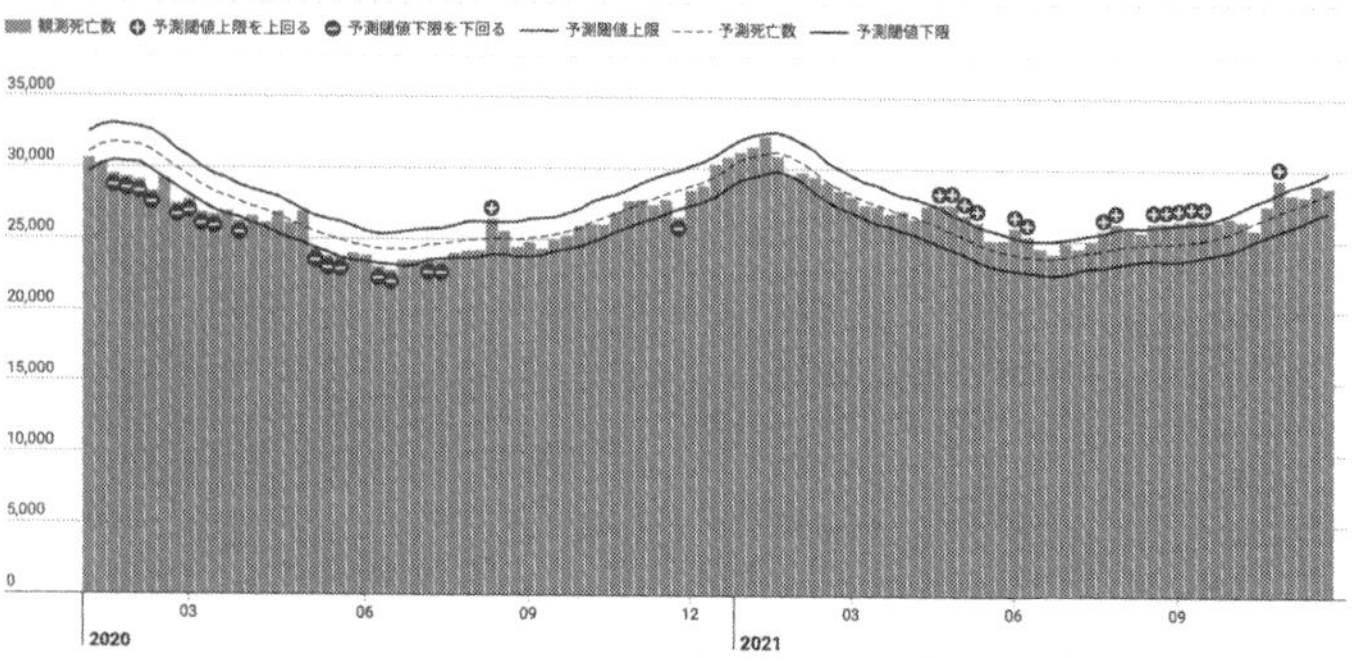

図8-2　新型コロナウイルス感染症以外の原因による超過死亡

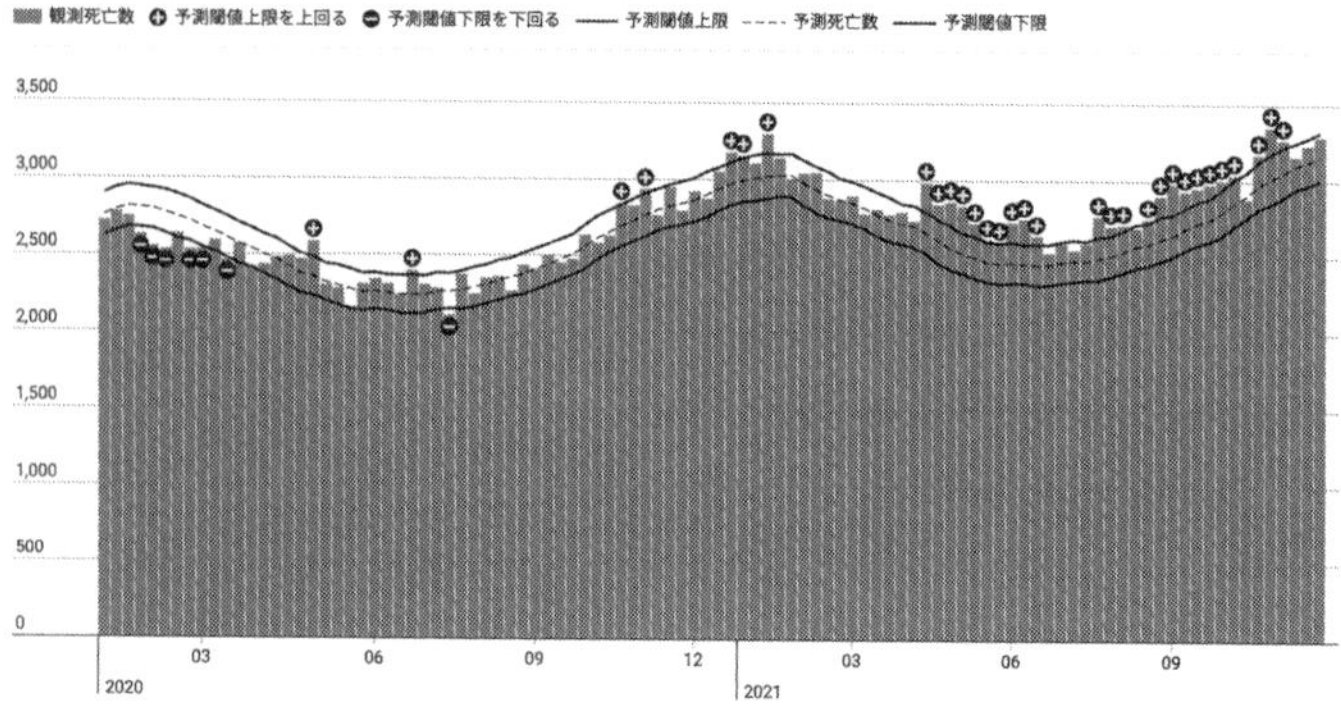

図8-3　老衰が原因による超過死亡

2021年に観察された超過死亡を、2020年の過少死亡の反動で説明できるだろうか。9月の最終週以降4ヶ月間ほど超過死亡がみられなかったのが、3回目のワクチン接種が本格的に始まった2022年に入って再び超過死亡がみられるようになったことを考慮すると、この仮説では説明しにくい。2021年4月と2022年2月から観察された超過死亡は、高齢者ワクチン接種が開始された翌週ないし4週後に始まっている。

また、今回の超過死亡を医療の逼迫で説明可能であろうか。2022年に始まった第6波では、コロナの感染者数は激増したものの入院患者に大きな増加は見られない。愛知県におけるコロナ関連病床の使用率は、ピークの2月下旬においても、コロナ病床が70%、重症者病床が30%ほどでまだ余裕が見られた。2021年5月に観察された超過死亡についても、東京や大阪のような大都市圏のみでなく、コロナ感染による死者が0の鳥取県や島根県を含めて、全国一律に超過死亡が観察されたことは、医療の逼迫では説明がつかない。すくなくとも、医療が逼迫して交通事故やがん患者の治療ができず、死者が激増したとは思えない。

全国の人口動態は、まだ2022年3月分までしか公開されていないが、愛知県の人口動態はすでに4月分まで公開されている。愛知県においても、2022年2月の死亡者数は7449人で、前年の6134人と比較して1315人(18%)増加した。3月も同様に733人、10%増加し、全国の動きと同様である。ところが、4月は226人(4%)の増加にとどまっている。この急激な減少に超過死亡の原因を探る鍵があると思われる。

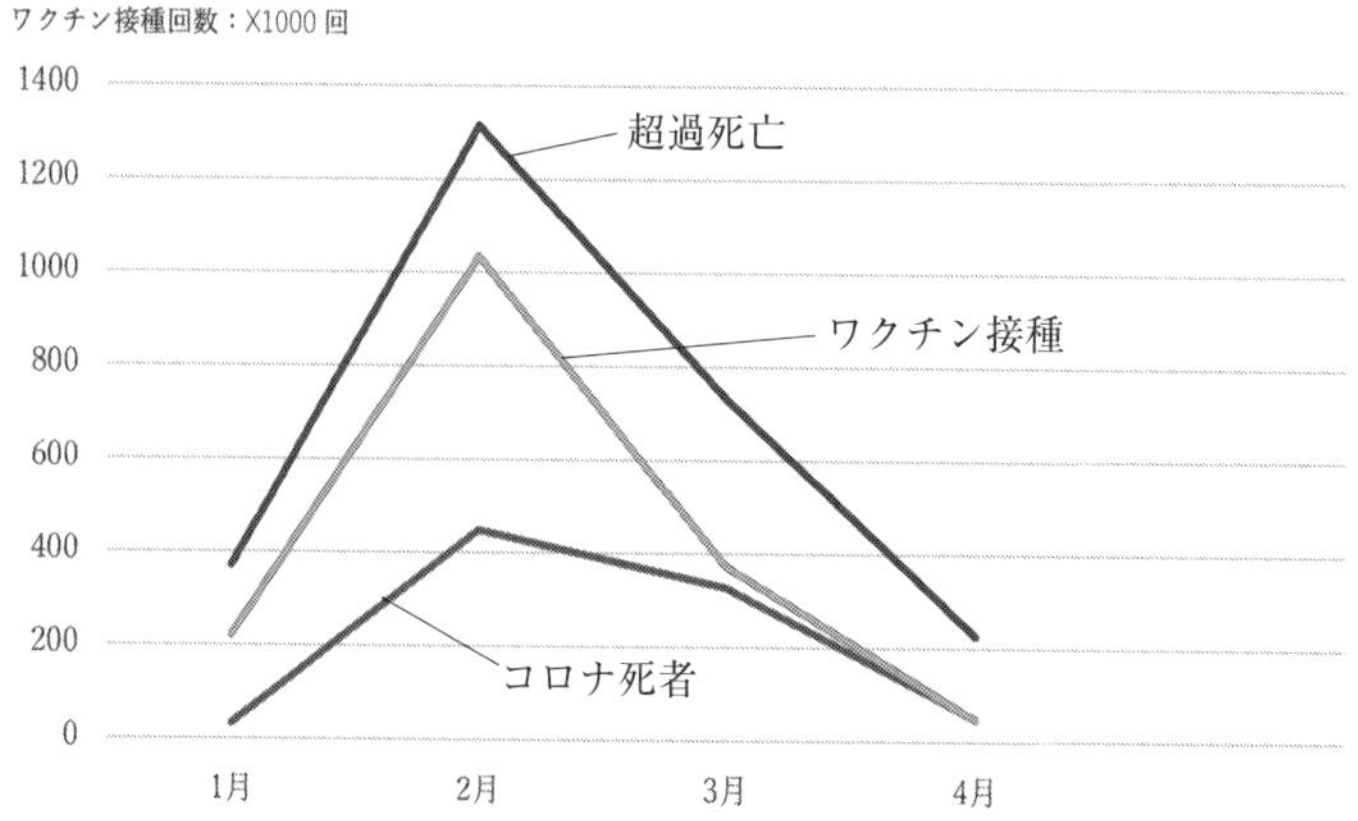

図8-4　愛知県における超過死亡、ワクチン接種回数、新型コロナ感染による死者数の比較

図8-4は、愛知県における、2022年1月から4月の超過死亡、65歳以上の高齢者に対するワクチン接種回数、コロナ感染による死亡者数を示す。ピークの2月における超過死亡数は1315人、コロナ感染による死亡者は448人で、その差は1000人近くある。一方、65歳以上高齢者のワクチン接種回数は、1月には22万回、2月には103万回に増加したが、3月には37万回、4月には4万8千回と急激に減少した。超過死亡の動きは、コロナ感染による死亡者数と比べて、ワクチン接種回数の動きとより相関している。

超過死亡の要因は、決して一つだけでなく、複合的なものであってもよい。とりわけ、今回の検討で超過死亡がみられた時期は、コロナ流行の第4・5波、第6波と一致しており、さらに、高齢者ワクチン接種が開始された時期とも一致している。昨年来、わが国で見られた超過死亡の要因としては、先にあげた4つの要因が考えられるが、なかでも、ワクチン関連死が最も説明がつく。しかし、第4・5波、第6波の流行時期と一致していることから、コロナ感染による死亡数の増加も加わった複合要因によると考えるのが、最も妥当ではないかと思う。

なお、予防接種ワクチン分科会から報告のあるワクチン接種後の死亡例の累積は2022年5月の時点でも1700人あまりに過ぎず、数万人に達する超過死亡との乖離を指摘するむきもある。この点については、先の論考でワクチン接種後の死亡例は一部しか報告されておらず、その推定値は超過死亡に近似することに言及しているので参照していただきたい。

（2022年6月19日、アゴラに掲載）

2　2021年に日本で観察された戦後最大の超過死亡の原因は？

2021年5月以降の半年間にわが国で観察された超過死亡は4万人に達し、東日本大震災のあった2011年を超えて戦後最大である。これまでも、国立感染症研究所の分析結果に基づいて、超過死亡は新型コロナの流行やそれに伴う医療の逼迫が原因であると各メディアは報道しているが、この期間におけるわが国の新型コロナによる死者が8500人であることを考慮すると、4万人（4・7倍）という数字はいかにも多すぎる。コロナによる超過死亡が観察された米国、英国、イタリアからの報告では、超過死亡数はコロナによる死者の1・1～1・3倍程度である。例えば、2020年のイタリアにおけるコロナによる死者は7万2千人であったが、超過死亡数は8万2千人（1・1倍）であった。

わが国で高齢者に対するコロナワクチンの接種が開始された2021年4月以降に超過死亡が生じていることから、超過死亡の原因としてワクチン接種後の死者の増加が囁かれているが、この疑念を、厚労省がこれまで正式に取り上げたことはなかった。ところが、2022年2月18日に開催された第76回厚生科学審議会で、鈴木基感染症疫学センター長は、超過死亡の原因としてワクチン接種後の死亡の可能性について言及した。

鈴木センター長は図8-5を用いて、①原因は結果に時間的に先行することが知られており、この原則をBradford Hillの因果判定基準における時間的関係性と呼んでいる。大阪、兵庫および全国においては、超過死亡は新型コロナワクチン接種の増加に先立って発生しており、超過死亡の発生と新型コロナワクチン接種との間の時系列は説明がつかない。②現時点において、ワクチン接種が超過死亡の原因になり得るという科学的根拠は海外からも報告は見られないという2点を挙げて、超過死亡の原因としてワクチン接種の関与を明確に否定した。戦後最大の超過死亡が観察されたのは事実であるがその原因としては新型コロナの流行やそれに伴う医療の逼迫を挙げ、従来の主張を繰り返した。

新型コロナの流行やそれに伴う医療の逼迫が超過死亡の原因ということであるが、大都市圏のみでなく、コロナによる死者がほとんど報告されていない鳥取県や島根県を含めて、全国一律に超過死亡が観察されていることへの説明が必要である。

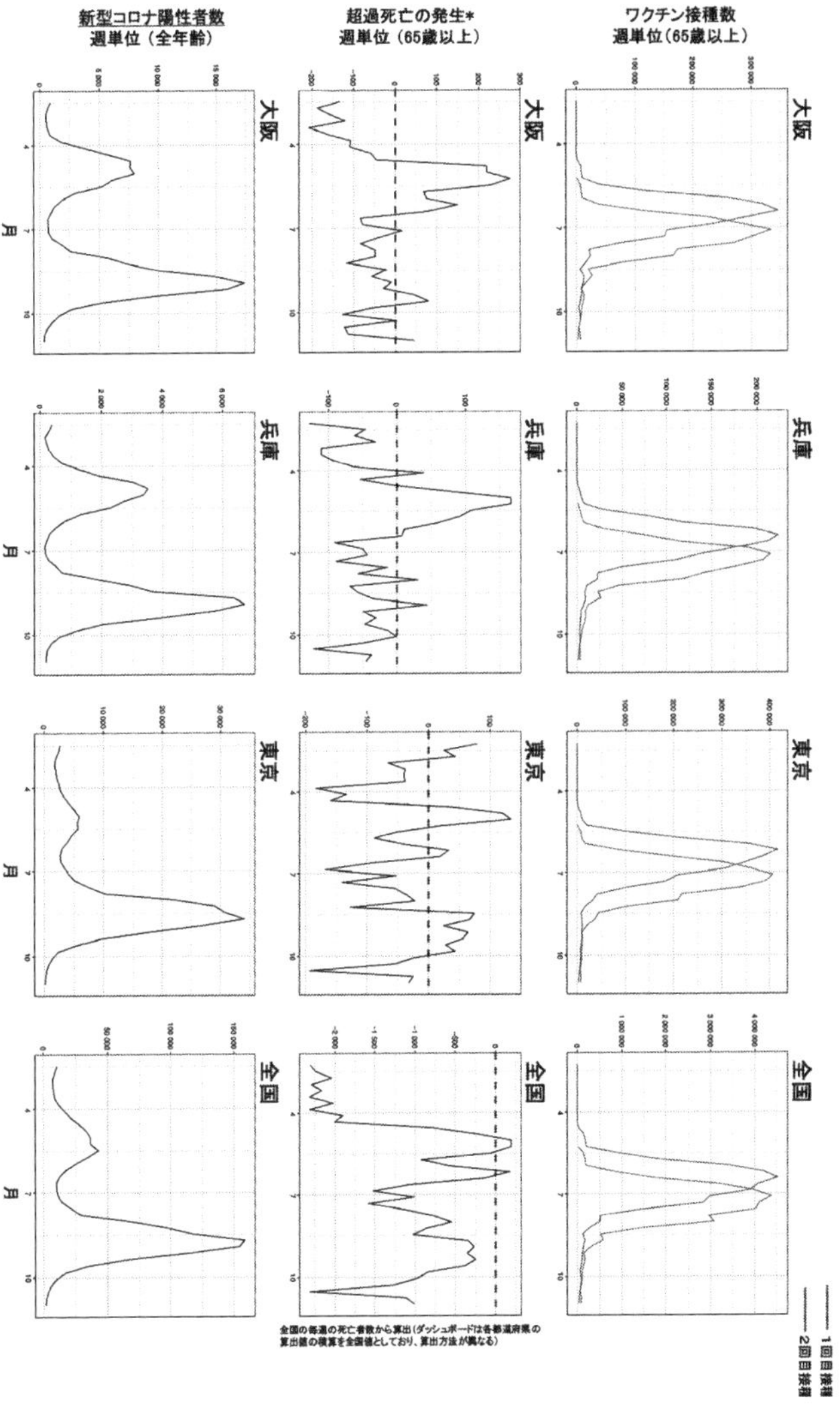

図8-5　超過死亡とコロナワクチン接種との関係
2022年2月18日開催第76回厚生科学審議会資料

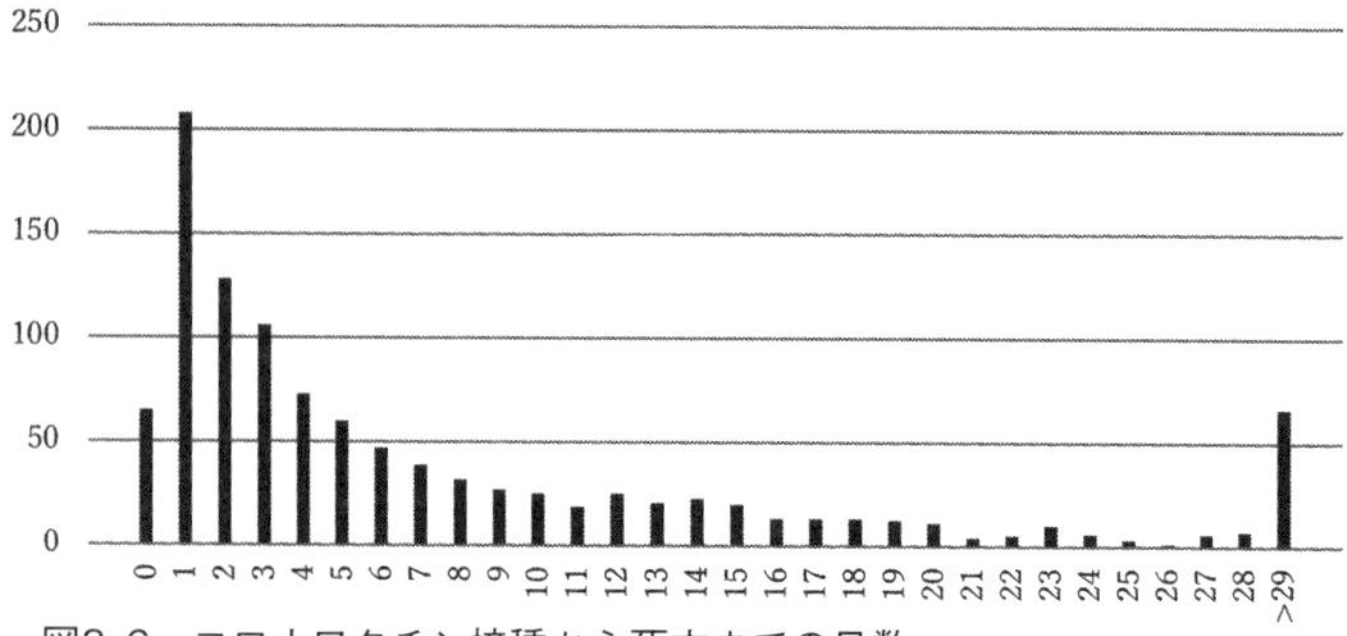

図8-6　コロナワクチン接種から死亡までの日数
2021年12月3日開催第73回厚生科学審議会資料

図８-６は、わが国で報告されたコロナワクチン接種日から死亡までの日数を示すが、死亡日は接種当日、翌日、翌々日に多く、1週間以内に集中している。ワクチン接種直後から死亡が観察されているのが特徴的である。

図８-７は、２０２１年3月から9月末までの週毎の超過死亡を示す（破線が予測死亡数）。わが国では２０２１年2月から医療従事者を対象にワクチン接種が開始されたが、全国で高齢者のワクチン接種が開始される4月12日までは、観測死亡数が予測死亡数を超えることがなかった、すなわち、この間には超過死亡は見られなかった。ところが、ワクチン接種が開始された翌週からは、一貫して観測死亡数は予測死亡数を超え、9月末までの超過死亡の総数は4万人を超えている。

２０２１年1月20日の朝日新聞デジタルには、ノルウェーで高齢者にコロナワクチン接種したところ、接種開始6日以内に23人が死亡した記事が掲載されており、高齢者にとってワクチン接種が極めてリスクが高いことに、注意を払うべきであったと思う。

ワクチンの接種回数がピークを迎える前に超過死亡が観察され

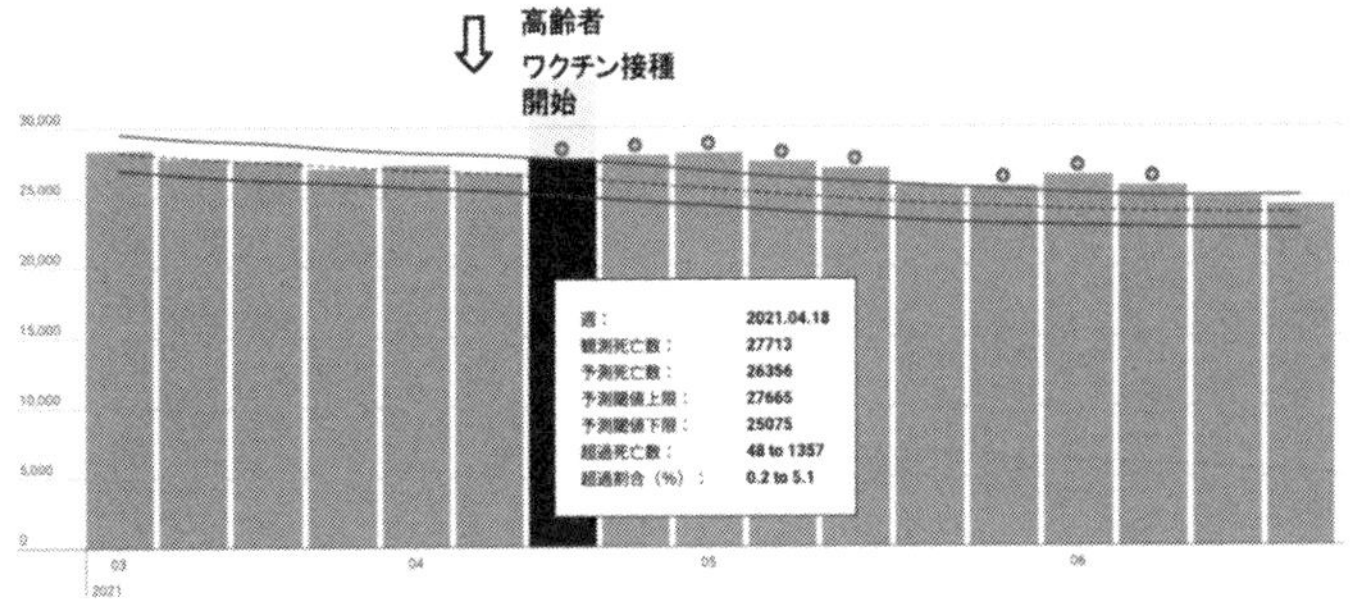

図8-7　高齢者ワクチン接種開始と超過死亡の発生

国立感染症研究所・感染症疫学センター

たのは、死亡リスクの高い高齢者に続いて一般接種が始まったことを考えれば説明がつく。図8-5でもって、超過死亡の原因としてワクチンの関与を否定するのは、根拠として薄弱である。

表8-1には、コロナの各流行期におけるコロナ感染による死亡数と超過死亡を示す。ワクチン接種が始まる前の第３波でのコロナによる死亡数は５６８７人、超過死亡は４８１５人であった。ところが、ワクチン接種後の第４波、第５波ではコロナによる死亡数は５６１０人、２８６６人と第３波と変わらないかあるいは少ないのに、超過死亡は１万９４６４人、１万８６３５人に激増している。

米国においてはVAERS（Vaccine Adverse Events Reporting System）を用いてワクチン接種後の有害事象が収集されている。コロナワクチンの認可は正式な承認ではなく緊急使用許可（EUA）なので、医療機関や製造販売業者は、ワクチンとの因果関係にかかわらず死亡例の報告が義務化されている。２０２０年12月14日にコロナワクチン接種を開始して以来６ヶ月間に、４４９６人の死亡が報告されている。

表8-1　各流行期におけるコロナ感染による死亡数と超過死亡

流行期	期間	ワクチン接種	コロナ死亡数（A）	超過死亡（B）	B-A
第3波	2020/11/29 2021/2/27	無し	5,687人	4,815人	-872人
第4波	2021/4/4 2021/7/3	有り	5,610人	19,464人	13,854人
第5波	2021/7/4 2021/10/2	有り	2,866人	18,635人	15,769人

死因はわが国と同じく、心臓・血管系の病気が多い。病理医による剖検や死因認証で死因が確定した808人においては、46・5％の死因が心臓・血管系の病気であった。ワクチン接種6週後までの死亡は全例報告が義務ではあるが、米国でも全てが報告されているわけではない。ワクチン接種後6週間の死者のうち、VAERSに報告されたのはワクチン接種者100万人あたり23・6人で、この間に推定される死亡者数は993・3人なので、実際に報告されたのは死者の2・3％に過ぎない。VAERSに報告された死者は4496人であるので、実際にはその43倍、19万5千人と膨大な死亡例が存在した可能性がある。もちろん、偶発的な死亡がほとんどで、ワクチン接種との因果関係があるのは少数に過ぎないと思われる。

わが国においても、有害事象としてワクチン接種後の死亡例の全例報告が期待されているが、実際に厚生科学審議会に報告されているのは死亡例の一部にすぎないのではないかと疑念が持たれている。そこで、ワクチン接種後10日間の死亡推定数に対する実際の報告数の割合を算出してみた。驚いたことに、10日間と6週間と期間に違いはあるものの、その割合は2・3％と米国における推定値とわが国の推定値は完全に一致した。わが国において超過死亡の増加が観察された2021年5月以降の65歳以上高齢者のワクチン接種後の死亡報告は1061人であるので、2・3%という値を用いると、この期間におけるワクチン接種後の死亡者は4万6130人と推定された。4万6130人という数字は、先に述べた2021年4月から9月末までの65歳以上高齢者の超過死亡数の3万4758人と不思議に近似している。

図8-6、図8-8と日米に共通してみられるワクチン接種後9日以内の死亡報告の集積は極めて特徴的で、ワクチン接種と死亡との因果関係を示唆していると考えやすいが、報告バイアスの可能性を主張する研究者も多い。すなわち、ワクチン接種直後の死亡は担当した医療機関や家族も報告するが、時間が経過するにつれ報告しなくなるのでこのようなパターンになるというのだ。

この点について鈴村氏は興味ある報告をしている。わが国で報告されているワクチン接種後の死亡例をa：50歳未満でワクチン接種1回後に死亡したグループ、b：50歳未満で接種2回後に死亡したグループ、c：50歳以上でワクチン接種1回後に死亡したグループ、d：50歳以上でワクチン接種2回後に死亡したグループに分けて、ワクチン接種と死亡日との関係を検討した。すると、aグループのみ、他の3グループとはパターンが異なっていた。これより、aグループにおいては偶発的死亡が多く、接種後9日以内においては報告バイアスの関与は軽度であると考えられた。b、c、dグループにおいても同じ条件で報告されているので、接種後9日以内であれば、報告バイアスの関与は考えにくい。

私も鈴村氏が主張するように、ワクチン接種後の死亡は、偶発的死亡とワクチン接種と因果関係が

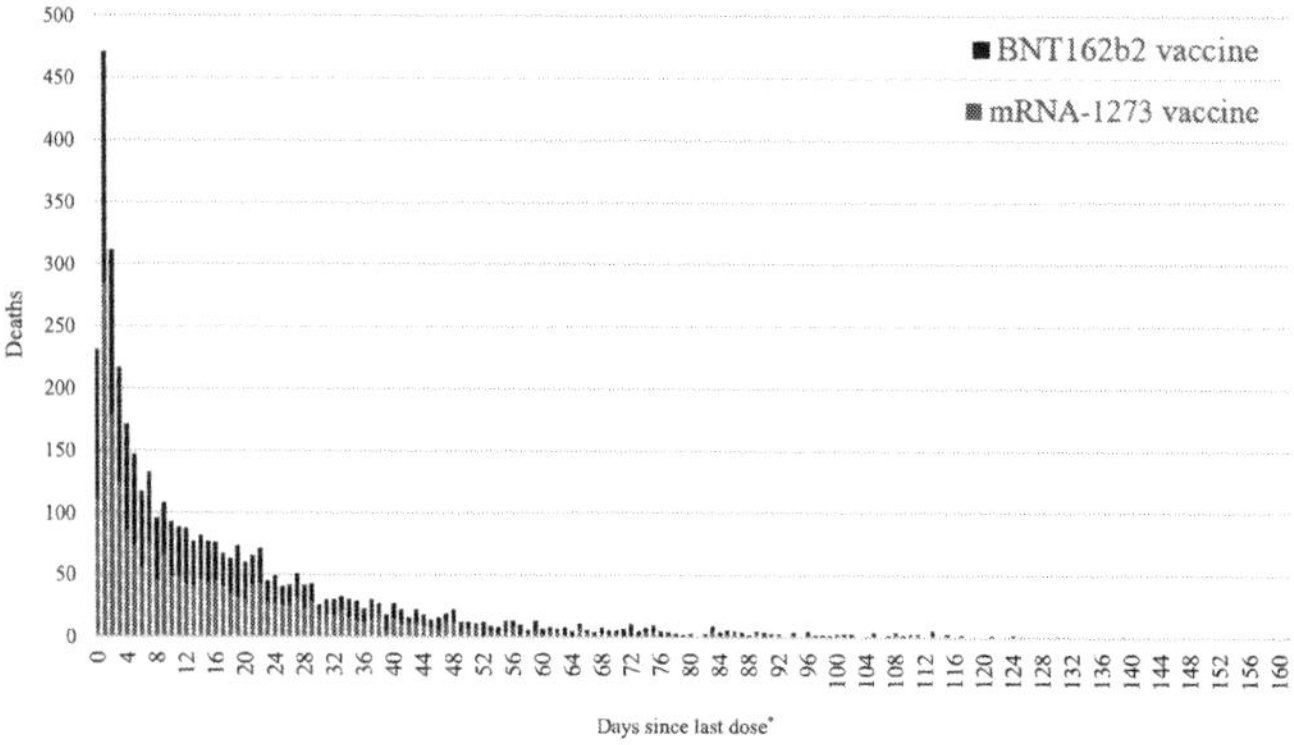

図8-8　VAERSに報告されたコロナワクチン接種から死亡までの日数
medRxiv ,Oct 28, 2021

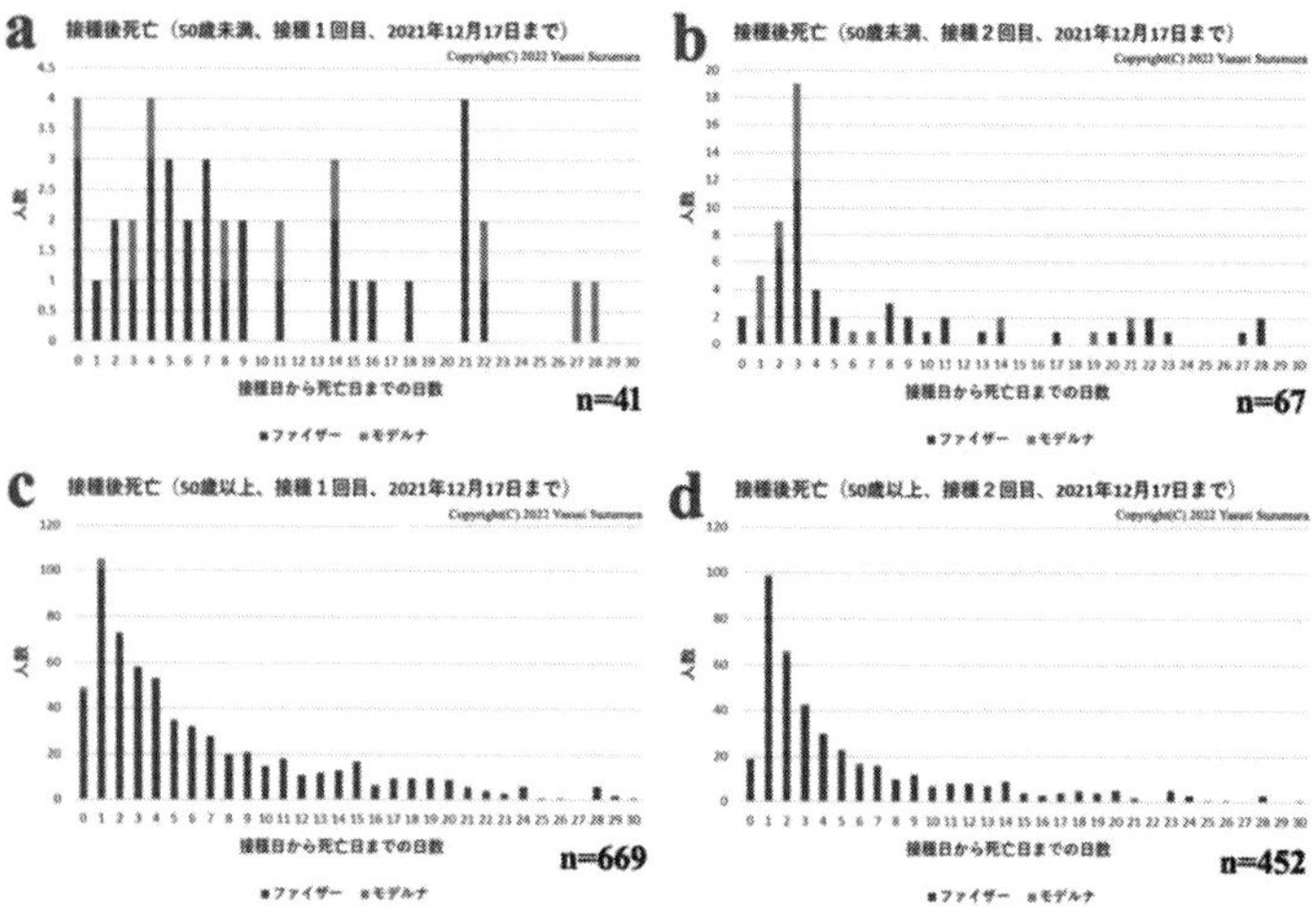

図8-9　コロナワクチン接種から死亡までの日数
アゴラ 2022 年 2 月 18 日掲載、鈴村泰作成

ある死亡の合計である可能性が高いと考えている。厚生労働省は、2022年2月4日までにワクチン接種後に死亡した1474人のうち、1人たりともワクチン接種との因果関係を認めていない。戦後最大の超過死亡の原因について、今回の感染症疫学センター長の説明で多くの国民が納得するとは考えにくい。厚労省としても、国民の疑問に答える丁寧な説明が必要である。

（2022年3月4日、アゴラに掲載）

3　2022年の前半に観察された日本の超過死亡の原因は？

2022年9月16日に厚生労働省から、2021年の人口動態統計の確定数が公表された。前年を6万7101人上回る死亡数であった。東日本大震災のあった2011年でさえ、前年を上回った死亡数が5万6054人であることからしても、この数値は衝撃的である。

第3波から第5波とコロナの流行が途絶えることがなかった2021年の状況からは、この死亡数の増加の原因はコロナによる感染死が考えやすい。実際、超過死亡を集計している国立感染症研究所（感染研）からは、超過死亡の原因はコロナによる感染死の増加と医療の逼迫が考えられると発表されている。しかし、コロナによる死者の増加が超過死亡の原因とすると、コロナの流行がすでに始まっていた2020年に、世界各国では超過死亡が観察されたのに、日本では前年と比較してかえって死亡数が減少したことを説明しにくい。しかも、人口動態統計によると、2021年のコロナによる死亡者数は1万6766人で、超過死亡数の6万7101人とは大きな乖離がある。PCR検査が普及した2021年では、5万人を超える未診断のコロナによる死者がいたとは考えられない。

今年になっても、超過死亡の増加は続いている。図8‐10は、1月から6月末までのコロナ感染による死亡と超過死亡の累積数を示す。コロナによる死亡が1万2195人に対して超過死亡数は4万1919人で、2021年と同様、超過死亡はコロナによる感染死を大きく上回る。昨年観察された超過死亡では、最初に超過死亡が観察された2021年4月18日以降の8週間の累積超過死亡は1万5380人であった。一方、今年になって最初に超過死亡が観察されたのは2022年2月6日の週であったが、その後8週間の累積超過死亡は2万9941人で、昨年の2倍に達する。

医療の逼迫でがんや交通事故の患者が十分な治療を受けられずに、死亡数が増加した可能性も指摘されている。しかし、人口動態統計によれば、悪性新生物、不慮の事故による死亡数の増加は、前年と比較してそれぞれ3120人、222人にすぎない。感染研のダッシュボードを使えば、全死亡だけでなく死因別の超過死亡も調べることができる。それによると、全死亡による超過死亡がみられた時期に一致して、「新型コロナウイルス感染症以外の原因」で超過死亡が観察されている。つまり感染研も、コロナによる感染死以外に超過死亡の原因があることを認めているのだ。

筆者はこれまでも、わが国で観察された超過死亡の原因として、ワクチン接種後の死亡の可能性を論じている。図8‐11には、ワクチン接種の開始時期と超過死亡が観察された時期との関連を示す。

2021年の4月から9月にかけて観察された超過死亡はいったん治まるも、2022年になって

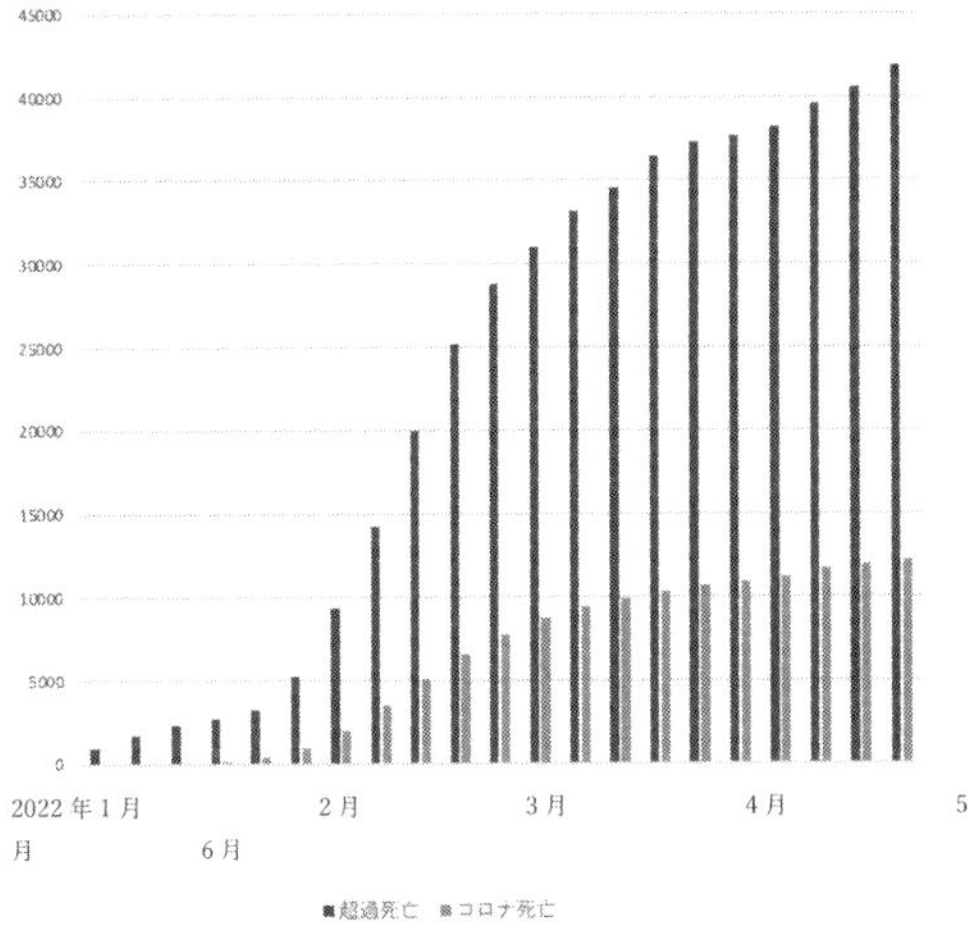

図8-10　2022年に日本で観察されたコロナによる死亡数と超過死亡数の累積

medRxiv, Oct 28, 2021

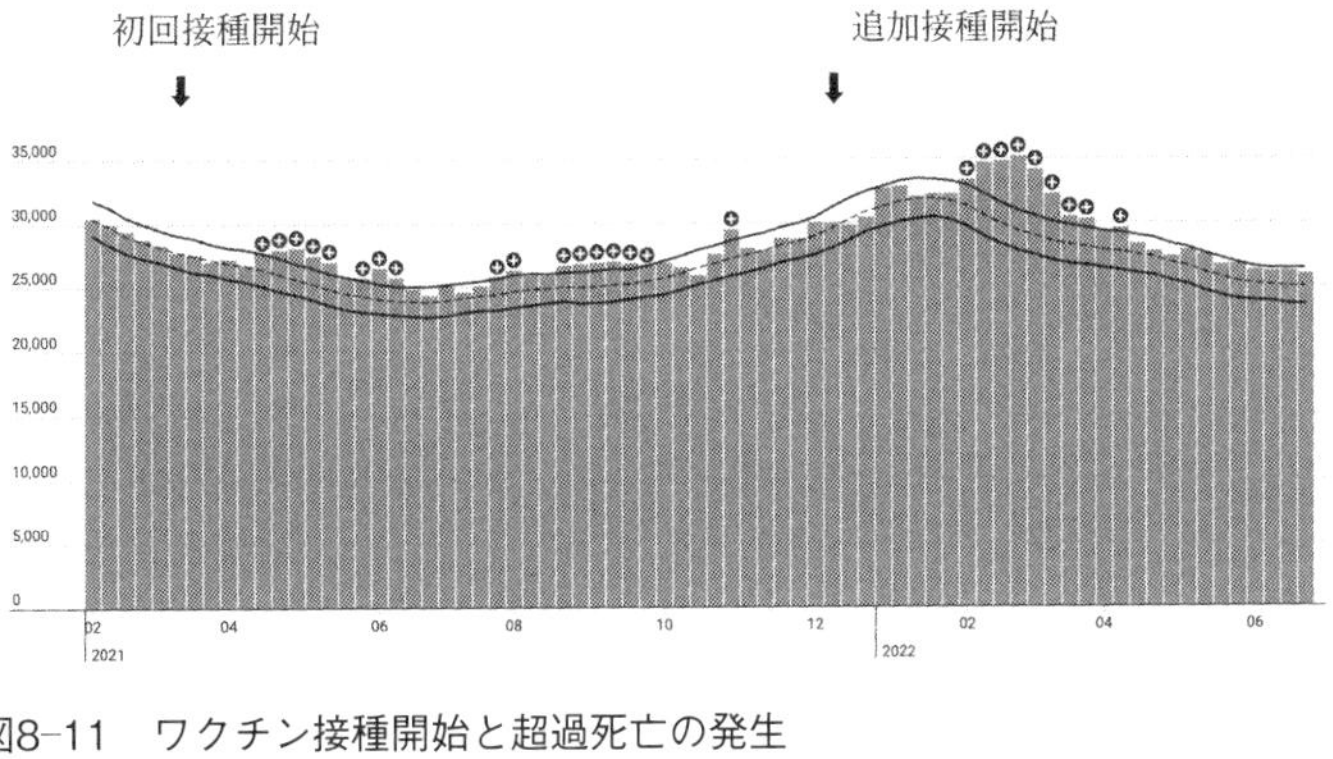

図8-11　ワクチン接種開始と超過死亡の発生

出典：国立感染症研究所

再び2月から3月にかけて観察されている。医療従事者を対象にわが国で初回接種が開始されたのは２０２１年2月17日であるが、超過死亡が観察されるようになったのは、それから9週後の4月18日の週からである。追加接種として3回目接種が開始されたのは、２０２１年12月1日であるが、10週後の２０２２年の2月6日の週から超過死亡が観察されるようになった。

4回目接種は5月25日から開始されたので、8月に入ると10週を迎えることになる。全国の人口動態統計はまだ発表されていないが、すでに各自治体の8月の死亡数が速報されている。それによると、東京都や政令指定都市である名古屋市、京都市、福岡市の8月の死亡数は、前年の同月と比較して、19・9%、24・5%、27・3%、28・4%と軒並みに増加しており、8月から3度目の超過死亡が生じている可能性が高い。このように、ワクチン接種開始と超過死亡の発生する間隔には、再現性が見られる。

再現性をもって、ワクチン接種から10週前後に超過死亡が観察される時期が始まっていることは、ワクチンの接種開始と超過死亡発生との時間的関連を明白に示す。しかし、２０２２年2月18日に開催された第76回厚生科学審議会で、感染研の鈴木基感染症疫学センター長は、超過死亡の原因としてワクチン接種の関与を明確に否定した。その根拠として、①超過死亡はワクチン接種の増加に先立って発生していること、②海外からワクチン接種が超過死亡の原因とする論文の発表がないこと、を挙げている。

しかし、２０２２年2月～3月に観察された超過死亡は、追加接種が増加した時期に一致しており、鈴木氏の主張は当たらない。死亡リスクが高い高齢者の接種は一般接種に先行しており、死亡数とワクチンの総接種回数は、必ずしも相関するものではない。鈴村氏は、２０２１年4月にワクチン接種を受けた高齢者は、特別養護老人ホームの入所者が多く、高齢者の中でも、4月は他の月と比較して突出してワクチン接種後の死亡発生率が高かったことを指摘している。

さらに、超過死亡の原因は決して１つに絞る必要はない。超過死亡の発生に先行して第４波の流行が始まっており、先行した死亡数の増加はコロナ感染による死亡による可能性も考えられる。以上の点を考慮すると、鈴木氏が主張する①の理由でワクチンの関与を否定することはできない。

②についても、ニュージーランドからワクチンの追加接種後に生じた超過死亡に関する論文が発表されている。ニュージーランドは総人口５０８万人の小国であるが、コロナの感染状況については日本との共通点が多い。日本と同じく、２０２０年は前年と比較して死亡数が減少し、超過死亡がみられなかった数少ない国である。ニュージーランドのゼロコロナ戦略は高い評価を得ていたが、２０２1年に入るとコロナの蔓延が始まり、２０２２年7月には、コロナの感染者数は１５０万人、死者は１７００人に達している。この結果、積極的なワクチン接種政策が採用され、２０２２年9月末における2回目までのワクチン接種率は81%、追加接種率も68%とほぼわが国と同率である。

図8-12には、ニュージーランドにおけるワクチンの累積接種率と累積超過死亡との関係を示すが、12月の追加接種開始後に超過死亡の増加が始まり、2月末には４００人に達している。これは、追加接種10万回あたり16人に相当する。累積接種率と累積超過死亡とに、有意な正の相関がみられた。興

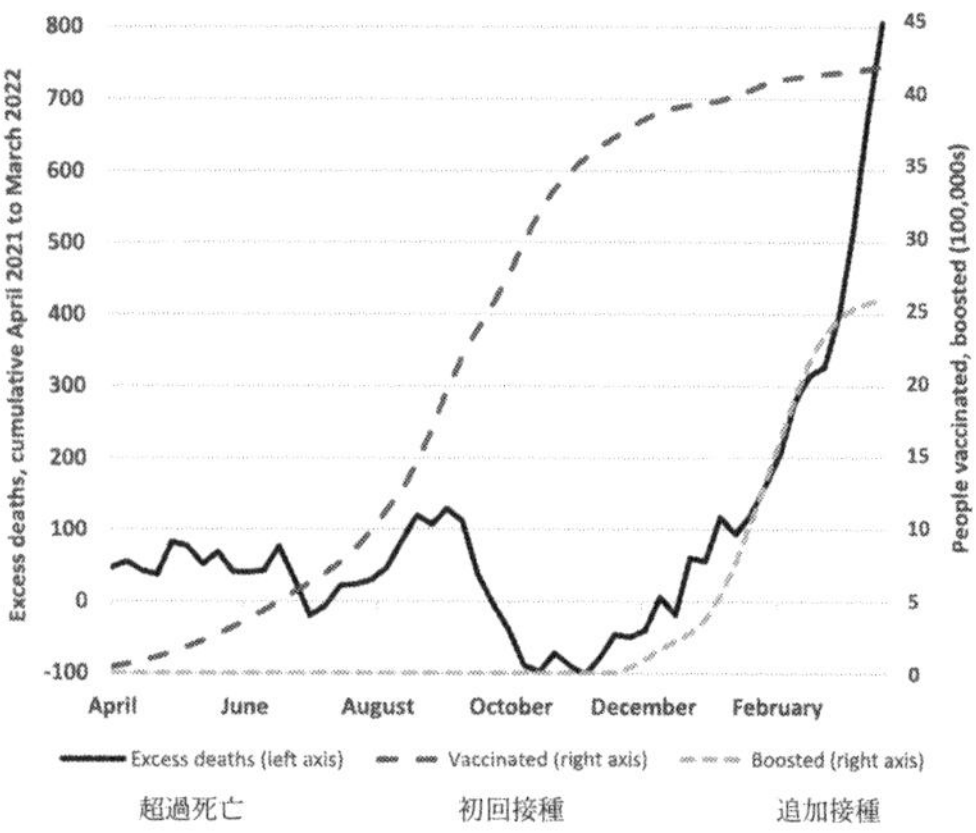

図8-12　ニュージーランドにおける累積ワクチン接種率と累積超過死亡との関係

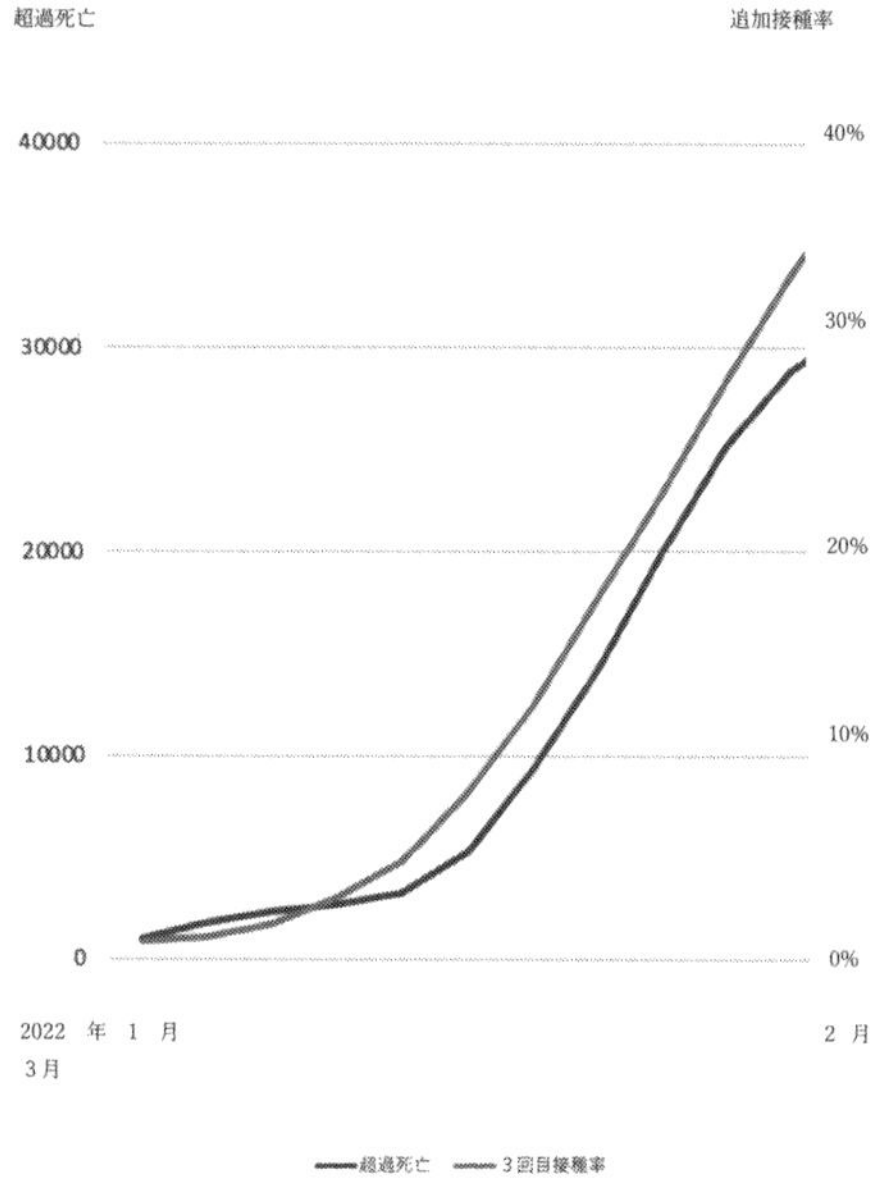

図8-13　日本における累積追加ワクチン接種率と累積超過死亡との関係

味深いことに初回接種では、累積接種率と超過死亡とに関連はみられなかった。さらに、超過死亡の増加は、追加接種率が高い30歳以上の全ての年代で確認されたが、追加接種率が低い30歳未満の年代ではみられなかった。この結果から論文の筆者は、追加接種の導入と超過死亡の発生とは関連は明白であると結論づけている。

次に、日本における累積追加接種率と累積超過死亡との関係を図8-13に示す。3回目累積接種率と累積超過死亡数の間には、ニュージーランドで観察されたのと同様に、相関係数0・99と極めて強い正の相関が見られた。

日本、ニュージーランドともに初回接種後と比較して、3回目の追加接種後の超過死亡の増加が著しい。日本では、4回目の追加接種後に、超過死亡の増加が一部の政令都市で観察されており、今後の超過死亡の動きに目が離せない。追加接種後の情報が出そろった現在、国民の関心が高い超過死亡について、感染研が新たな見解を示す時期が来たと思われる。

（2022年10月4日、アゴラに掲載）

4　10月8日に感染研が発表した超過死亡をめぐる見解をどう評価するべきか？

2022年10月8日、感染研から、1月～6月の超過死亡は1万7千人～4万6千人に達することが発表された。図8-14に示すように、超過死亡は主に2月から3月にかけて生じており、コロナワ

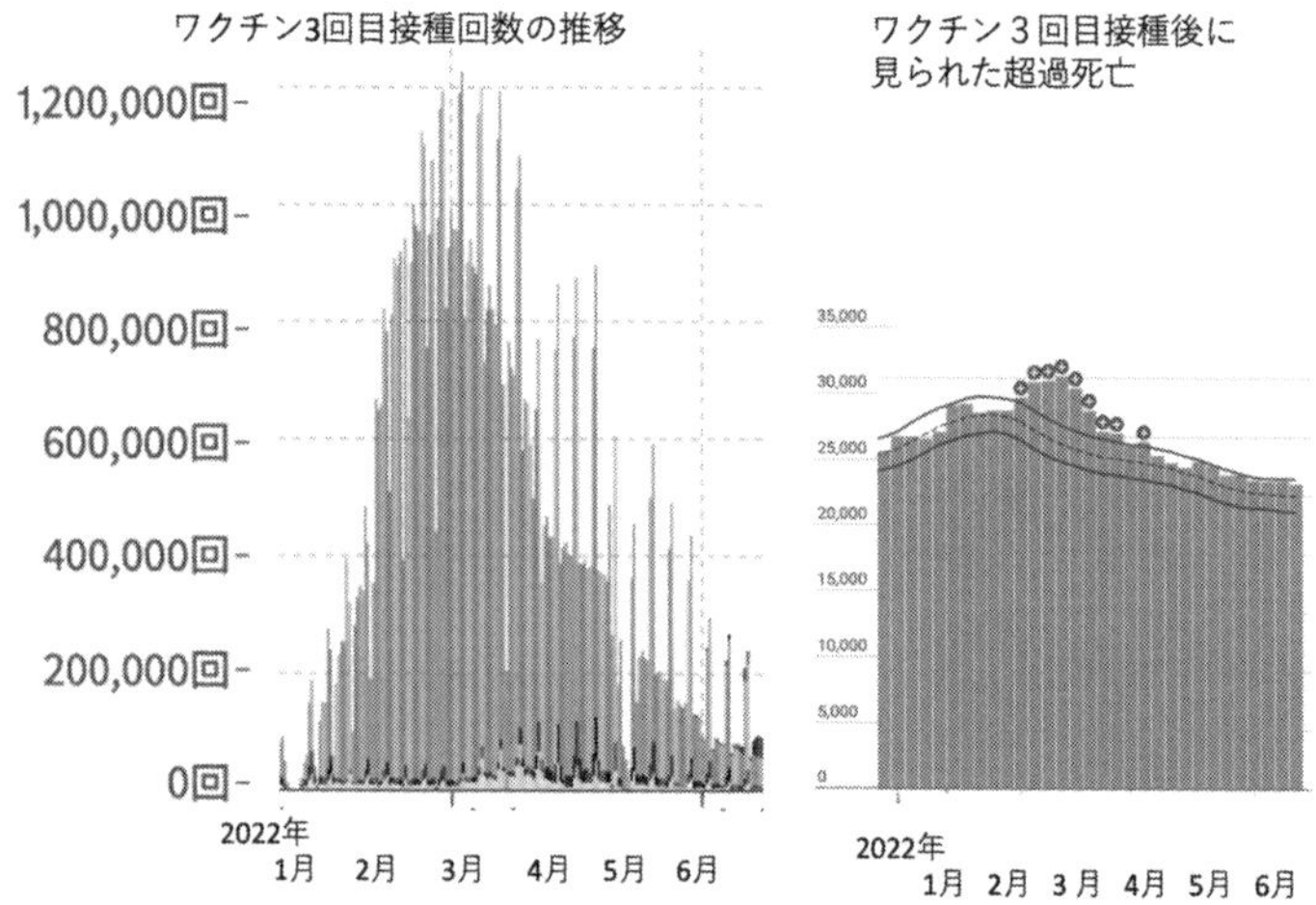

出典：デジタル庁
ワクチン接種記録システム

出典：国立感染症研究所

図8-14　ワクチン接種回数の推移と超過死亡

クチンの3回目接種回数の推移と一致する。

　ところで、感染研の発表する超過死亡は、観測された死亡数と予測される死亡数の上限値と下限値の差で示しているので3万人の幅があり、死因別や海外の超過死亡と比較しづらい。そこでここでは、観測された死亡数と感染研の発表する予測死亡数との差を超過死亡とした。全国では2月と3月に限っても、3万7334人の超過死亡が観察されている。この期間のコロナ感染による死亡例は9221人なので、2万人に達するコロナ感染死以外の原因による超過死亡が存在することになる。

　分析にあたった感染研の鈴木基感染症疫学センター長の見解は、「超過死亡の要因は、社会的要因を含めて広い意味で新型コロナの流行拡大の影響と言える」と漠然としたものであった。2021年、鈴木センター長は観察された超過死亡に対して、「新型コロナの流行が原因の1つとみられ、特に超過死亡が多い地域では医療のひっ迫した可能性がある」と述べている。一方で２０２２年2月に、「超過死亡がワクチン接種数の増加に先立って発生していることや海外からもワクチン接種との因果関係を裏付ける報告がない」ことを理由に、ワクチンの関与を明確に否定している。

多くのメディアは、鈴木センター長の見解をそのまま伝えているが、なかには「超過死亡の要因として、医療ひっ迫の影響で医療機関にアクセスできず新型コロナ以外の疾患で亡くなったケース、経済的な困窮によって自殺したケースなど間接的な影響も考えられる」と解説を加えた報道も見られる。

２０２２年の2月～3月にかけて前年を上回る超過死亡が見られたこと、超過死亡の原因としてコロナ感染死だけでは説明がつかないという点については、異論を挟む余地はないであろう。問題は、2万人に達するコロナ感染以外による死亡の原因について漠然とした理由しか述べられていないことである。医療のひっ迫や自殺の増加が超過死亡の原因として挙げられているが、それを裏付ける根拠は示されていない。

感染研のダッシュボードを使えば、各都道府県における死因別の超過死亡の検索が可能である。死因としては、新型コロナウイルス感染症以外の疾患、循環器系疾患、呼吸器系疾患、老衰、がん、自殺が含まれている。全死亡による超過死亡がみられた時期に一致して、「新型コロナウイルス感染症以外の疾患」で超過死亡が観察されていることから、感染研も、コロナによる感染死以外にも超過死亡の原因があることを認めていることになる。

以前、アドバイザリーボードはコロナ感染による404例の死因を報告しているが、死因を新型コロナウイルス感染症と記載してあるのは221例（55％）に過ぎず、心不全、急性呼吸不全、老衰なども含まれている。一方、2022年5月13日に開催された厚生科学審議会・予防接種ワクチン分科会から報告された1690例のワクチン接種後の死因も、心筋梗塞、肺炎、脳出血が上位を占める。ワクチン接種後の死因で最も多いのは状態悪化であるが、死亡診断書には老衰として記載されることもあると想像される。このことから、循環器系疾患、呼吸器系疾患、老衰による超過死亡には、新型コロナウイルス感染やワクチンに関連する死亡が含まれていると考えられる。

新型コロナウイルス感染やワクチンに関連する死亡を含まず、医療のひっ迫による影響で必要とする医療を受けられずに超過死亡が生じた可能性のある疾患としてがんを選んだ。がんは死因のなかでは最多であることから、医療ひっ迫の影響で医療機関にアクセスできずに超過死亡が生じるとしたら最も反映されやすい疾患と考えられる。

なお、2022年10月9日時点における3回目コロナワクチンの接種率は、全国では65・5％、沖縄について接種率の低い大阪府でも58・7％で、都道府県間に大きな差は見られない。大阪府の2月と3月をあわせたコロナ感染による死者数は1546人で全国最多であり、医療ひっ迫の影響を最も受けた都道府県と考えられる。一方、島根県、鳥取県のコロナ感染による死者数はそれぞれ5人、7人に過ぎず、医療のひっ迫があったとは考え難い。コロナ感染死が一桁にすぎない島根県や鳥取県でも超過死亡は131人、190人観察されており、コロナ感染死の26・2倍、27・1倍にも達する。

一方、大阪府、全国の超過死亡はコロナ感染死の2・4倍、3・3倍であった。コロナ感染死の全超過死亡に占める割合は、大阪府、全国では30％、42％であるが、島根県、鳥取県ではともに4％にすぎない。人口10万人あたりの超過死亡は、全国、大阪府、島根県、鳥取県で24・4人、42・0人、19・6人、34・5人であった。

感染研の見解とは異なり、新型コロナの流行拡大に影響されない原因による超過死亡も全国共通で生じていると見られ、これにより、島根県や鳥取県と大阪府とでは超過死亡とコロナ感染死との比率が大きく異なっていたと思われる。

ランセット誌には、2020年1月から2021年12月までの期間に、世界各国で観察された超過死亡とコロナ感染死との比率が報告されている。米国は1・37倍、ドイツは1・82倍と、高所得国では概ね超過死亡はコロナ感染死の2倍以内であったが、日本だけ6・02倍と突出していたことが話題となった。PCRによる検査数が少なく診断の見逃しがその原因ではないかと議論されたが、PCR検査が普及した2022年でも同じ傾向が見られる。わが国ではコロナ感染死以外の原因による死亡が超過死亡の多数を占めると考える方が、納得しやすい。

図8-15には、2022年1月から3月における全国、大阪府、島根県、鳥取県のコロナ病床使用率を示す。コロナ病床使用率のピークは、大阪府では81％であったが、島根県では45％、鳥取県では33％、全国でも58％であった。重症病棟使用率のピークも大阪府で58％、全国で36％であった。重症病床が47床ある鳥取県においては、全期間を通じて重症病棟への入院患者は1人で、ほとんどの期間

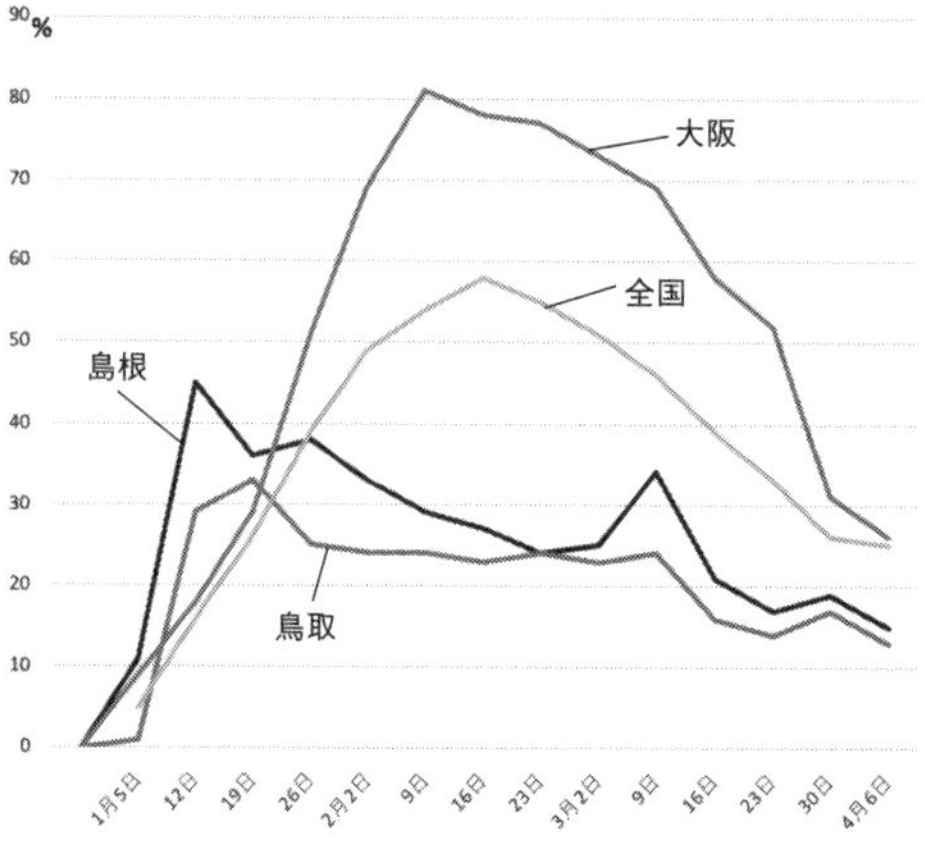

図8-15　各都道府県のコロナ病床使用率

は空床であった。病床使用率をみる限りでは、医療がひっ迫して必要とする医療を受けることができない患者が続出したために超過死亡が生じたとは思えない。

図8-16には、島根県、鳥取県、大阪府、全国の２０２２年2月から3月におけるコロナ感染死、自殺、がんによる超過死亡が全超過死亡に占める割合を示す。全国、大阪府、島根県、鳥取県の超過死亡はそれぞれ３万７３４人、３７１７人、１３１人、１９０人であった。また、全国、大阪府、島根県、鳥取県のコロナ感染による死亡例は、９２２１人、１５４６人、５人、７人であった。この期間の自殺による超過死亡は全国、大阪府では△１１０人、△９人、島根県、鳥取県では5人、７人で、全超過死亡に占める割合は、それぞれ0%、0%、4%、4%であった。よって、2月、3月に観察された超過死亡の原因を自殺とするには無理がある。がんによる超過死亡は全国で１０２１人、大阪府で37人、島根県で11人、鳥取県で50人であった。超過死亡に占める割合は3%、1%、8%、26%であった。病床使用率とがんによる超過死亡を検討する限りでは、医療のひっ迫を超過死亡の大きな要因とする根拠も見いだせなかった。コロナ感染、自殺、がん以外の原因による超過死亡が、全国、大

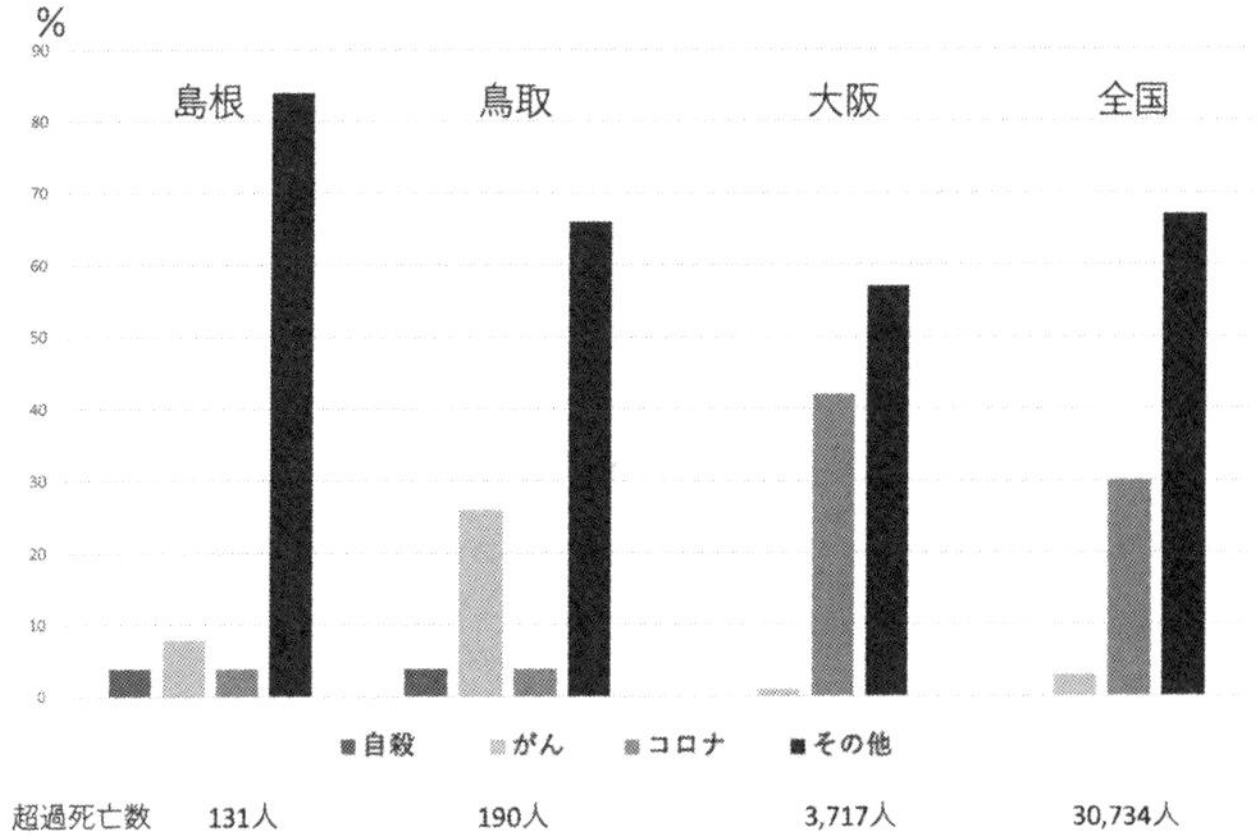

図8-16　死因別超過死亡が全超過死亡に占める割合

阪府、島根県、鳥取県でそれぞれ、67％、57％、84％、66％を占めている。

感染研に求められているのは、「広い意味での新型コロナ流行の影響」とは何を指すのかを具体的に述べることである。

先に述べたように、ワクチン関連死は老衰を含め種々の疾患にわたるので、死亡診断書の病名で把握するのは困難である。一方、PCR検査が陽性であれば、たとえ交通事故死やがんによる死亡であってもコロナ感染死に数えられるので、PCR検査が普及した2022年の日本において、水増しはあっても、コロナ感染死が見逃されることはほとんどないと考えられる。

前節で私は、3回目コロナワクチン接種のピークと超過死亡は同時期に観察され、接種回数と超過死亡には、相関係数0・99と極めて強い正の相関があることを示した。以前、鈴木センター長は「超過死亡がワクチン接種数の増加に先立って発生していること」を理由として超過死亡におけるワクチン接種の関与を否定したが、否定する根拠が崩れたからには、改めて、今年になって観察された超過死亡にワクチン接種が関与する可能性についての見解を示すべきである。超過死亡の原因については国民の関心も高く、ワクチン接種を進めるにあたっては、まず、超過死亡に関する国民の疑念を晴らすことが必要である。感染研にはその責任があると思う。

（２０２２年10月16日、アゴラに掲載）

5　２０２２年の夏に世界各国で観察された超過死亡の原因は？

日本で２０２１年の４月から９月にかけて観察された超過死亡の発生は、１回目接種が開始された２月17日の週から９週後に始まった。３回目接種が開始されたのは、２０２１年12月１日であるが、10週後の２０２２年２月６日の週から超過死亡が発生した。４回目接種が５月25日から開始されたので、10週後にあたる８月の死亡統計が注目されていた。10月26日に発表があった人口動態速報によると、死亡者数は、前年の８月と比較して１万７８４５人、増減率にして15・１％の増加が見られた。このように、ワクチンの接種開始と超過死亡の発生する間隔には再現性が見られる。

２０２２年２月18日に開催された第76回厚生科学審議会で、国立感染症研究所（感染研）の鈴木基感染症疫学センター長は、海外からワクチン接種が超過死亡の原因とする論文の発表がないこと等を理由に、超過死亡の原因としてワクチン接種の関与を明確に否定した。

ところが、韓国の日刊紙である中央日報に「韓国、8月の死亡者が過去最大の急増」という見出しの記事が掲載された。韓国でも日本と同様に、前年の8月と比較して4083人、増減率にして15・8%の死亡数の増加が観察されたというのだ。増加の原因として新型コロナの再流行が影響したのではないかとコメントしている。韓国でも、この時期にBA.5が猛威を振るっていた。日本は2021年の12月1日から、韓国では11月1日から3回目ワクチン接種が始まったが、11月2日現在の接種率は、日本が67・6%、韓国が67・2%とほぼ等しい。わが国および韓国における2022年1月から8月末までの超過死亡数は、それぞれ、7万3222、5万3644であった。一方、同じ期間のコロナ感染による死亡数は2万1549、2万5513なので、コロナ感染死以外の原因による超過死亡が日本で4万8773、韓国で3万3131発生したことになる。

感染研の運営するダッシュボードを使えば、死因別に、新型コロナウイルス感染症以外の疾患、循環器系疾患、呼吸器系疾患、老衰、がん、自殺による超過死亡数を知ることができる。全死亡による超過死亡がみられた時期に一致して、「新型コロナウイルス感染症以外の疾患」による超過死亡が発生した。コロナウイルス感染症以外の疾患とは具体的に何を指すのだろうか。全死亡による超過死亡が見られた時期に一致して増加した疾患は老衰と循環器系疾患である。2022年5月13日に開催された厚生科学審議会・予防接種ワクチン分科会から報告された1690例のワクチン接種後の死因は、心筋梗塞、脳出血などの循環器系疾患が上位を占める。高齢者施設でワクチン接種後に死亡した場合は、死亡診断書には老衰と記載されることも多いと想像される。

表8-2　追加接種前後における超過死亡とコロナ感染死の比較

	イギリス		ドイツ		ベルギー		スペイン	
	接種前	接種後	接種前	接種後	接種前	接種後	接種前	接種後
超過死亡(A)	55,539	18,909	43,922	36,870	7,795	2,419	26,946	10,360
コロナ感染死(B)	93,961	4,704	66,585	8,776	12,979	620	43,332	4,139
コロナ感染死以外の超過死亡(A-B)	-38,422	14,205	-22,663	28,094	-5,184	1,799	-16,386	6,221

韓国で８月に観察された超過死亡の原因を中央日報の報道ではコロナによる感染死としているが、先に述べたように、超過死亡数はコロナ感染による死亡数を大きく上回っており、日本と同様に、コロナによる感染死以外の原因による超過死亡が発生している。ＰＣＲ検査が普及した２０２２年においては、日本や韓国でコロナ感染による死亡が見逃されることはほとんどないと考えられるので、未診断のコロナ死がコロナ感染死以外の原因による超過死亡の原因である可能性は低い。

ところで、今回観察されたのは、日本や韓国のみに見られた現象だろうか。２０２２年８月にヨーロッパの27か国で観察された超過死亡では、驚いたことに、27か国のうち26か国で超過死亡が観察され、その平均増加率は12％であった。最も増加が著しいのはギリシャの24％で、６か国で15％以上の増加が観察された。

このヨーロッパで８月に観察された超過死亡にも、コロナ感染死以外の原因による超過死亡が含まれている可能性はあるだろうか。表８−２に、３回目追加接種開始前の２０２０年10月１日から２０２１年３月31日の期間と３回目追加接種開始後の２０２２年７月１日から９月30日までの期間に、イギリス、ドイツ、ベルギー、スペインで観察された超過

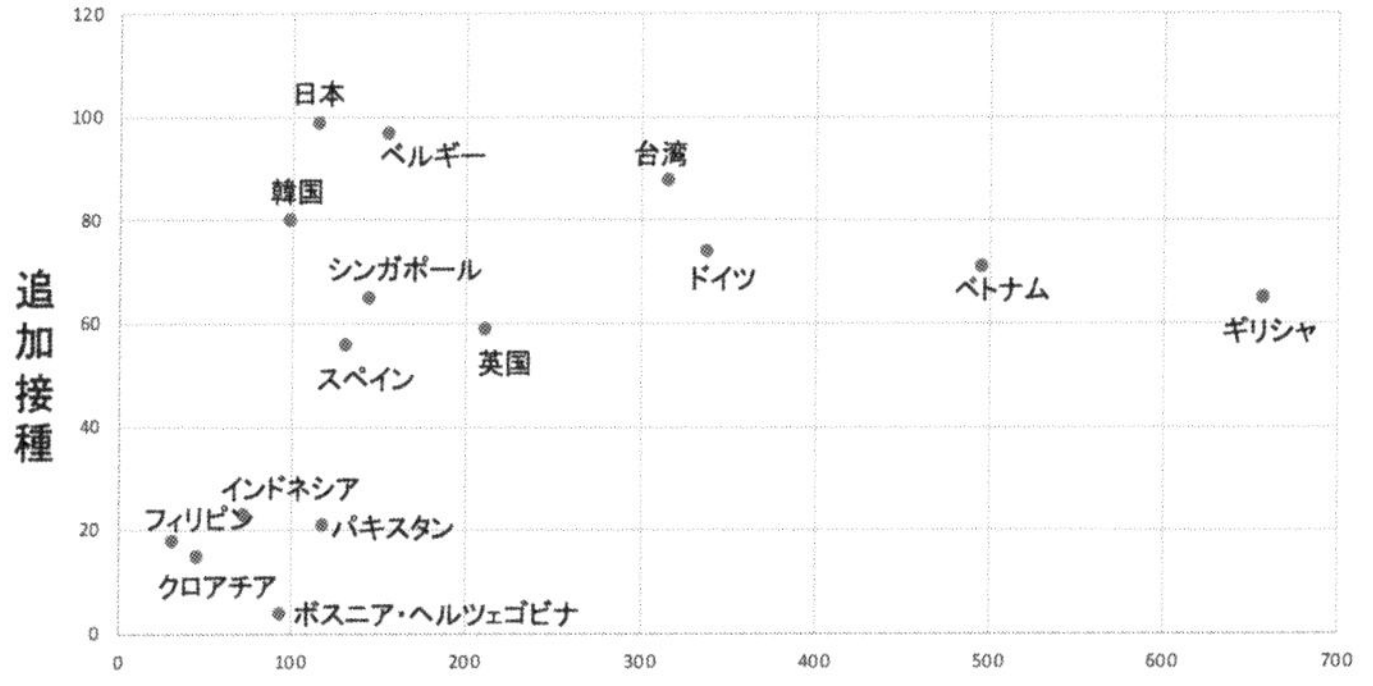

図8−17　人口100万人あたりのコロナ感染死以外の超過死亡と追加接種との相関

死亡（A）、コロナ感染死（B）、超過死亡からコロナ感染死を除いた数（A−B）を示す。追加接種前には4か国とも、超過死亡と比較して、1・5〜1・7倍のコロナ感染死が生じていた。ところが追加接種後には、4か国とも超過死亡数はコロナ感染死を上回っている。人口100万人あたりの超過死亡からコロナ感染死を除いた数は、イギリス、ドイツ、ベルギー、スペインで、それぞれ211、337、155、131で、日本、韓国で8月に観察された115、98を凌いでいた。すなわち、2022年8月には、アジア、ヨーロッパを問わずに、コロナ感染死以外の原因による超過死亡が観察されたことになる。

　この謎の超過死亡の原因はなんだろうか。この現象が観察された国では、共通してコロナワクチンの追加接種率が高い。そこで、図8−17には追加接種が進んでいない国を含めて、人口100万人あたりのコロナ感染死以外の超過死亡と追加接種との相関を示す。Our World in Data で得られる追加接種率は100人あたりの3回目、4回目ワクチンの接種回数なので100を超えることもある。追加接種が普及していないフィリピン、インドネシア、パキスタン、クロアチア、ボスニア・ヘルツェゴビナの5か国が、コロナ感染死以外の超過死亡が少ないグループを形成していることが見て取れる。

この8月に観察されたコロナ感染死を除いた超過死亡の激増は、日本ばかりかワクチンの追加接種が普及した各国で共通して観察されている。超過死亡とワクチン接種との関連を否定していた厚労省も、10月27日に開催された参議院厚生労働委員会で、川田龍平議員の質問に対して、佐原康之健康局長は超過死亡とワクチン接種の因果関係の判断は困難だと答弁しており、見解が変わったようにも見える。超過死亡の原因については国民の関心が高く、5回目接種や子どもへの接種を進めるにあたっては、まず、超過死亡の原因に関する国民の疑念を晴らすことが必要である。

（2022年11月12日、アゴラに掲載）

6　超過死亡に関する海外からの最新情報は？

わが国では2022年来超過死亡の激増が観察されているが、事情はヨーロッパでも同様である。ヨーロッパ諸国において、コロナの流行は2022年後半には収まりつつあったものの、12月の超過死亡数は、2016年から2019年の平均と比較して19％の増加が見られた。ヨーロッパ諸国の中でも国による差が著しく、ドイツ（37・3％）、オーストリア（27・4％）、フランス（24・5％）と高い超過死亡率が観察された国から、ブルガリア（△6・0％）のように超過死亡率が観察されなかった国まで見られた。

超過死亡の要因としてコロナワクチンの関与も挙げられてはいるが、多くの論調はその関与について否定的である。ワクチンの関与を否定する根拠の一つとして、例えば、米国と英国における超過死亡率とワクチンとの経時的変化が用いられている。

図8-18に示すように、両国においてコロナの流行開始期に超過死亡は急上昇したものの、ワクチン接種が開始された2021年以降は、頭打ちあるいは減少傾向が見られる。ワクチンが死亡リスクを増加させるなら、超過死亡率はワクチン接種と連動して増加するはずである。ドイツとフィンラン

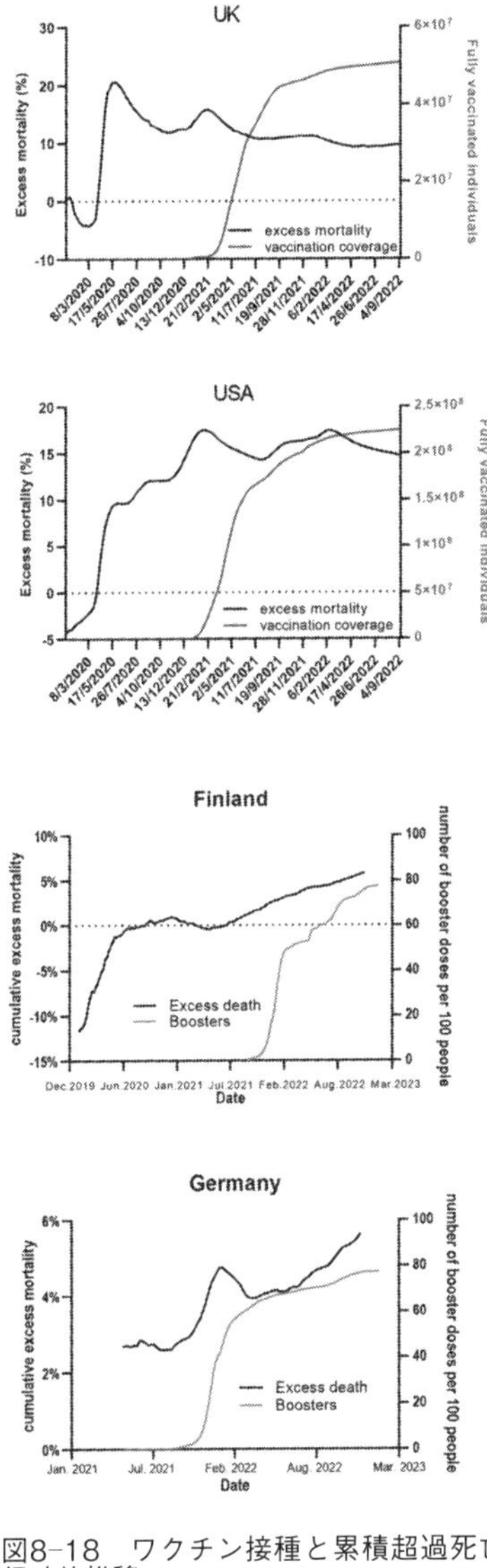

図8-18 ワクチン接種と累積超過死亡の経時的推移

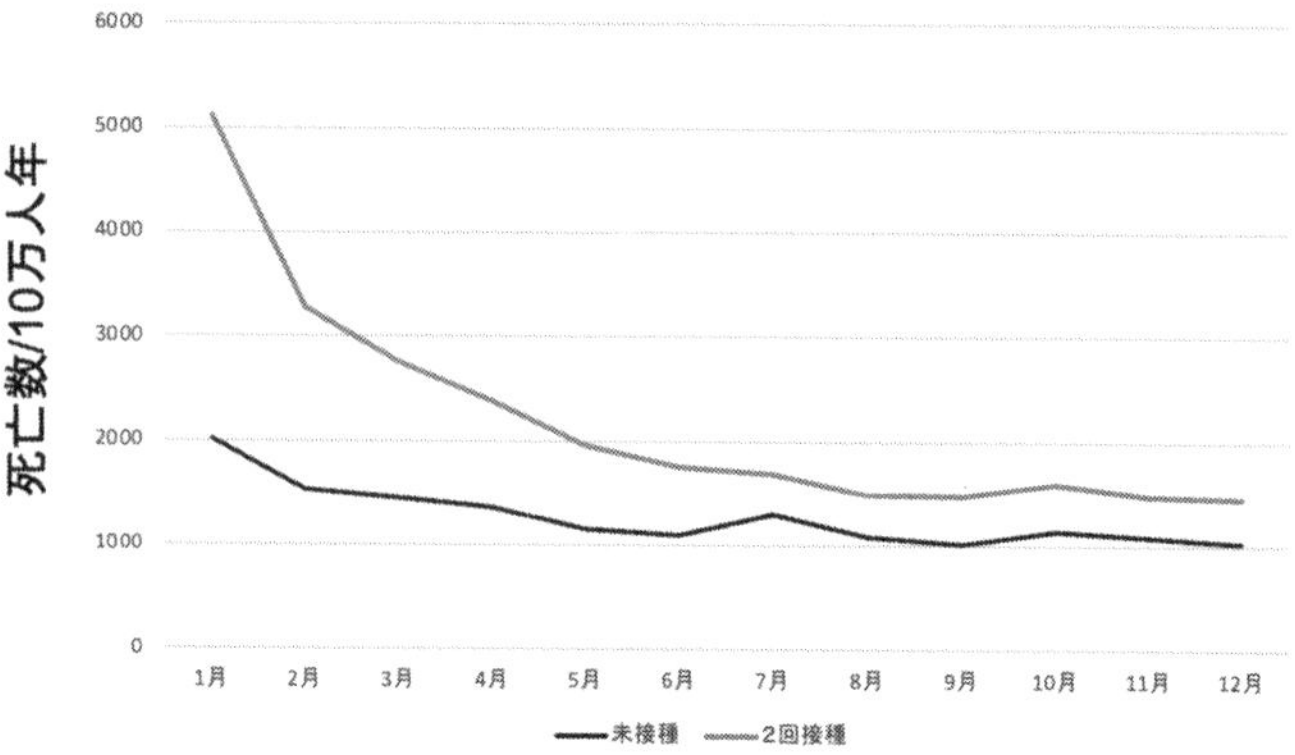

図8-19　英国におけるワクチン未接種群と２回接種済み群との死亡率の比較

出典：Office for National Statics, UK

ドにおける超過死亡率とワクチンの追加接種回数の経時的変化も示されている。米国と英国の場合は、1回目と2回目の初回ワクチン接種が済んだ総数を指標としているが、ドイツとフィンランドの場合は、100人あたりの3回目、4回目の追加ワクチンの接種回数を指標としている。米国や英国とは異なりドイツとフィンランドでは、2022年に入って、ワクチンの追加接種と連動して超過死亡の増加が見られている。

英国放送協会（BBC）も、英国において2022年6月以降、超過死亡が激増したことを報道しているが、その要因としてワクチンの関与を否定している。「ワクチン接種後に増加することが知られている心筋炎・心膜炎は若年成人に見られる稀な疾患である。超過死亡は、主に高齢者の死亡の増加が原因なので、心筋炎・心膜炎の増加のみで超過死亡の増加を説明することはできない」というのがその主張である。ワクチン接種後に見られる心・血管系の病気は、心筋炎・心膜炎に限ったわけではないので、上記の理由で、超過死亡とワクチンの関与を否定するのは納得し難い。

また、２０２２年６月までの統計では、ワクチン未接種群はワクチン接種済み群と比較して死亡率が高いことも理由に挙げている。しかし、図8-19に示すように、英国統計局が２０２３年２月に公表したデータによれば、２０２２年のワクチン未接種群の全死亡率は、接種から６ヶ月以上経過した２回接種済み群と比較して、一貫して下回っている。

実は、日本と同じように英国でも、未接種者を少なく見積もることでワクチンの有効率が高く見えるようにデータの改ざんが行われていることが指摘され、データの見直しが行われた。その結果、２回接種済み群の方が未接種群より死亡率が高くなったことによる。

本節冒頭に示したように、２０２２年12月にヨーロッパ諸国で観察された超過死亡率は、国によって大きな違いが見られた。そこで、２０２２年12月のヨーロッパ各国の超過死亡率と、２０２２年11月末までの１００人あたりのワクチン追加接種回数との相関を検討した。その結果を図8-20に示すが、超過死亡率とワクチンの追加接種回数とは正の相関を示した。すなわち、ワクチンの接種回数が多いほど超過死亡は増加した。

図8-21は、日本におけるコロナの流行が始まってから過去３年間の超過死亡の推移を示す。超過死亡は Eurostat に準じて、２０１５年から２０１９年の平均死亡者数との差で算出した。多くの国ではコロナの流行が始まった２０２０年から超過死亡が観察されたが、日本では、２０２０年には超過死亡はみられず、かえって過去５年間と比較して死亡者数は減少した。

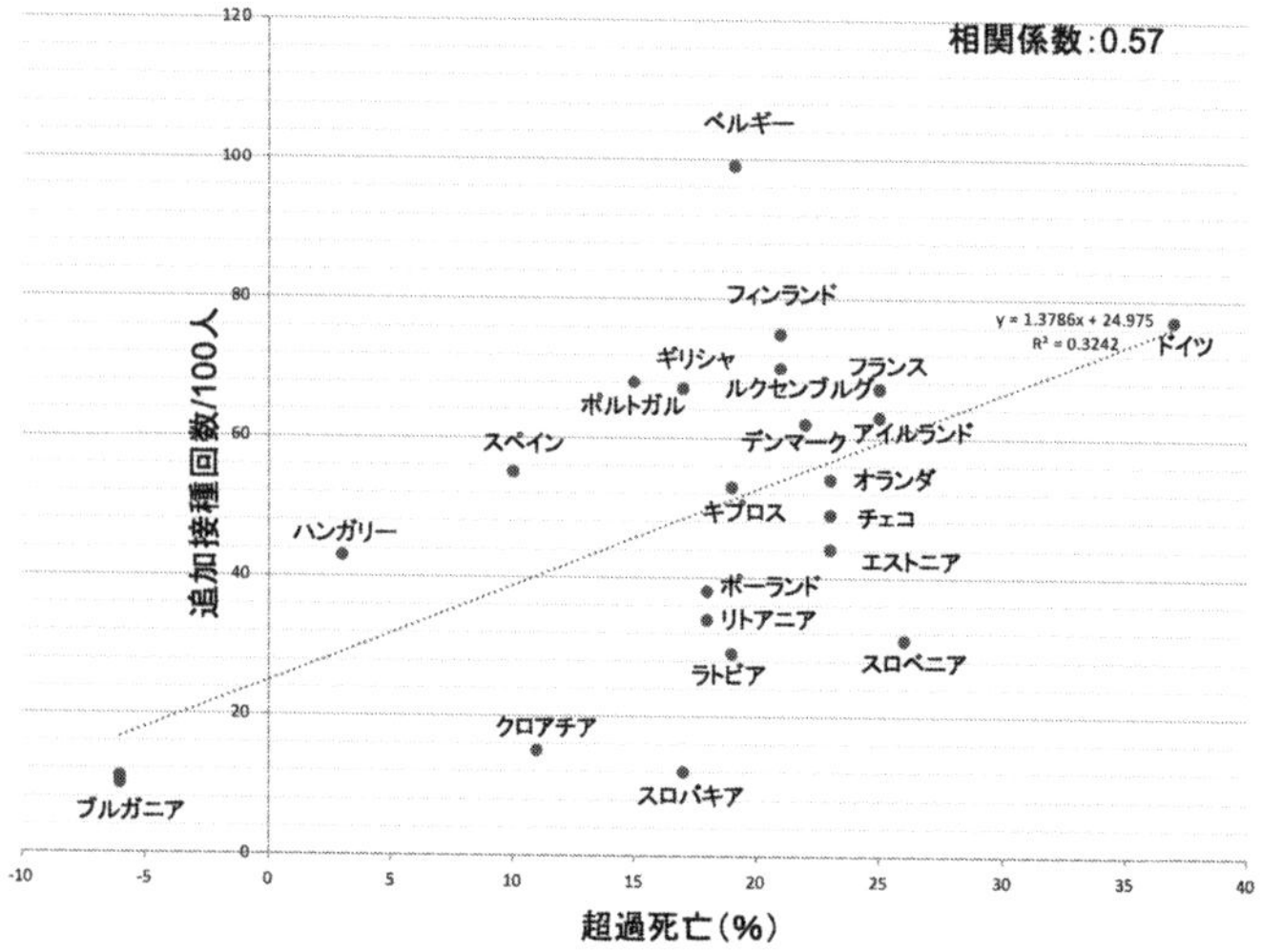

図8-20　超過死亡とコロナワクチンの追加接種
小島作成

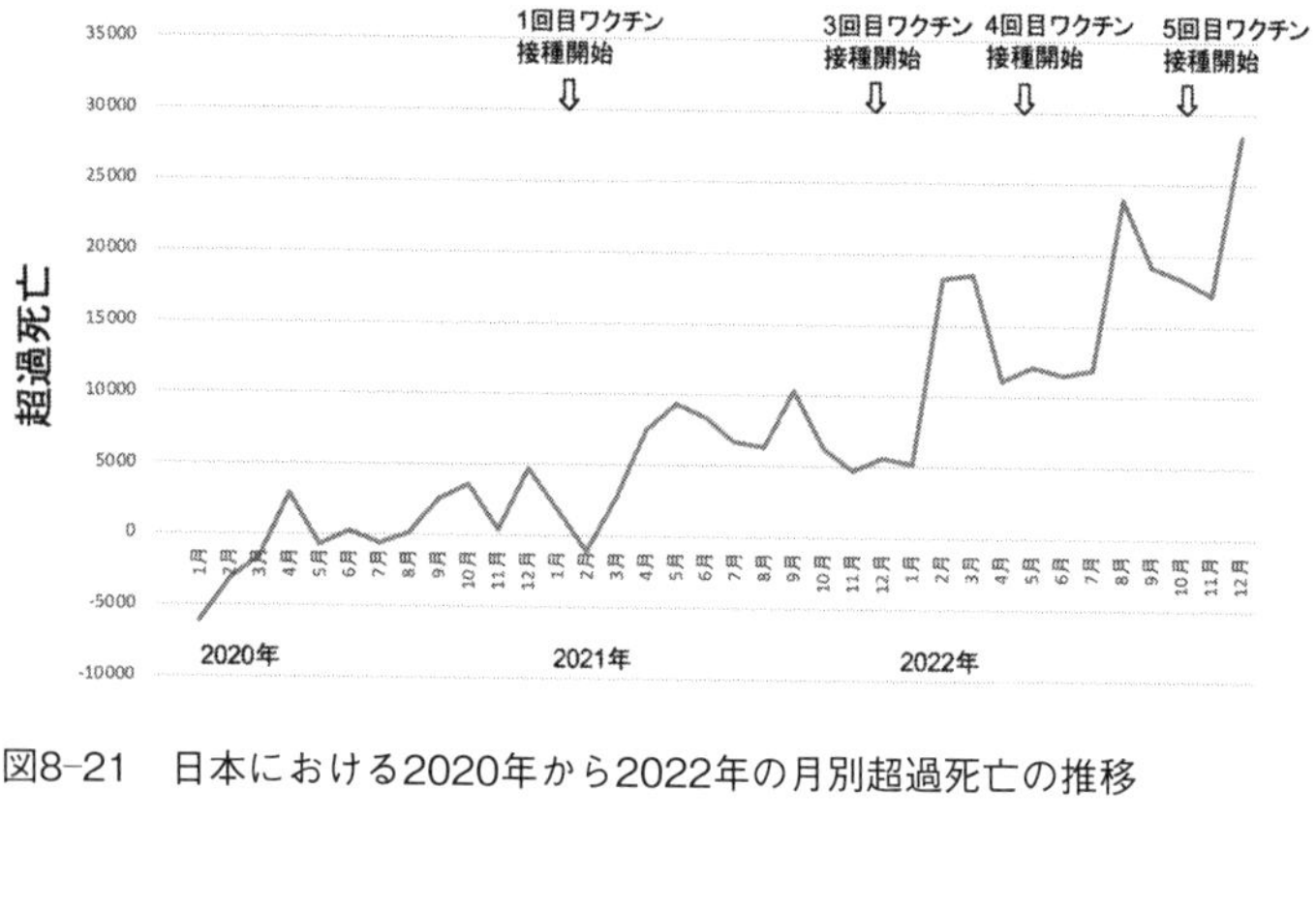

図8-21　日本における2020年から2022年の月別超過死亡の推移

日本の超過死亡は、ワクチン接種が始まった2021年から観察されるようになった。更に、再現性をもって、ワクチン接種の開始から数週間後にピークが見られ、とりわけ2022年になって、3回目、4回目、5回目の追加接種後の増加が著しい。

ヨーロッパにおいても、2022年後半期から超過死亡が激増し、その要因が検討されている。わが国の超過死亡の要因を検討するにあたって、ヨーロッパ諸国の動きは目を離すことができない。

（2023年3月11日、アゴラに掲載）

7　2022年の後半から激増が続くわが国における超過死亡の原因は？

先日発表があったわが国における2022年12月の死亡者数に激増が見られる。12月の死亡者数は15万8387人で、前年12月の13万4026人と比較して2万4361人、率にして18・2％の増加である。なお2022年の年間死亡数は158万2033人で、前年の145万2289人と比較して12万9744人、8・9％の増加であった。

超過死亡とは、通常の条件下で予想される死亡者数を基準に、予想を超えて観察された全ての死亡者数を示す数値である。東日本大震災があった2011年における超過死亡は5万5000人であった。国立感染症研究所では、超過死亡の算出にFarringtonアルゴリズムを用いているが、欧州連合統計局（Eurostat）では、コロナが流行した2020年から2022年の超過死亡を、コロナが流行する前の2016年から2019年の月別死亡数の平均値との差で算出している。図8‐22には、Eurostatに準じて算出した2020年から2022年におけるわが国の累積超過死亡を示す。2020年には超過死亡は見られなかったものの、2021年は6万8600人、2022年は19万5600人と激増した。

すでに、2023年1月における各政令指定都市の死亡者数の速報値が発表されている。各政令指定都市とも、1月の死亡者数は前年12月の死亡者数を更に上回っている。図8‐23には2023年1月分を併せて各政令指定都市における累積超過死亡を示す。

北九州市における年間累積超過死亡は、2020年は99人、2021年は753人、2022年は1568人と増加が著しい。とりわけ、1月は2020年、2021年、2022年が△8人、△48人、△33人であったのが、2023年は407人と激増した。

仙台市の累積超過死亡も同様で、2020年は250人、2021年は924人、2022年は1781人と増加した。1月は2020年が57人、2021年が164人、2022年は116人、2023年は414人であった。

名古屋市の累積超過死亡は、2020年は871人、2021年は1852人、2022年は3872人であった。1月の超過死亡は、2020年が40人、2021年が150人、2022年が96人、2023年は381人である。

大阪市の累積超過死亡は、2020年が697人、2021年が2724人、2022年が534

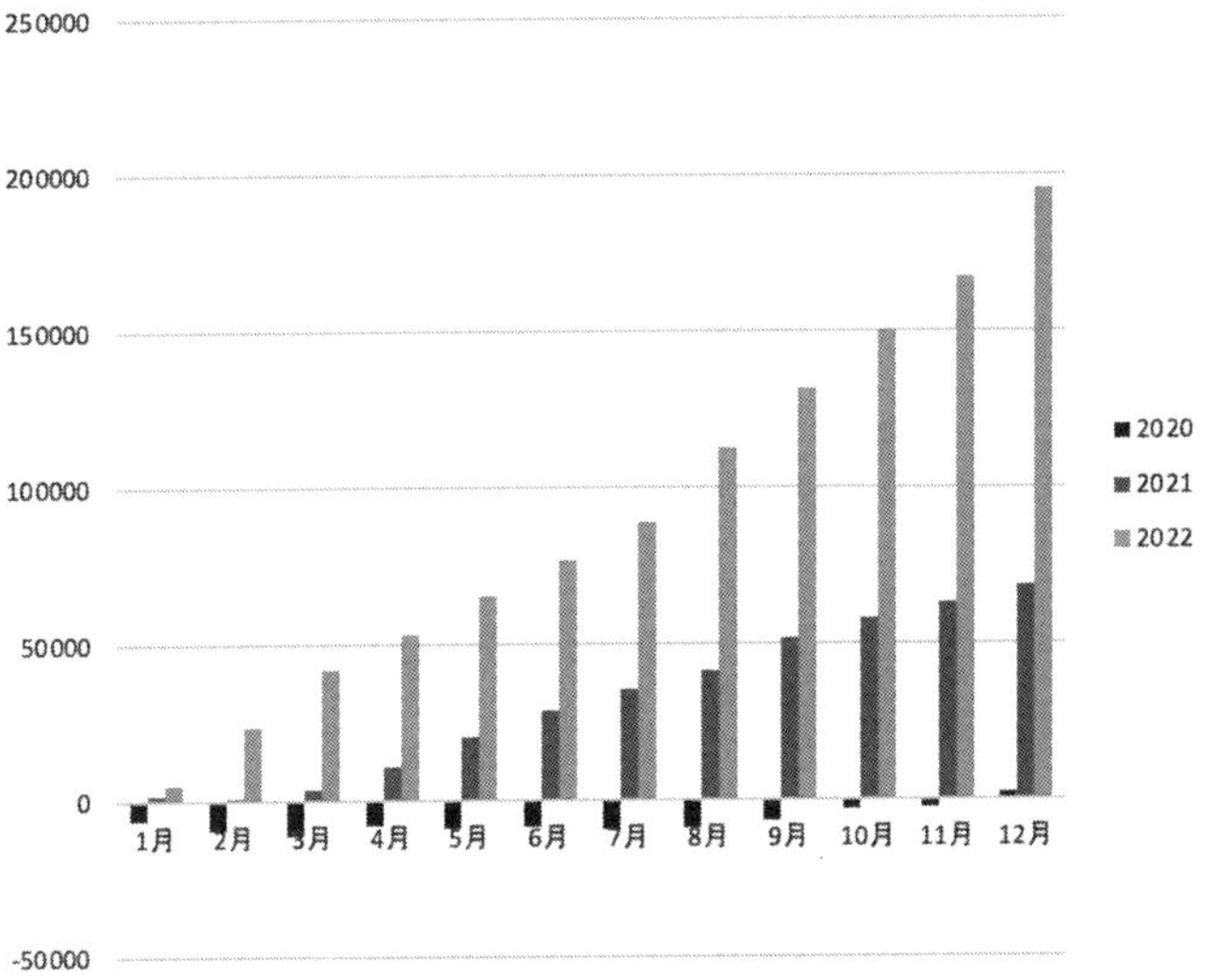

図8-22　全国における2020年から2022年の累積超過死亡

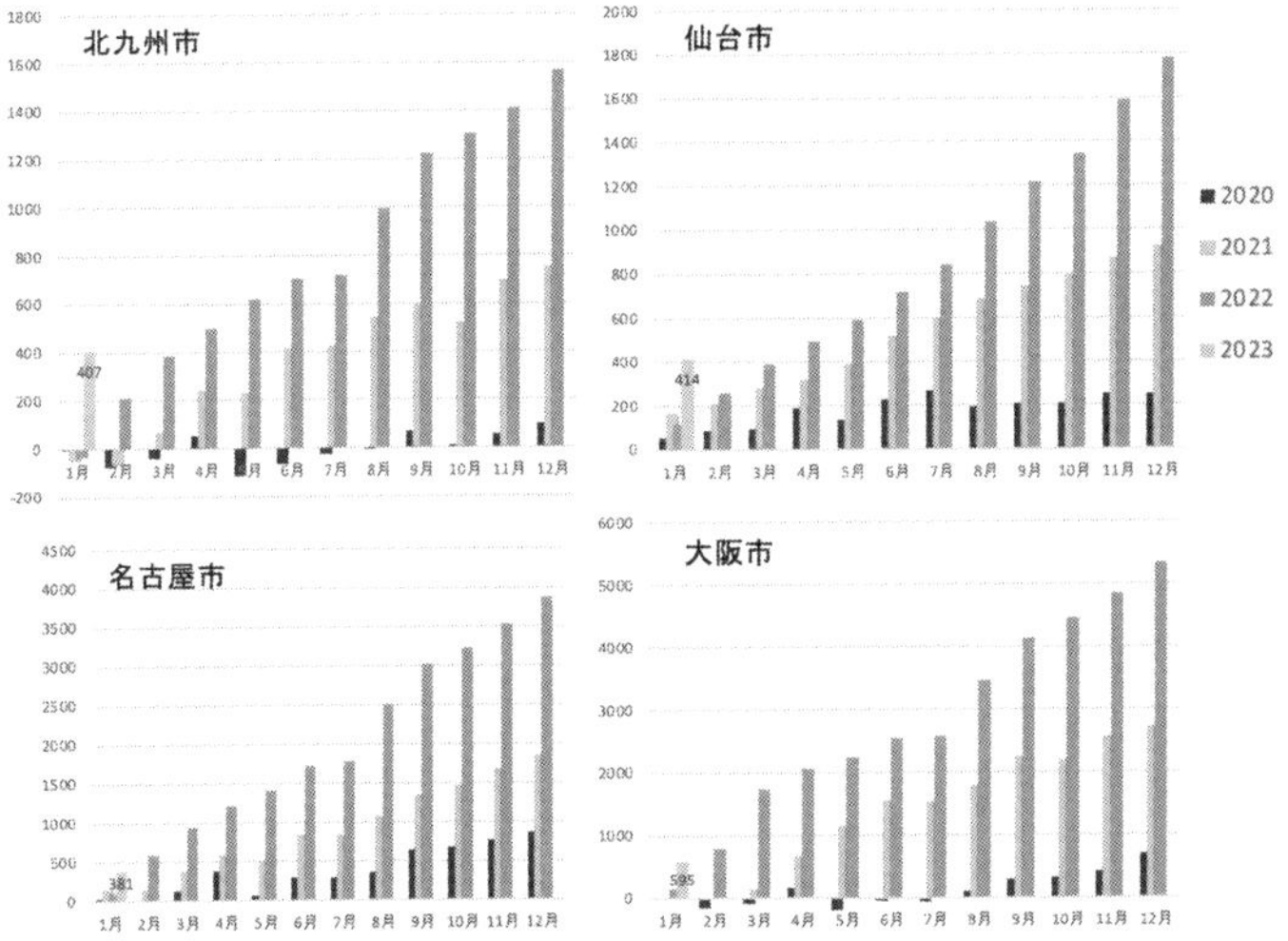

図8-23　政令指定都市における累積超過死亡

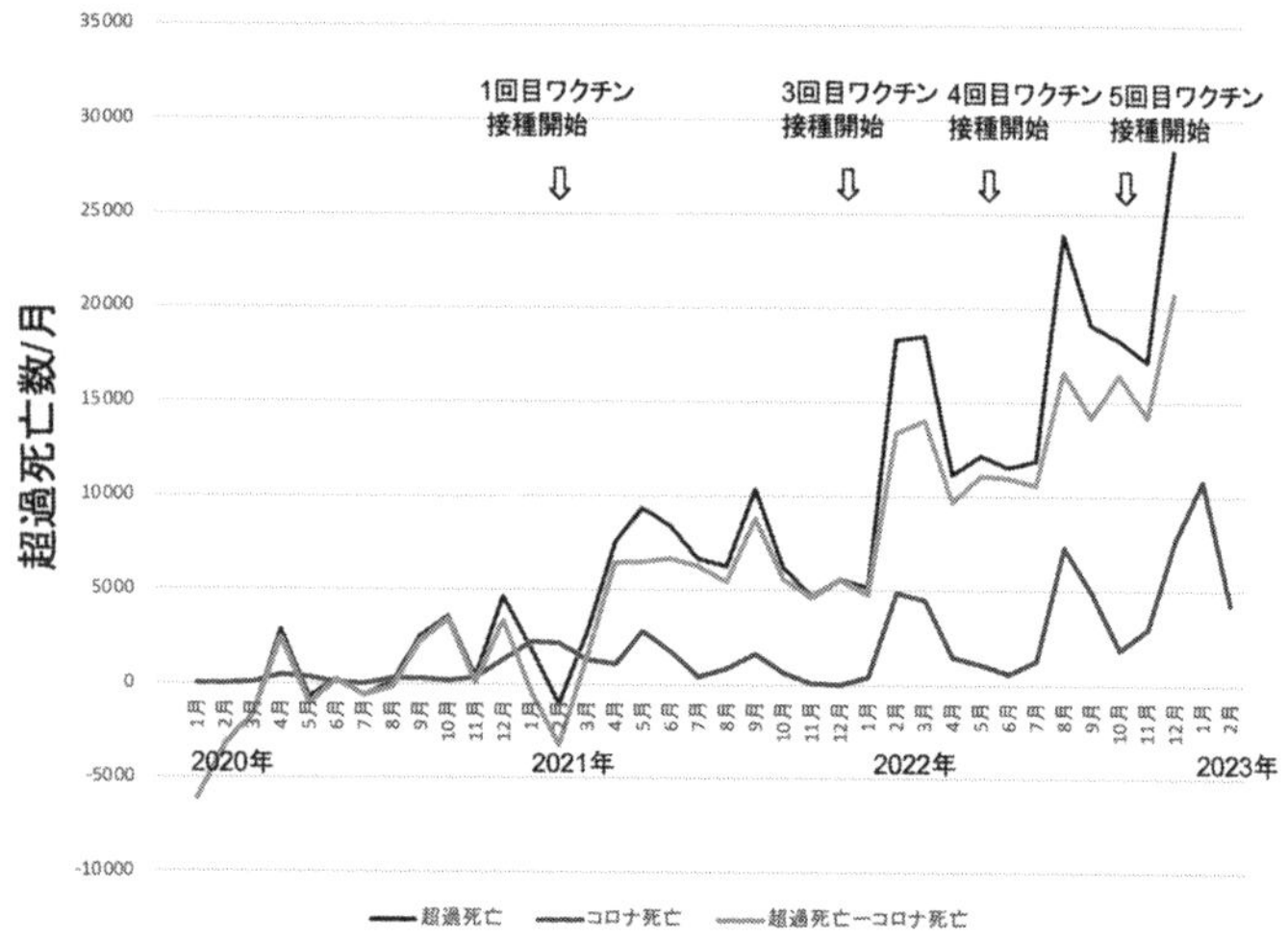

図8-24　全国における月別全超過死亡とコロナによる死亡の推移

6人と更に著しい増加を示した。とりわけ、1月の超過死亡は2020年、2021年、2022年が8人、2人、142人であったのが、2023年は595人と著増した。

図8-24は、わが国における全ての原因による死亡例を含む全超過死亡と、コロナによる死亡者数さらにコロナ以外の原因による超過死亡の月別推移を示す。2020年には見られなかった全超過死亡が2021年になると出現、さらに、2022年の後半に激増している。第1回、3回、4回、5回目コロナワクチンの接種開始に続いて超過死亡の増加が見られたが、超過死亡はコロナの流行とも同期している。

各ピークとも、コロナによる死亡者数の2〜3倍にあたるコロナ死以外の原因による超過死亡が観察されている。とりわけ、コロナの非流行期はこの差が著明で、2021年11月、12月はコロナによる死

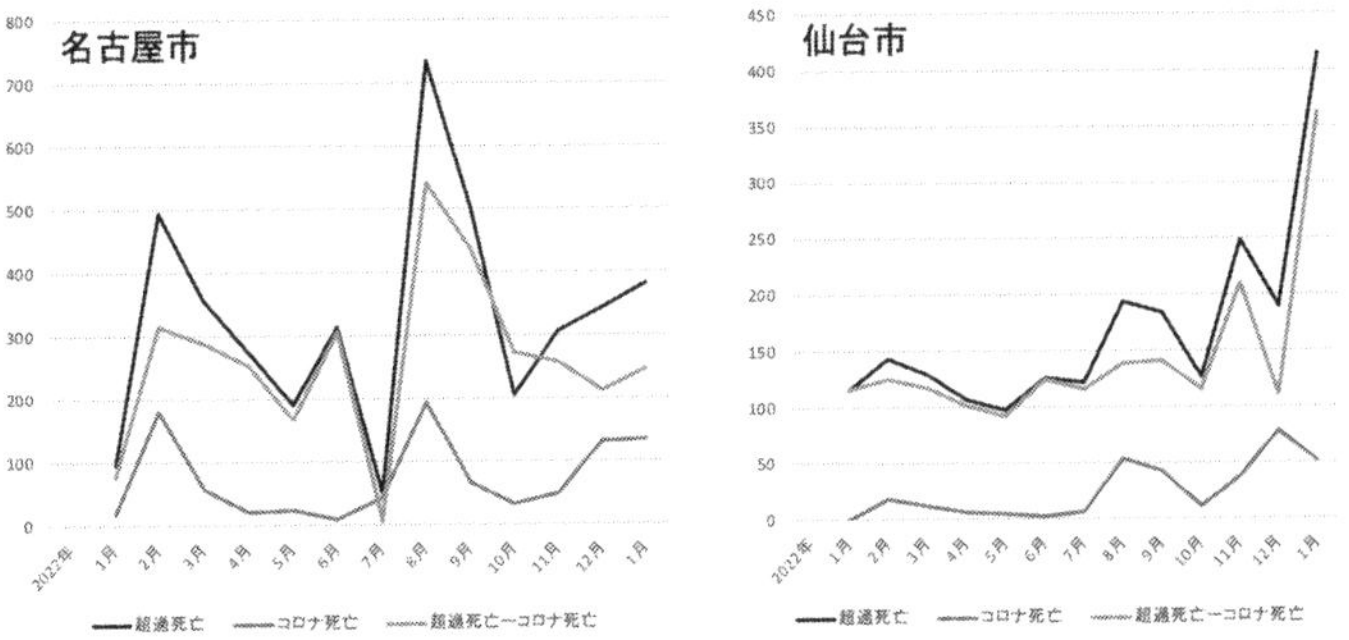

図8-25　名古屋市と仙台市における月別全超過死亡とコロナによる死亡の推移

亡数は92人、33人に過ぎなかったが、月間の全超過死亡は４７００人、５６００人に達した。

図8-25は名古屋市と仙台市の２０２２年における全超過死亡とコロナによる死亡、コロナ以外の原因による超過死亡の月別推移を示す。名古屋市においては、２０２２年の２月と８月に第６波と第７波が襲い、全超過死亡もピークであった。仙台市は名古屋市とは異なり、２０２２年末から２０２３年１月にかけて全超過死亡のピークを迎えた。

２０２２年３月に、２０２０年１月から２０２１年12月までの世界各国における全超過死亡とコロナによる死亡数との比がランセット誌に発表された。人口統計が整備されていない発展途上国のなかには、超過死亡がコロナ死の５倍を超えることもあるが、先進国では、超過死亡はコロナによる死亡数の１～２倍程度までに収まっている。超過死亡とコロナによる死亡との差は、未診断のコロナ死によると考えられている。ところが、先進国の中で日本は例外的に、コロナによる死亡数の６倍の超過死亡が観察された。

今回の検討でも、ランセット誌に掲載された結果と同様であった。仙台市においては、コロナの流行が見られなかった2022年4月から7月の月間コロナ死は10人以下であったが、各月とも100人以上の超過死亡が見られた。日本では、コロナで死亡した患者以外にもウイルス検査を行い、陽性者はコロナによる死亡とされているので、未診断のコロナ死が多いとも思えない。実際、2022年に仙台市でコロナ死とされた273人のうち16人は死後のウイルス検査が陽性だったのでコロナ死とカウントされた症例である。

わが国の超過死亡は、直接的なコロナ感染による死亡ではなくそれ以外の原因による死亡が多くを占めており、その原因の究明が待たれる。


（2023年3月14日、アゴラに掲載）

8　前年から倍増した2022年の超過死亡の原因は？

2023年4月5日に、前年の超過死亡が最大で11万3千人に達したことがYahoo!ニュースに掲載されると、コメントは3000件を超え、国民の超過死亡に関する関心の高さを物語っている。脇田隆字感染研所長は、2022年の超過死亡は4万7千人から11万3千人の範囲内で、増加の原因としては「新型コロナ感染症の流行が影響した可能性がある」と発言した。ヤフコメの多くは、超過死亡が増加した原因としてワクチンの関与に触れていないことを疑問視する内容であった。

松野博一官房長官は4月6日午前の会見で、2022年の超過死亡が前年比で大幅に増加したとの推計について「近年の中では大きな数値」との認識を示した。その上で、新型コロナウイルスによる影響については、決定的な原因として断定するのは困難と語った。新型コロナウイルスのワクチン接種が超過死亡に繋がっているとのインターネット上での論調については、国内外の研究結果なども踏まえながら審議会で議論が行われているとの認識を示した。その上で、接種の継続についても「特段の懸念はないとの結果であった」と述べている。

以下に、これまで新聞報道に現れた超過死亡増加の原因に関する見解を列記しておく。

2022年2月：超過死亡とワクチン接種は因果関係なし。

2022年10月：超過死亡が増加した要因として新型コロナによる直接死のほか、医療ひっ迫の影響で医療機関へのアクセスができずに新型コロナ以外の疾患で亡くなったケース、外出抑制など生活習慣病の変化に伴い持病が悪化したケース、経済的な困窮で自殺したケースが考えられる。

2023年4月：新型コロナ感染症の流行が影響した可能性がある。

全て感染研の発表をそのまま報道したものである。さらに、ニュースソースが共同通信なので、各地方新聞の報道も一字一句変わらない。最近になって、『女性セブン』、『週刊現代』や『週刊新潮』などが超過死亡を取り上げワクチン接種との関係に触れているが、いずれも筆者への取材をもとにした記事である。

ワクチン接種が進んだ多くの国で、日本と同様に、2022年後半から超過死亡の激増が観察されている。英国でも同様で、2022年の後半に観察された超過死亡の原因を論じた記事がいくつか報道されている。

BBCは2023年1月10日のニュースで、2022年の英国における超過死亡は過去50年間で最悪であったが、その原因としてワクチンの関与はないと論じている。ワクチンが超過死亡の原因ならば、接種者の方が未接種者よりも死亡率が高くなければいけないのに、2022年6月までの英国統計局からの発表では、ワクチンの接種者は未接種者と比較して死亡率が低いことをその理由としている。

ところが、1月27日、クイーン・メアリー大学のノーマン・フェントン名誉教授が、統計局の発表した数字に疑惑があることを指摘し、統計局もそれを認めたことから流れが変わった。1月30日にはUnHerdというウェブサイトに、キングス・カレッジ・ロンドンのトビー・グリーン教授が以下のような記事を投稿した。

「昨年の中頃から、コロナ感染による死亡は減少しているにもかかわらず超過死亡が増加していることに、いくつかの国の研究者が気づき始めている。とりわけ気になるのは、若年者の死亡が増加していることである。一部の研究者の忠告にもかかわらず、政府や大手メディアは、これらの忠告を無視してきた。しかし、2022年後半を通じて、超過死亡はさらに増え続けており、2023年に入ってもこの傾向が続いていることから、いよいよ無視はできなくなっている。」

このような流れの中で、国民のＢＢＣへの抗議行動が激しくなり、抗議集会の開催やＢＢＣビルにはワクチン接種被害者の顔写真が大量に貼られている。

ＢＢＣは超過死亡の原因にワクチンの関与がない理由として、２０２２年６月までの英国統計局からの発表ではワクチン未接種者は接種者と比較して死亡率が高いことを挙げている。しかし実際は、２０２２年1月～5月の統計で、未接種者の死亡率は１～３回のワクチン接種者と比較して、同等か低いことが判明していた。

さらに、フェントン名誉教授の指摘を受けて修正後に発表したデータでは、２０２２年は年間を通して未接種者が接種者と比較して死亡率が低いことが確認された。図8-27では、7月までは3回接種者は未接種者と比較して死亡率は高かったのが、8月以降は3回接種者の死亡率が低下し、未接種者との差が見られなくなっている。この理由として、英国ではこの時期から4・5回目の追加接種が推奨され、3回接種者のグループにワクチン接種からの期間が短い4・5回接種者が含まれていることが考えられた。4・5回目追加接種の効果も早晩消失することが予想される。

4月13日には、The people's voiceなどの反ワクチンの立場をとるメディアが、「ＢＢＣニュースはついにＣｏｖｉｄワクチンが２０２２年に超過死亡を引き起こしたことを認めた」のタイトルで図8-26と図8-27を掲載した記事を報道した。その記事の中で、「ＢＢＣは国民に嘘をついたことによって、２０２２年の超過死亡にワクチンの関与があるか否かの論争に白黒をつけることになった」

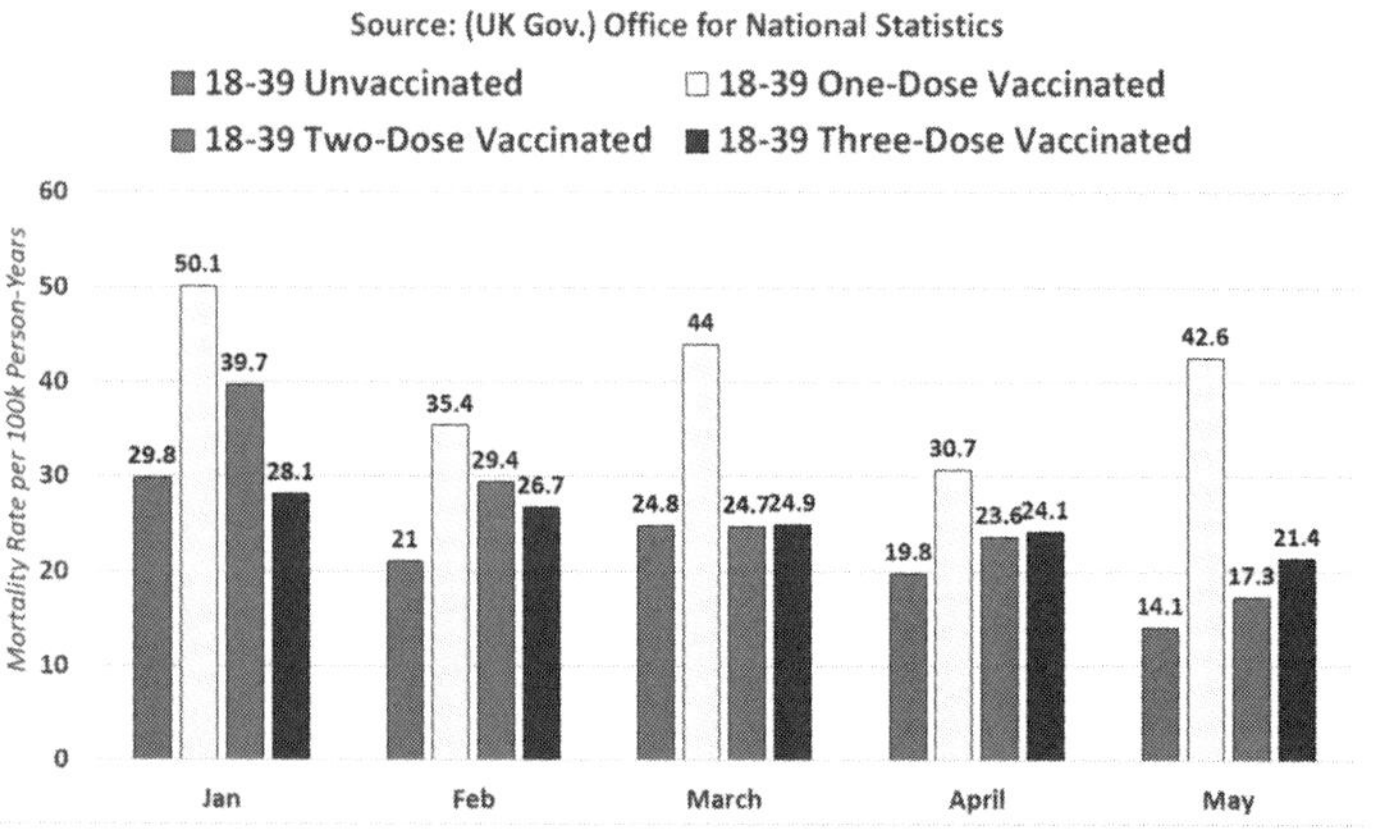

図8-26　英国の成人におけるワクチン接種回数別の死亡率の比較

※死亡はすべての死亡原因からコロナ感染による死亡を除いている。

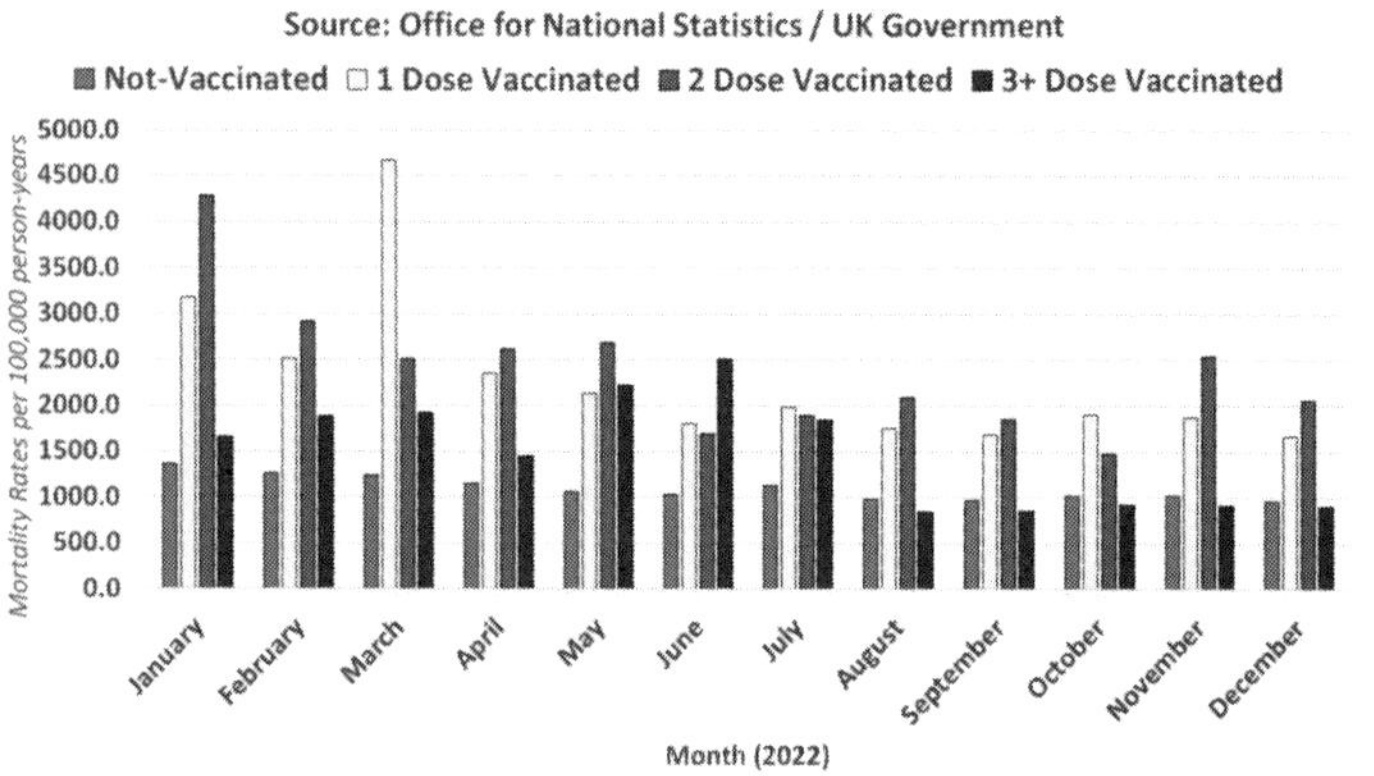

図8-27　英国の成人におけるワクチン接種回数別の死亡率の比較

※死亡はすべての死亡原因からコロナ感染による死亡を除いている。

と述べている。ＢＢＣが前言を撤回したという報道は確認できなかったので、ＢＢＣは1月10日の報道で「ワクチンが超過死亡の原因であるなら、接種者の方が未接種者よりも死亡率が高くなければならない」と述べているが、ＢＢＣが接種者は未接種者より死亡率が低いと嘘をついたことによって、ワクチン接種が超過死亡の原因であると認めざるをえないことになったという主張である。

英国の超過死亡の原因をめぐる論争はそのまま日本にも当てはまるが、大きく違うのは、わが国ではワクチン接種回数別の死亡率のデータが開示されていないことである。京都大学の福島雅典名誉教授が厚労省に対し、ワクチン未接種者、接種者におけるコロナ感染者の重症化率、死亡率に関する行政文書の開示請求を行ったが、拒否されている。英国の例でわかるように、ワクチン接種回数別の死亡率は、超過死亡の原因を考えるにあたって最も重要なデータである。

超過死亡の原因にワクチン接種の関与があるかについては、日本政府は明確に否定しているが、その根拠は破綻している。最近も松野博一官房長官はワクチン接種が超過死亡に関連するかという質問に対して、「国内外の研究結果などを踏まえながら審議会で議論が行われている」と答え、明言を避けている。

超過死亡とワクチンとの関連をめぐる議論は、超過死亡がわが国で最初に観察された２０２１年から続いているが、この間にわが国では20万人を超える超過死亡が発生し、その増え方も加速している。審議会での審議内容の公開を含め、一刻も早い対応が望まれる。

9　ビッグデータは超過死亡の要因を明らかにすることができるか？

図8－28に示すように、日本で2021年以降に観察された超過死亡は、ワクチン接種の開始時期やコロナの流行に同期しているが、コロナ感染による直接死亡（コロナ死）よりも、コロナ死以外の原因で死亡する割合が多い。日本でコロナ死が最も多かった2022年10月1日から2023年1月31日までの期間においても、人口100万人あたりの超過死亡とコロナ死の割合は459対182で、超過死亡はコロナ死の2・5倍であった。超過死亡には、コロナ死では説明できない原因で亡くなる人が含まれていると考えられる。

一方、諸外国の多くは、2020年から2021年にかけては、超過死亡の多くはコロナ死が占めていたが、2022年の後半になると、日本と同様に超過死亡がコロナ死を上回るようになった。図8－29には、検討した33ヶ国で2022年10月1日から2023年1月31日の間に観察された超過死亡とコロナ死の比を示す。超過死亡がコロナ死よりも少ない国は、3カ国（9％）のみで、ほとんどの国では、日本と同様に超過死亡がコロナ死を上回っている。

超過死亡の要因は決してひとつではなく、コロナ死とそれ以外の死亡を含む複合的なものと考えられる。わが国における2022年の超過死亡が11万人を超えたことに対する国立感染研からのコメントは、コロナ流行が影響した可能性があると漠然としたものであった。

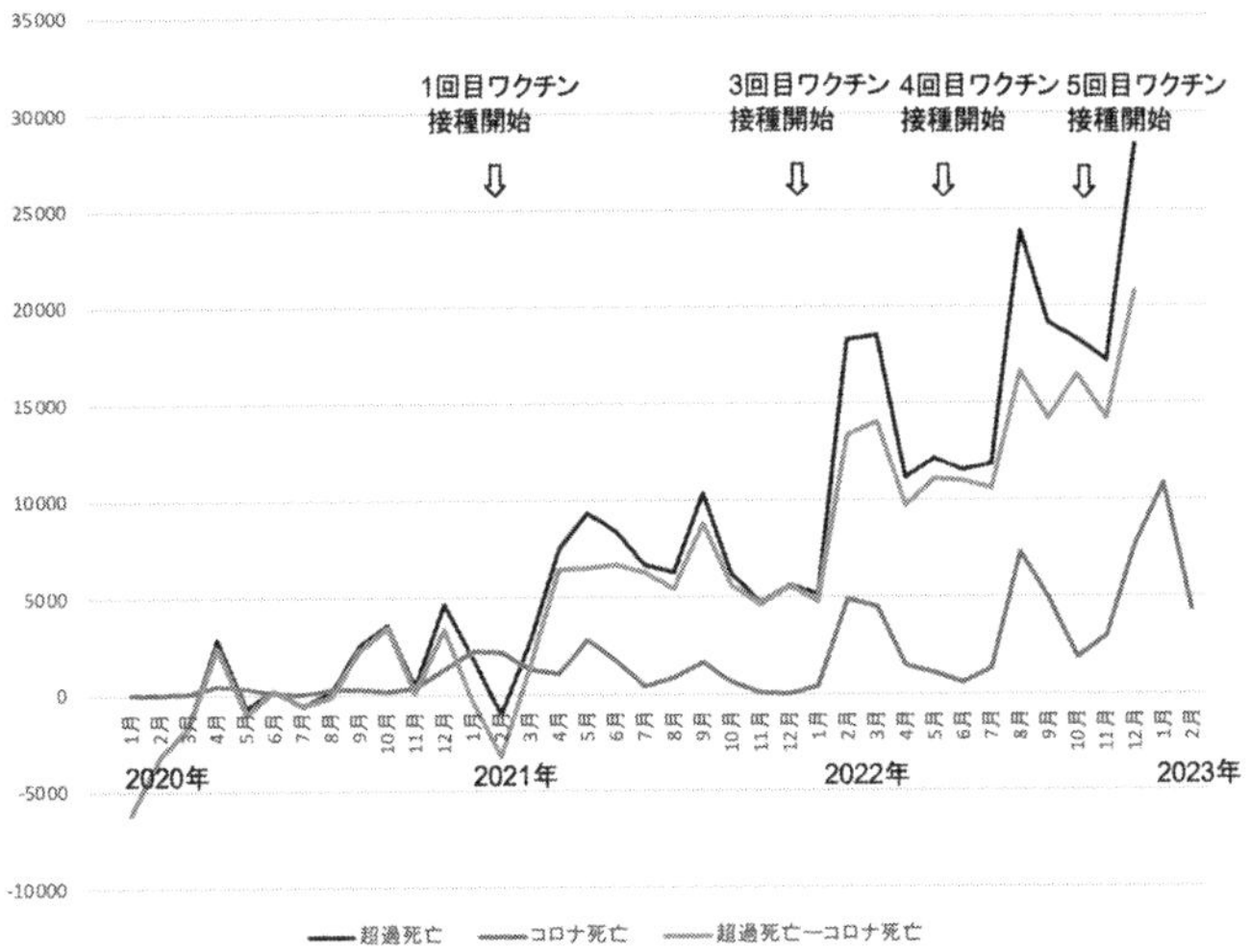

図8-28　日本における月別超過死亡とコロナ感染による死亡の推移

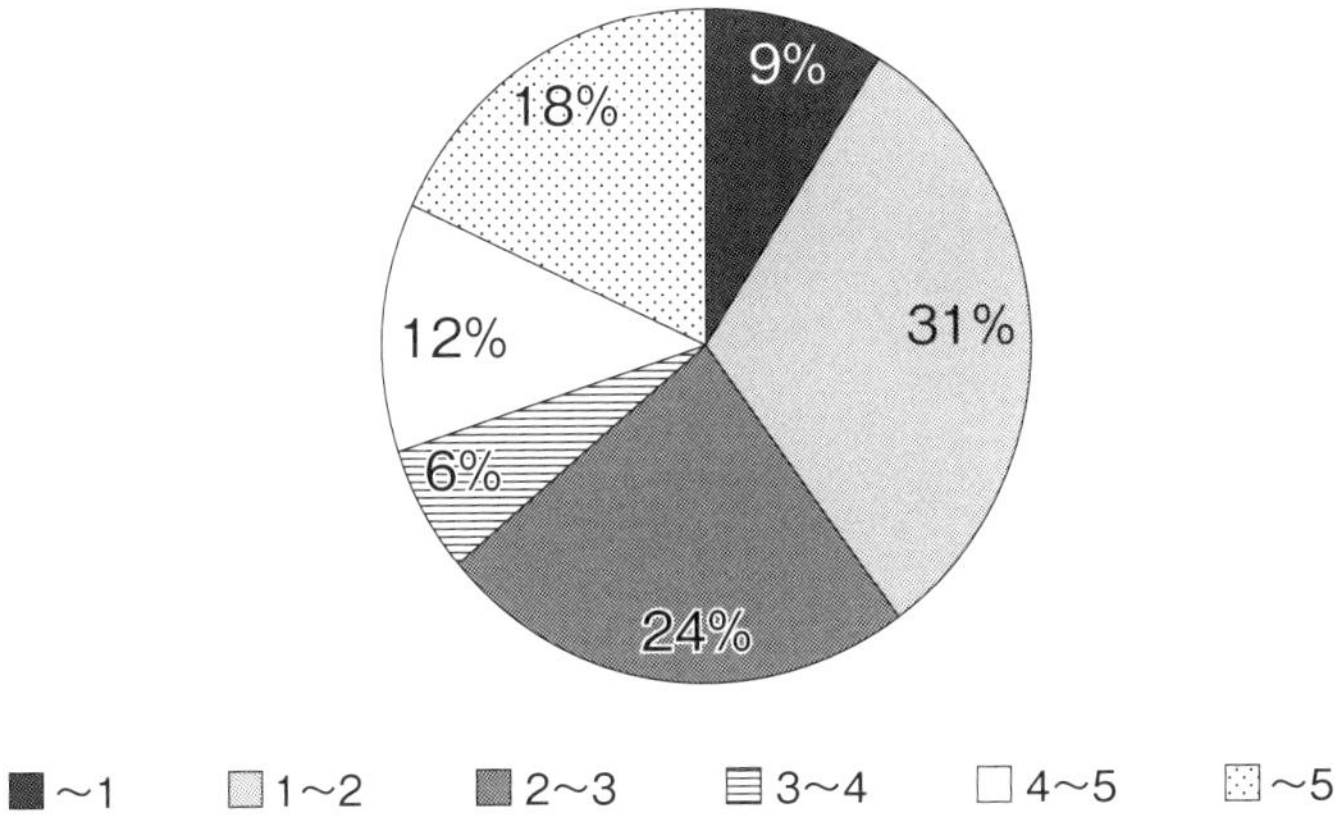

図8-29　33カ国における超過死亡とコロナによる死亡との比

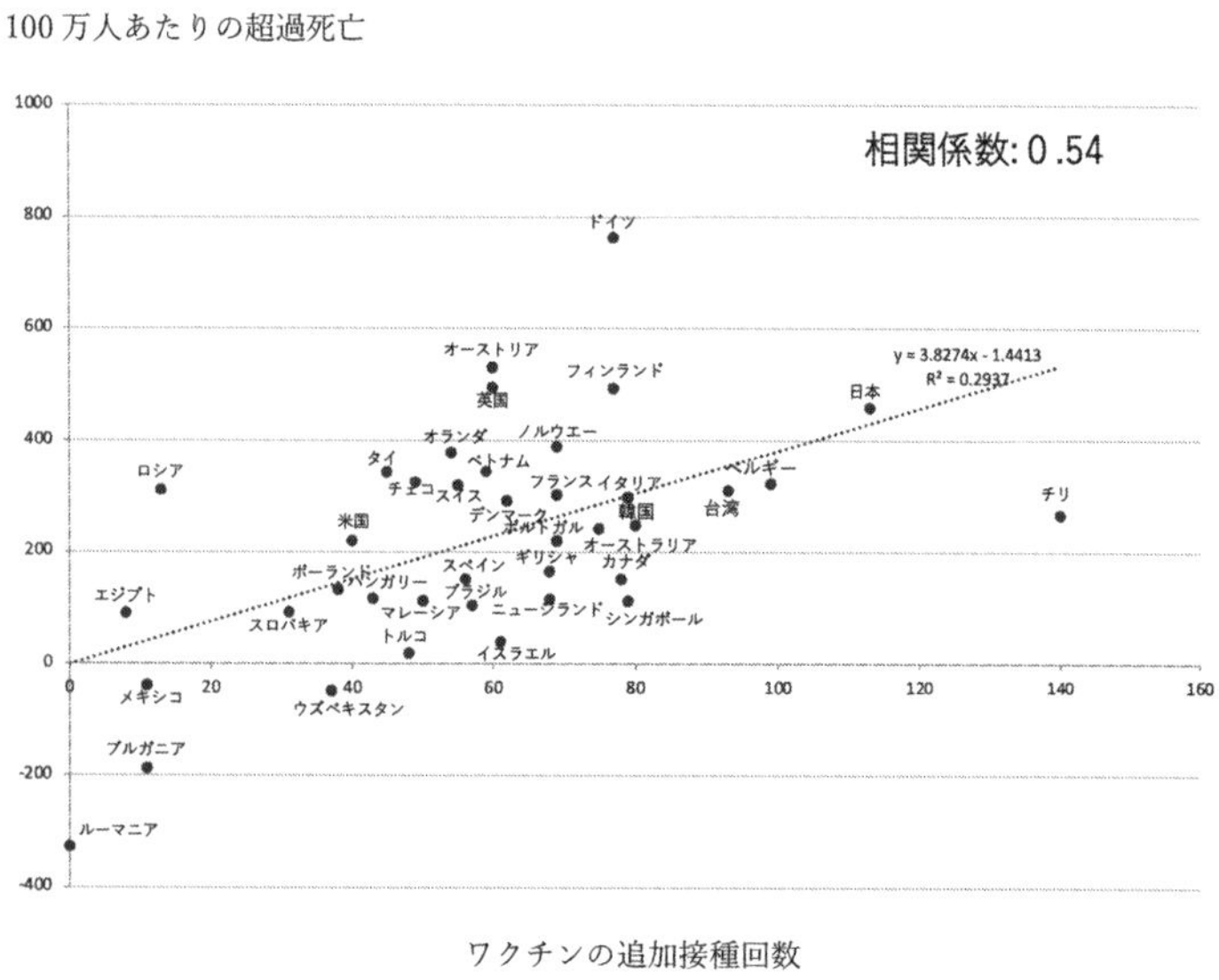

図8−30　超過死亡とワクチン追加接種回数との相関

これまでも何回か触れてきたように、超過死亡とワクチンの追加接種回数には相関が見られることから、要因のひとつとしてワクチン関連死も考えられる。ところが、厚労省は超過死亡の増加に関するワクチンの関与を否定している。２０２３年３月９日に開催された参議院厚生労働委員会で、川田龍平議員が、「超過死亡の増加にワクチン接種の関与があるか」と質問したところ、佐原康之健康局長は「感染研のデータによると、超過死亡はワクチン接種が始まる前から見られており、時系列から考えてワクチン接種との因果関係は考え難い」と答えている。この説明に納得し難いことは、以前にも触れた。

図８−30には、Our World in Data に掲載されたデータを用いて、各国の２０２２年10月１日から２０２３年１月31日までの超過死亡と追加接種回数との関係を示すが、相関係数０・54

と両者の間には正の相関が見られた。ちなみに日本は39ヶ国のなかで、ワクチンの追加接種回数はチリに次いで2位、超過死亡はドイツ、オーストリア、英国、フィンランドに次いで5位である。

超過死亡のように、いくつかの要因の関与が考えられる場合に、重回帰分析によってそれぞれの要因がどれくらい超過死亡に影響しているかを分析することができる。すなわち、重回帰分析で超過死亡を目的変数、ワクチンの追加接種回数やコロナ死亡者数、コロナ感染者数を説明変数とすれば、ワクチンの追加接種が超過死亡に関与しているかを明らかにすることができる。

Our World in Data には重回帰分析に必要な目的変数や説明変数が含まれており、今回は以下のデータを用いた。

目的変数Y：2022年10月1日～2023年1月31日の人口100万人あたりの超過死亡
説明変数X_1：2022年12月初旬の人口100万人あたりの追加接種回数
説明変数X_2：2022年10月1日～2023年1月31日の人口100万人あたりのコロナ死
説明変数X_3：2020年1月12日～2022年9月30日までの人口100万人あたりのコロナ死
説明変数X_4：2022年10月1日～2023年1月31日までの人口100万人あたりのコロナ感染者数

X_3は、コロナ感染にハイリスクのグループはすでに2022年10月1日以前に死亡しており、そのことが超過死亡に影響した可能性を検討するために設定した変数である。X_4は医療の逼迫などの調査期間中のコロナの流行が超過死亡に及ぼす影響を検討するために設定した。

Our World in Data には、120か国以上のコロナ感染者数、コロナによる死亡者数、ワクチン接

表8−3　超過死亡に関わる要因を重回帰分析で検討した結果

回帰統計								
重相関 R	0.6039559							
重決定 R2	0.36476273							
補正 R2	0.29002893							
標準誤差	169.65796							
観測数	39							
分散分析表								
	自由度	変動	分散	測された分散	有意 F			
回帰	4	561955.439	140488.86	4.8808269	0.0032159			
残差	34	978649.997	28783.8234					
合計	38	1540605.44						
	係数	標準誤差	t	P-値	下限 95%	上限 95%	下限 95.0%	上限 95.0%
切片	46.7312564	85.7949773	0.54468522	0.58952508	-127.62512	221.087628	-127.62512	221.087628
X 値 1	2.61887358	1.25124044	2.09302186	0.04388178	0.07604707	5.16170009	0.07604707	5.16170009
X 値 2	0.69964187	0.38740205	1.80598393	0.07978066	-0.0876538	1.48693756	-0.0876538	1.48693756
X 値 3	-0.0210926	0.02151403	-0.9804096	0.33380915	-0.0648143	0.02262921	-0.0648143	0.02262921
X 値 4	-0.0002933	0.00103053	-0.2846212	0.77766081	-0.0023876	0.00180099	-0.0023876	0.00180099

種回数、全死因による超過死亡などの今回の検討に必要なデータが含まれている。この膨大なデータから、人口500万人以上の国、必要なデータが全部網羅されている39ヶ国を選んで今回の検討を行った。図8−30に、今回の検討に用いた39ヶ国を記す。中国は自国製のワクチンが主で、mRNAワクチンを使用していないことから今回の検討には含めなかった。台湾の一部のデータはOur World in Dataには含まれていなかったが、台湾CDCのホームページから必要なデータを補った。

表8−3にエクセルを用いて検討した重回帰分析の結果を示す。有意F値が0・003と0・05以下であるので有用な回帰式が得られたと判断した。4つの説明変数のうち、ワクチンの追加接種回数を示す説明変数X_1のみP値が0・04と有意な値であった。また、説明変数の影響度をみるにはt値で判断するが、追加接種回数のt値が2以上であることより、追加接種回数が超過死亡に影響したと考えることができる。他の変数は、P値、t値

ともに有意な値は得られなかった。

このように、Our World in Data に公表されているビッグデータを用いて超過死亡の要因を検討したところ、重回帰分析の結果は、ワクチンの追加接種の回数が多いほど超過死亡が多いことを示した。コロナによる死亡数、さらには、医療逼迫などに影響すると考えられる調査期間中のコロナの感染状況は、超過死亡に有意な影響は与えなかった。

最近、WHOが健康な小児や60歳未満成人へのコロナワクチンの追加接種を推奨しないという指針を発表したにもかかわらず、わが国ではこれらの対象者に対してもワクチン接種が推奨されている。

超過死亡の増加にワクチンの追加接種が関与するかは、国民がワクチンを接種するにあたっての重要な判断材料であるだけに、データに基づいた政府の見解を至急示すべきである。

おわりに

河野太郎デジタル大臣はツイッターを積極的に利用しており、フォロワー数は260万人を超える。大臣が、2023年の元旦に発信した以下の内容のツイッターが炎上した。
「コロナワクチンは世界中で数多く接種されたので、これに関する研究も数多く、査読された論文も非常に多数あります。反ワクのデマゴーグがまずやるべきことは、そういう論文をきちんと揃えて議論すること。」

思ってもいなかったが、この反ワクのデマゴーグに筆者も含まれているということで、新潮社からコメントを求められた。そこで、新潮社には「河野大臣のワクチンに関する発言は、ワクチン接種を推進する医師や研究者の意見を元にしているものと思われます。政治家が、Natureやニューイングランドジャーナル（NEJM）などの海外論文を自分で読んで理解できるとは思えません。ぜひ、ワクチンに関して問題となっている点について、河野大臣が情報を得ている研究者や医師とワクチン接種に慎重な研究者や医師との間で議論することができればと思います。その模様をユーチューブ等で公開し、国民の判断を仰ぐことが、今の混乱を解決するのに最も有効な方法と思います」と意見を述べた。

実際、2023年3月15日に国会議員が企画した討論会に、ワクチン接種を推進する4人の研究者や医師に参加を呼びかけたが、全員が多忙を理由に討論会には参加しなかった。この討論会には、筆者を含めワクチン接種に慎重な4人の医師や研究者が参加して、厚労省や独立行政法人医薬品医療機器総合機構（PMDA）の担当者と質疑を行い、その模様は動画で公開された。

筆者は、アゴラに新型コロナに関する論考を継続的に投稿しているが、その内容を振り返る機会がこれまでになかった。筆者のオミクロン対応2価ワクチンに関する論考が、これまでに2回、アゴラに掲載されている。1回目が2022年8月24日に掲載された「オミクロン対応ワクチンの実力」、2回目が2023年1月11日に掲載された「オミクロン対応2価ワクチンの発症予防効果は71%?」という論考である。

2回目の論考がアゴラに掲載されたのと同じ日に、臨床医学の分野では最も権威ある雑誌であるNEJMに、「2価ワクチンからの教訓」というタイトルでオミクロン対応2価ワクチンの評価に関する論考が掲載された。執筆者はフィラデルフィア小児病院感染症科の教授で米国食品医薬品局（FDA）のワクチン諮問委員会のメンバーでもあるポール・オフィット博士である。オフィット博士の論考と筆者のアゴラの論考とを比較することで、筆者の執筆した論考の内容がデマと批判されるべきものなのかを検証した。

NEJM：2022年6月28日に開催されたFDAのワクチン諮問委員会で以下の審議が行われた。BA.1対応2価ワクチンで得られる平均中和抗体価は、武漢株の遺伝情報をもとにした従来型1価ワクチンの平均中和抗体価と比較して1・5～1・75倍程度で、臨床的に効果の向上を期待できるレベルではない。米国ではすでにBA.1の流行は終息しているので、BA.1対応2価ワクチンでなく、BA.4／BA.5対応2価ワクチンを認可すべきである。審議の結果は政策に反映され、9月1日に12歳以上の全員に対して、BA.4／BA.5対応2価ワクチンの使用が緊急許可となった。10月12日には、緊急使用許可は5歳以上に拡大された。10月24日にコロンビア大学のデヴィッド・ホー博士らは、従来型1価ワクチンとBA.4／BA.5対応2価ワクチンのコロナ変異株に対する平均中和抗体価を比較した研究を報告したが、両者に差は見られなかった。その原因として、免疫刷り込み現象の存在が考えられる。免疫刷り込み現象とは、従来型ワクチンの接種によって刷り込みが起こり、武漢株とBA.4／BA.5株とに共通の抗原決定基には反応するが、BA.4／BA.5株に新たに出現した抗原決定基には反応しない現象である。

11月22日に、米国疾病予防管理センター（CDC）はBA.4／BA.5対応2価ワクチンの発症予防効果を発表した。1価ワクチン接種2～3ヶ月後、8ヶ月以降の相対予防効果は、それぞれ、28～31％、43～56％であったが、効果の持続期間は短いと考えられた。11月15日の時点で、米国におけるBA.4／BA.5対応2価ワクチンの接種率は、10％程度である。12月には検出された変異株のうちBA.5株の占める割合は25％未満に低下した。以上から、健康な若年者には、今後数ヶ月で終息が予想されるBA.4／BA.5株の流行に対応した2価ワクチンの追加接種は中止すべきである。

アゴラ：モデルナBA.1対応2価ワクチンによる平均中和抗体価は、従来型1価ワクチンの1・6倍で期待する増加は得られなかった。以前に感染したウイルス（A）と一部同様の抗原決定基を持つウイルス（B）に感染すると、A、B共通の抗原決定基に対する抗体は迅速に産生されるが、Bには存在するがAには存在しない抗原決定基に対する抗体は産生されにくい抗原原罪という免疫現象が存在する。Cellに掲載されたアカゲザルを用いた実験で、従来型ワクチンとオミクロン対応ワクチンの免疫反応を比較したところ、コロナワクチンにおいても抗原原罪が見られることが判明した。なお、抗原原罪は先に述べた免疫刷り込み現象と同義語である。

感染研はオミクロン対応2価ワクチンの発症予防効果は、71％と高い有効性が見られると発表したが、71％という数字は未接種者を対象とした絶対予防効果である。オミクロン対応2価ワクチンを接種するには、従来型ワクチンを2回以上接種していることが条件であることから、絶対予防効果でなく、1価ワクチン接種者を対象とした相対予防効果を重視すべきである。感染研からの発表では、相対予防効果は30％に過ぎなかった。感染研の研究は症例対照研究の手法で行われたが、感染率が高い場合には症例対照研究で得られた結果とコホート研究で得られた結果とは大きく乖離する。感染率が50％に達する今回の研究では、その結果の解釈に注意を要する。米国のICATT program、VISION Networkが行ったオミクロン対応ワクチンの相対発症予防効果は、それぞれ、30～50％、36～46％であった。追加接種率が世界でトップでありながら、BA.5による感染者数が世界でも最多であるわが国の現状を直視すれば、オミクロン対応2価ワクチンで71％の高い発症予防効果が得られるとする感染研の発表はにわかには信じられない。ワクチンの追加接種を最重要視するわが国のコロナ対策は、再検討が必要ではないか。

ＮＥＪＭに掲載された論考とアゴラの論考とを比較して、アゴラの論考をデマと取るかについては読者の判断に委ねたい。アゴラにとって、世界で最も権威のある医学雑誌とほぼ同じレベルの内容が同時に掲載されたことは、誇ってもよいと考える。

それでは、オミクロン対応２価ワクチンの効果について、ほかのメディアはどのように伝えているだろうか。

12月14日に共同通信は、「BA.１対応品の発症予防効果は73％、BA.５対応品は69％で、全体では71％だった」と簡潔に、感染研の研究結果を報道している。71％というのは、未接種者を対象にした絶対発症予防効果で、従来型ワクチンの接種が前提の日本では、実情にあった数値ではないことには触れていない。

12月17日にＮＨＫは、従来型ワクチンを２回以上接種した上で、オミクロン対応ワクチンを追加接種した場合での発症を防ぐ効果は71％と報道している。感染研の発表では、従来型ワクチン接種後の相対発症予防効果は30％である。絶対発症予防効果と相対発症予防効果の違いを知っていて報道したのか、あるいは知らなかったのかはわからないが、ＮＨＫの報道は明らかに間違いである。有効率が71％あるというので接種したが、30％なら思い止まった人もいるに違いない。わが国では、オミクロン対応２価ワクチン接種後の死亡例が、３月10日の時点で57人報告されているほか、多数の副反応報告があることを考えると、NHKが誤報した罪は重い。

一方、海外のメディアとして、タイム誌の記事を紹介する。タイムはNEJMの記事をもとに、1月11日、「大部分の人にとっては、2価ワクチンの追加接種は効果がない」というタイトルの記事を掲載している。重症化リスクのある高齢者に接種することは意味があるだろうが、健康人にとって追加接種は、次の変異株が出現するまでの短期間に予防効果があるだけで妥当とは言えない。オミクロン対応2価ワクチンは、軽症のコロナの発症や感染も予防するというのが謳い文句であるが、それを支持する証拠はない。2価ワクチンと従来のワクチンの予防効果が変わらないのは、抗原原罪という免疫現象が働いているからである。CDCは、コロナによる入院患者におけるワクチンの接種状況を含めた詳細なデータを開示すべきである。他の病気で入院したのに、たまたまウイルス検査が陽性だったのでコロナ患者とした症例は分けて考えるべきである。得られたデータを分析することで、本当に2価ワクチンの追加接種が必要なグループを明らかにすべきである。

日本でも必要な提言である。厚労省や感染研の発表を一字一句そのまま報道するだけのわが国の大手報道機関と海外のメディアとのギャップは著しい。

以上のようなわが国の現状を憂い、4月4日に情報発信の自由と公正を求める共同声明が発表された。筆者も呼びかけ人に名を連ねているので、以下に、共同声明の全文を紹介する。

①国は、新型ワクチンに関する不利益情報についても、ワクチンを推奨したのと同じだけの分量と費用をもって、国民に伝える責務を果たすべきである。

②コンテンツ・プロバイダーは、新型コロナワクチンに関する情報のＳＮＳにおける検閲を中止し、フェイクの検証は、情報市場の自由な競争に任せるべきである。

③ＳＮＳにおける一方的な誹謗中傷は、どのような立場に立つ者に対しても行われるべきではなく、このような行為は言論や科学を委縮させるものであることを、コンテンツ・プロバイダーは強く認識し、ＳＮＳを自由で公正な言論及び表現の広場となるように努力すべきである。

④コンテンツ・プロバイダーは、誹謗中傷により自由な発言を阻害し、他者の法益を侵害した者に対して、被害者の通報に迅速かつ誠実に対応すべきである。また、事後的な司法審査などによる被害回復措置について、コンテンツ・プロバイダーは、誠実かつ迅速に対応すべきである。

⑤新聞社、テレビ局などの既存メディアは、国民に新型コロナワクチン接種に関し、その有益性のみでなく、死亡を含む後遺症の実態及び過去のワクチンとのそれらの比較など不利益な情報も公平に報道し、国民が接種に際し、真の自己決定権行使がなし得るように努めるべきである。

（２０２３年１月20日、アゴラに掲載したものを改変）

小島勢二（こじま・せいじ）
名古屋大学名誉教授、名古屋小児がん基金理事長。1976年に名古屋大学医学部卒業、静岡県立こども病院、名古屋第1赤十字病院で小児がんや難治性血液疾患の診療に従事。1999年に名古屋大学小児科教授に就任、次世代シークエンサーによる網羅的遺伝子診断や遺伝子治療の開発を行う。日本血液学会、日本小児科学会、日本小児血液・がん学会、日本造血細胞移植学会の理事を歴任。2016年に名古屋大学を退官後は名古屋小児がん基金を設立。発表英文論文の総数：440編、総引用回数：18,000、h指数：74。

検証・コロナワクチン――実際の効果、副反応、そして超過死亡

2023年6月30日　初版第1刷発行
2023年7月15日　初版第2刷発行

著者 ――― 小島勢二
発行者 ―― 平田　勝
発行 ――― 花伝社
発売 ――― 共栄書房
〒101-0065　東京都千代田区西神田2-5-11出版輸送ビル2F
電話　03-3263-3813
FAX　03-3239-8272
E-mail　info@kadensha.net
URL　https://www.kadensha.net
振替 ――― 00140-6-59661
装幀 ――― 佐々木正見
印刷・製本― 中央精版印刷株式会社

ISBN978-4-7634-2068-8 C0047

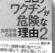